中国临床案例

视网膜外科病例精解

主编　赵培泉　陈春丽

上海大学出版社

图书在版编目（CIP）数据

视网膜外科病例精解 / 赵培泉，陈春丽主编．
上海：上海大学出版社，2025. 7. -- ISBN 978-7-5671-5347-9

Ⅰ. R779.63

中国国家版本馆 CIP 数据核字第 2025FM7518 号

责任编辑　陈　露
书籍设计　缪炎栩
技术编辑　金　鑫　钱宇坤

视网膜外科病例精解

赵培泉　陈春丽　主编

出版发行　上海大学出版社出版发行
地　　址　上海市上大路 99 号
邮政编码　200444
网　　址　www.shupress.cn
发行热线　021-66135109
出 版 人　余　洋

印　　刷　河北朗祥印刷有限公司
经　　销　各地新华书店
开　　本　787mm×1092mm　1/16
印　　张　17.25
字　　数　335 千
版　　次　2025 年 7 月第 1 版
印　　次　2025 年 7 月第 1 次
书　　号　ISBN 978-7-5671-5347-9 /R·127
定　　价　228.00 元

《视网膜外科病例精解》
编委会

主　编

赵培泉　上海交通大学医学院附属新华医院
陈春丽　首都医科大学附属北京同仁医院

副主编

金海鹰　上海市东方医院 / 同济大学附属东方医院
宋宗明　河南省人民医院 / 河南省立眼科医院
张国明　深圳市眼科医院
陈吉利　上海市静安区市北医院
张洪涛　滨州沪滨爱尔眼科医院

编　委

（按姓氏笔画排序）

马大卉　深圳市眼科医院
王　玉　济南爱尔眼科医院
王淑雅　山东中医药大学附属眼科医院
田　恬　上海交通大学医学院附属新华医院
朱修宇　日内瓦大学
刘正伟　复旦大学附属中山医院吴淞医院
刘晶晶　上海交通大学医学院附属新华医院
李　鑫　上海交通大学医学院附属新华医院
李家恺　上海市第十人民医院
李琳玲　深圳市妇幼保健院
杨明民　深圳市眼科医院
佘凯芩　四川大学华西医院

陈　豪　温州医科大学附属眼视光医院
周钟强　河南省人民医院 / 河南省立眼科医院
胡旭颋　温州医科大学附属眼视光医院
钟敬雯　梅州市梅江区深梅眼科医院
崔雪皓　天津医科大学眼科医院
梁庭溢　上海交通大学医学院附属新华医院
彭　婕　上海交通大学医学院附属新华医院
曾　键　深圳市眼科医院
雷　祥　河南省人民医院 / 河南省立眼科医院
蔡嘉纯　深圳市眼科医院

第一主编简介

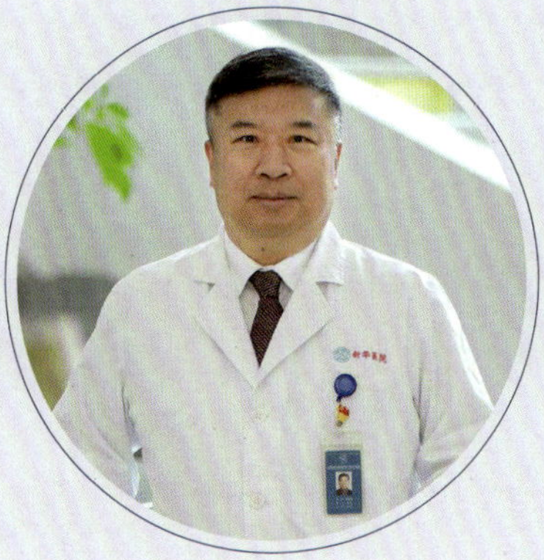

赵培泉，主任医师，二级教授，博士研究生导师，现任上海交通大学医学院附属新华医院眼科主任、上海交通大学医学院眼科视觉科学研究所副所长、上海交通大学医学院早产儿视网膜病变及小儿眼病诊治中心负责人，享有国务院政府特殊津贴专家，入选国家杰出医师。兼任国际眼科联盟糖尿病眼病防治特别工作组委员，国际早产儿视网膜病变分类委员会委员，亚太玻璃体视网膜协会理事会理事，中华医学会眼科学分会常务委员，中国医师协会眼科医师分会委员，中华医学会上海分会眼科学会前副主任委员，海峡两岸医药卫生交流协会眼科学专业委员会小儿视网膜学组组长等职务。

现已在国内外相关重要学术期刊上以第一作者或通讯作者身份发表学术论文350余篇，其中SCI收录论文200余篇。

荣获国家科学技术进步奖二等奖（3项）、上海医学科技奖二等奖（1项）、华夏医学科技奖三等奖（1项）、上海市科技进步一等奖（1项）、妇幼健康科学技术奖科技成果奖三等奖（1项）等奖项。荣获亚太眼科学会（APAO）杰出服务奖和成就奖，美国视网膜专家协会Rhett Buckler奖和荣誉奖，2019年和2023年分获印度ROP大会Azad教授命名演讲和北京协和医师张承芬教授荣誉演讲，2025年度中国台湾黄斑医学学术奖，并荣获全国医药卫生系统先进个人、上海市劳动模范、上海市卫生系统先进工作者、“中国好医生”（中央文明办）等称号。入选上海市领军人才、上海市卫生局新百人计划和上海市科委优秀学术带头人。

尤其擅长小儿及成人玻璃体视网膜疾病和复杂白内障的诊治。

第二主编简介

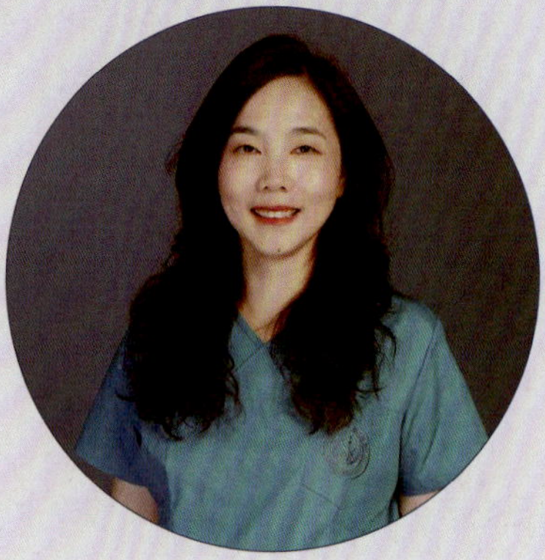

陈春丽，博士后，副主任医师，副教授，硕士研究生导师，就职于首都医科大学附属北京同仁医院。兼任中国研究型医院学会神经眼科专业委员会常务委员，海峡两岸医药卫生交流协会眼科专业委员会小儿视网膜学组委员，中日医学科技交流协会眼科分会青年委员，《国际眼科杂志》第一届青年编委，《眼免疫学与炎症》（*Ocular Immunology and Inflammation*）及《眼科杂志》审稿人。

主持国家自然科学基金青年基金、北京市博士后基金项目等5项基金；主要参与国家自然科学基金面上项目1项（第二位）。在国内外学术期刊，以第一作者或通讯作者身份发表学术论文70余篇，其中在《美国医学会杂志·眼科学》（*JAMA Ophthalmology*）、《视网膜》（*Retina*）、《眼免疫学与炎症》（*Ocular Immunology and Inflammation*）等杂志发表SCI文章29篇，主编专著1部，参编3部，参译2部。

获北京同仁医院“突出贡献奖”、北京同仁医院青年临床医疗技术骨干“同仁飞跃奖”、北京同仁医院“优秀住培带教老师”、第五届“康哲杯眼底病病例大赛”全国总冠军等荣誉称号。

主要研究领域为眼底病、葡萄膜炎、神经眼科。

序

据我所知，这是一本耗时数年才完稿的专著，也是一本值得眼底病临床医师，尤其是中青年医师仔细阅读并深入思考的书。其特别之处在于，书中收集的54个病例，除了个别病例，如第4章病例11一例Coats病患儿处置得当、治疗效果好之外，在诊疗过程中都存在不同程度的“瑕疵”，即在病史采集、眼科及系统性检查、精确诊断与临床处理包括手术方面的不圆满或不足。像这样“自揭短处”的临床病例专著以往少见。该书著者们大都在国内的著名眼科机构工作，积累了深厚的临床知识和丰富的实践经验，属于国内外同行中的“顶级”医生。以他们的站位高度，通过对这些病例的回顾性分析，表达了期待每一例患者都得到最佳诊疗结果的医者大爱之心和精益求精的职业追求。文中对病例的讨论使用了“诊治沉思”一词，其意思是极其认真地反复思考，穷极医学的仁心仁术思想，以产生顿悟的感受。这种沉思是一种修炼，在每位医生都是需要的。

医学是面向人类生命和健康的学科，融合了自然科学与人文科学，兼具科学理论支撑与实践应用导向，涵盖了生物、心理、社会等多维度属性。尽管现代科学技术迅猛发展，但人类对于自然和生命的奥秘仍知之甚少。在临床诊疗尤其疑难疾病的应对方面，往往差强人意。就目前的认识和技术水平，远不能做到诊疗的完美无缺。诊疗中的问题与缺陷与疾病本身、诊疗场景和医生几个方面的因素和局限有关。在疾病方面，同一种病的临床表现型多种多样，而且疾病总是在动态的发展变化中，当典型性表征没有出现时，其诊断就存在一定的困难。不同患者对治疗的反应千差万别，同样的疗法也会有不同的结局。在诊疗场景方面，医院的诊疗设备和各类资源也很不同，不一定能满足每位患者的诊疗需要。在医生方面，要做到精准个性化的治疗，知识、技术和经验，以及如临深渊、如履薄冰的严谨审慎态度，都不可或缺。医生还应知道，只做自己有把握做到的，否则应告知患者到条件具备的医院诊治。知识和经验的欠缺是年轻医生的短处，需要下功夫弥补；尤其在没有上级医师指导的情况下，在临床实践中更应量力而行，绝不可蛮干。总的来说，对诊疗中的缺陷都应该具体分析，不能简单地归结为某一方面的问题。

眼底病是全球范围内致盲的主要眼病。眼底病的诊疗需要更详细全面的询问病史，通过几毫米的瞳孔窥察眼球的内层衬里，需要复杂昂贵的设备和技术支撑实施干预治疗。虽然近年来的成像技术可以提供眼底的多模影像，但眼底病的诊断总是需要切实掌握相关的眼科和多学科知识。在该书的病例中，小儿眼病占了将近一半。小儿眼科不是成人的缩小版。一个简单的例子是先天性白内障。据文献报告，儿童的白内障中约1/5是"永存胎儿血管"的一种并发症。没有这样的概念或没有详细检查出眼内的永存血管，按单纯的白内障手术处理是有问题的。再如儿童的斜视，很可能是眼底的先天性异常或视网膜病变视力低下所导致，只以为是斜视并单纯做斜视矫正术是远远不够的。这类漏诊反映了初诊医生知识的缺陷或者疏忽，绝对应该避免。眼外伤也是儿童视力损害的重要原因，儿童往往不能自述，难以配合检查，也容易漏诊。小儿的眼球尚在发育中，手术处理也与成人极其不同。多种疾病的干预存在最佳时机，即时间窗。这些都关系到患儿的终生视功能和生命质量。眼科医生对小儿眼病的处置举足轻重。没有涉足小儿眼科的医生，应该首先经过相关培训或实习，才能逐步从事小儿眼病的诊疗实践。

视网膜脱离是眼底病中致盲的重要病种，也是视网膜外科医生的主要诊疗对象，包括了孔源性、牵拉性和渗出性脱离等类型。本书也有一半病例，尤其包括初次手术后的复发性视网膜脱离病例属于这一范畴。对其干预包括巩膜外垫压术、玻璃体手术、激光封闭裂孔或广泛光凝、眼内填充、联合白内障手术和人工晶状体植入等。干预措施选择不当，不仅影响疗效，还可能导致多次手术或医源性损伤。需要提出的是，由于病例的异质性很大，怎样才是个性化的最佳治疗，还有待更多的包括循证医学研究。例如，关于激光在预防性视网膜脱离的作用评估。第一章病例1是一患者右眼视网膜脱离手术期间，眼底照片显示左视网膜上方周边部有一片格子样变性，未经预防性激光凝治疗，在半年后发生了视网膜脱离。书中对此的"沉思"指出左眼未做预防性光凝"错过治疗时机"。但也同时提出，一眼已有视网膜脱离，对伴有近视、干性萎缩裂孔等对侧眼的变性区要密切随访，必要时进行预防性激光光凝。我认为指责此例错过治疗时机显得苛求了。且不说左眼的变性区未见裂孔，密切随访也是选择。即使做了预防性光凝是否可以预防也未可知。医生能告知如何警惕左眼视网膜脱离的发生（如避免剧烈活动，出现闪光感、眼前暗影随时就诊等）就尽责了。对于术后随访的时限等要求，患者是否遵从是决定性的因素。另外，像联合手术中或取出硅油或眼内异物时，是一期还是二期手术植入人工晶状体，也可在充分考量利弊和并发症风险情况下做出相应的决策；虽然二期手术植入可能安全性较大。

最后，我期待读者在阅读时一直记得本书著者的初衷：为眼科相关临床医师提供方便、快捷的学习途径，少走弯路，更多地受益于患者。我相信本书尤其对青年眼科医生大有裨益，并启发他们在临床实践中更多地学习与思考。

空军（第四）军医大学第一附属医院（西京医院）全军眼科研究所

惠延年

序言专家简介

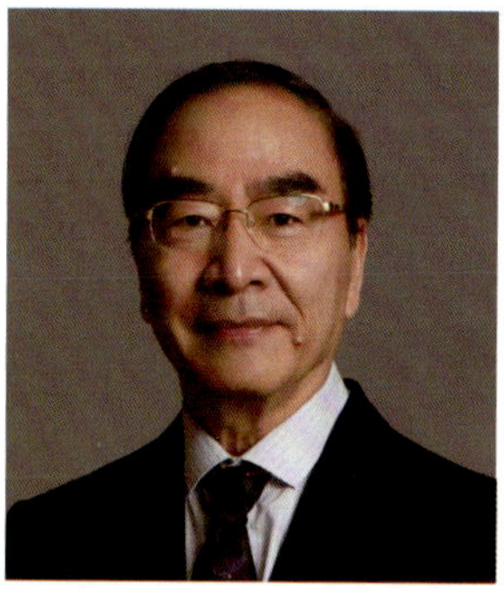

惠延年，空军（第四）军医大学第一附属医院（西京医院）眼科教授、主任医师、博士生导师。曾任美国南加州大学眼科/DOHENY研究所访问学者及研究员、德国科隆大学客座科学家、国际眼底病专家学会（Club Jules Gonin）会员。获得国家教委“做出突出贡献中国学位获得者”、国家人事部/总政治部“做出突出贡献中青年专家”，以及美国外科医师学会“国际客座学者”奖。曾任眼科学国家重点实验室学术委员、眼视光学和视觉科学国家重点实验室学术委员、国家重点出版工程《中华医学百科全书》眼科学卷副主编、《中华眼科杂志》《中华眼底病杂志》副主编等。现任Ophthalmologica编委、《国际眼科杂志》IJO、IES中/英文版主编。获国家科技进步奖与军队/省部级二等奖以上10余项。主编全国高等医学院校统编教材《眼科学》第五、六版；主编/参编著作《眼科全书》，*Ran's Retina*等著作30余部。发表各类论文780余篇。

前　言

视网膜疾病是我国主要致盲眼病，按年龄可分为成人视网膜疾病和小儿视网膜疾病，按发病原因也可分为感染性视网膜疾病、视网膜血管性疾病、遗传性视网膜疾病、外伤性视网膜疾病等。随着科学技术的不断发展，眼科显微手术技术的日新月异，玻璃体视网膜手术也进入微切口时代，创伤小、恢复快是微切口手术的优点。虽然诊治技术迅速发展，但疾病正确的诊治及密切的随访与沟通在整个疾病的预后中仍起到举足轻重的作用。为给广大青年医师及基层医生提供一些经验教训，我们整理了多年来临床中遇到的各种视网膜疾病处置不当的典型病例，以上海交通大学医学院附属新华医院眼科及首都医科大学附属北京同仁医院眼科的同仁为主，并邀请国内相关领域的专家共同编撰《视网膜外科病例精解》一书。

本书共10章，54个病例。从对疾病的漏诊，如只关注眼前节疾病忽视眼底病变，只关注术眼忽视对侧眼，忽视眼部既往手术史；到对疾病的误诊，特别是小儿视网膜疾病的误诊。小儿视网膜疾病常表现为白瞳症或黄瞳症，以早产儿视网膜病变、家族性渗出性玻璃体视网膜病变、永存原始玻璃体增生症亦称永存胎儿血管、Coats病、先天性白内障、犬弓蛔虫病和视网膜母细胞瘤为代表。其中部分误诊为单纯斜视而延误治疗时机，部分术中发现眼底病变而导致患儿二次手术的创伤，部分为激光治疗的不足或过度所导致疾病的预后差。还有对疾病的手术方式选择不当，如从手术入路不当、到内外路手术方式选择不当、到术中激光的不足与过度治疗等所导致的一系列并发症。我们对各种处置不当进行归类分析总结，并尽量通过图片对各种疾病进行介绍，涵盖小儿及成人常见和罕见视网膜疾病，为广大青年医师及基层医师在日后的疾病诊治中提供帮助。

本书由多位临床经验丰富的医师分章撰写，集合了各位医师日常工作中积累的宝贵经验和深刻体会，同时涵盖了大量国内外的文献资料，力求图文并茂，特色鲜明。希望为各级眼科相关临床医师提供方便、快捷的学习途径，少走弯路，让更多患者受益。在此非常感谢原中华眼底病杂志编辑部主任（主编）唐健教授对本书的编辑和修改，您的辛勤付出让本书更加完善流畅。同时特别感谢空军（第四）军医大学第一附属医院（西京医院）惠延年教授给本书写的序。序中内容处处彰显大师风范，挥洒自如，层次分明，评价中恳切题，开篇就为该书增彩添色。

由于编者水平有限，书中的不足、错误和疏漏在所难免，敬请读者批评指正，提出宝贵意见，积极斧正。

编　者

2025年5月

目　录

第五章 小儿视网膜疾病失治

第六章 麻醉相关意外或术中意外失治

第七章 眼外伤漏诊后段病变及异物或不顾后段情况Ⅰ期植入人工晶状体

第八章 视网膜脱离失治

第九章 抗血管内皮生长因子药物使用不佳及光动力疗法剂量不佳

第十章 手术适应证不合理，手术入路或沟通不佳

第一章

忽视对侧眼和双眼眼底检查及既往病史

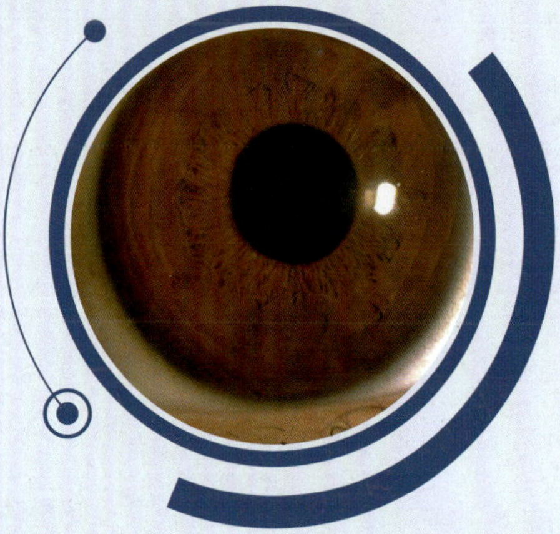

病例1　术前未仔细检查对侧眼

一、病历摘要

患者女性，41岁。

主诉：左眼突然视力下降5天。

诊断：左眼孔源性视网膜脱离（RRD），右眼视网膜脱离玻璃体切除复位术后，双眼高度近视。

手术史：患者半年前右眼视网膜脱离，于我院行右眼玻璃体切除＋重水＋激光光凝＋全氟丙烷（C3F8）注入术。

二、诊疗经过

右眼术后半年复诊眼部检查，视力：右眼0.08，左眼0.8；双眼前节检查未见异常；眼底：右眼颞上方可见陈旧激光光凝斑，视网膜平伏；左眼10：00～2：00位视网膜隆起，12：30位及3：00位可见格子样变性区内各一个小裂孔伴牵拉（病例1图1）。于我院行左眼巩膜外加压术。

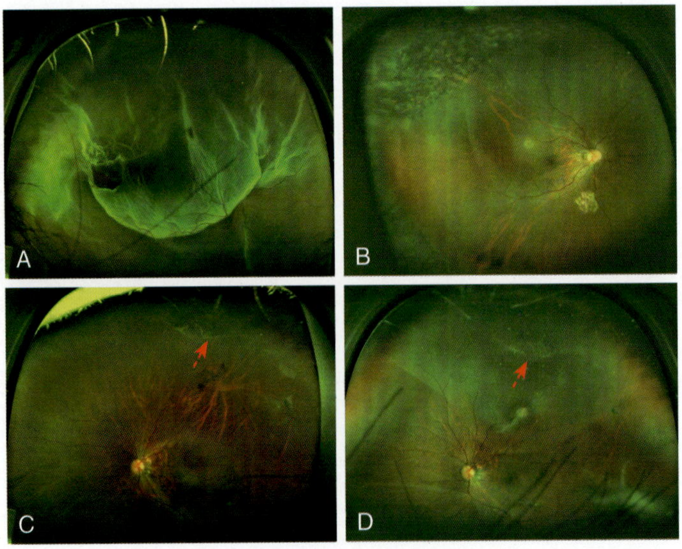

病例1图1　眼部检查

A.右眼首诊时上方视网膜脱离；B.右眼视网膜脱离复位术后半年；C.半年前右眼手术时左眼颞上方12：30位可见一变性区（红箭头）；D.半年后左眼原变性区未行激光光凝治疗出现孔源性视网膜脱离（红箭头）。

三、诊治沉思

首次就诊及右眼手术时未关注患者左眼眼底周边变性区，错过治疗时机致视网膜脱离发生。

周边部视网膜格子样变性是导致视网膜裂孔形成和引发孔源性视网膜脱离的高危病变。对伴有近视、干性萎缩裂孔、玻璃体牵引、一眼已有视网膜脱离、无晶状体或人工晶状体（IOL）眼的变性区要密切随访，必要时行预防性激光光凝治疗。

（病例提供者：陈春丽 首都医科大学附属北京同仁医院
赵培泉 上海交通大学医学院附属新华医院）

参考文献

[1] Chen DZ，Koh V，Tan M，et al.Peripheral retinal changes in highly myopic young asian eyes[J].Acta Ophthalmol，2018，96（7）：846-851.

[2] Tsai CY，Hung KC，Wang SW，et al.Spectral domain optical coherence tomography of peripheral lattice degeneration of myopic eyes before and after laser photocoagulation[J].J Formos Med Assoc，2019，118（3）：679-685.

[3] Wilkinson CP.Interventions for asymptomatic retinal breaks and lattice degeneration for preventing retinal detachment[J].Cochrane Database Syst Rev，2014，9：CD003170.

[4] Lewis H.Peripheral retinal degenerations and the risk of retinal detachment[J].Am J Ophthalmol，2003，136（1）：155-160.

[5] Wilkinson CP.Evidence-based analysis of prophylactic treatment of asymptomatic retinal breaks and lattice degeneration[J].Ophthalmology，2000，107（1）：12-15.

病例2　手术前未仔细评估患者病史

一、病历摘要

患者女性，42岁。

主诉：左眼视物遮挡1个月。

诊断：左眼复发性视网膜脱离，双眼玻璃体切除术后，双眼人工晶状体眼，双眼高度近视，双眼准分子激光原位角膜磨镶手术（laser in situ keratomileusis，LASIK）术后。

手术史：患者17年前于外院行双眼LASIK术；6年前因左眼视网膜脱离在外院先后行3次手术，具体不详；1年前因右眼高度近视黄斑劈裂于我院行右眼白内障超声乳化吸除＋人工晶状体植入＋玻璃体切除＋C3F8注入术。

二、诊疗经过

眼部检查，视力：右眼0.4，左眼手动/眼前（HM/BE）；眼压：右眼16 mmHg（1 mmHg≈0.133 KPa），左眼8 mmHg。双眼人工晶状体在位；眼底：左眼视网膜全脱离。

行左眼玻璃体切除＋人工晶状体取出＋激光光凝＋硅油注入术（病例2图1）。

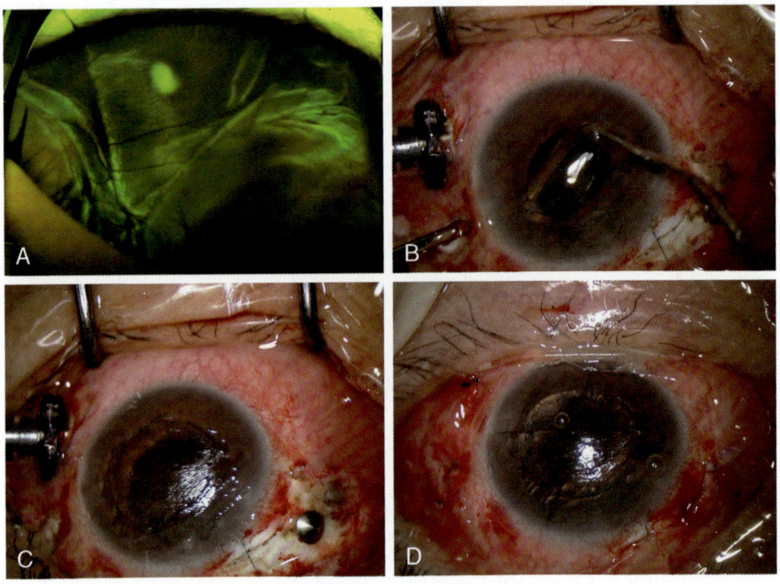

病例2图1　眼部检查

A.术前左眼欧堡眼底像见全视网膜脱离；B.使用虹膜铲刮除水肿的角膜上皮；C、D.使用10–0尼龙缝线对角膜瓣复位后进行无张力缝合。

术中患者角膜上皮水肿，术者在使用虹膜铲刮除患者角膜上皮时，未考虑患者双眼曾行准分子激光手术病史，掀开角膜瓣致其移位。

三、诊治沉思

角膜屈光手术是指在角膜上进行的一类屈光手术，通过改变角膜表面的形态矫正眼的屈光不正，包括远视、近视和散光。依据手术方法的不同可分为角膜切开术、板层角膜屈光成形术和激光角膜屈光手术，后者又可分为准分子激光屈光性角膜切削术（photorefractive keratotomy，PRK）、LASIK、化学法上皮瓣下角膜磨镶术（laser subepithelial keratomileusis，LASEK）和机械法上皮瓣下角膜磨镶术（epipolis laser in situ keratomileusis，Epi-LASIK）等。

LASIK手术是最常用的屈光手术方法之一，其原理是以微型角膜刀或飞秒激光制作一带蒂的角膜瓣，翻转角膜瓣后，应用准分子激光对角膜基质进行屈光性切削，按预定模式改变角膜屈光力，最后将角膜瓣复位。角膜瓣移位或游离是LASIK术后并发症之一，发生率可高达2%，多由创伤引起。在术后最初的24小时，角膜瓣移位原因多为眨眼、揉眼、挤眼等机械力作用。而远期发生的瓣移位其内因是角膜瓣与基质床之间的黏附性差，直接原因有外伤、视网膜手术操作、三面镜检查等。瓣缘卷起偏位、瓣显著水肿并浮起是视网膜手术刮除上皮时最易发生的异常。角膜瓣移位后应及时将其复位，瓣下适度冲洗，避免异物残留，若有标记，应尽可能地按照之前的标记位置复位，必要时可加戴治疗性角膜接触镜，或用10-0尼龙线做无张力缝合。

角膜上皮植入也是LASIK术后的并发症之一，本病例中患者在半年后复诊时发现角膜中央偏颞侧出现上皮植入（病例2图2红色箭头所示），考虑可能是手术过程中瓣边缘的上皮细胞进入基质床并向内生长所致。周边部轻度上皮植入可不急于处理，密切观察。光学区附近的上皮植入直接影响视力或造成不规则散光时，可将角膜瓣翻开并清除层间的上皮组织。

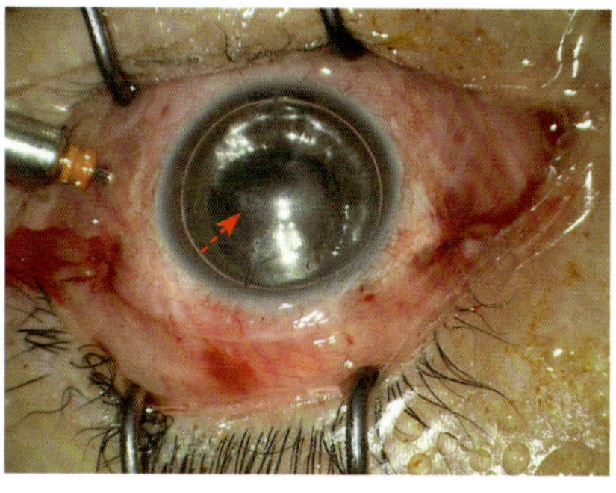

病例2图2　角膜中央偏颞侧上皮植入

本病例患者术中出现角膜上皮水肿，术者未详细了解患者病史，刮除角膜上皮时力度控制不当，致使角膜瓣移位。由于LASIK手术的患者多为高度近视，他们也更有可能再次行后段手术，而内眼手术中角膜上皮受到操作刺激或者长时间暴露的影响容易发生水肿，主刀医生经常需要移除水肿的上皮，所以后段手术中医生应关注患者是否有相关病史，尤其是会形成角膜瓣的激光角膜屈光手术病史，谨慎进行角膜上皮的刮除处理。

（病例提供者：朱修宇　日内瓦大学　赵培泉　上海交通大学医学院附属新华医院）

参考文献

[1] 吴静安，晏晓明.角膜屈光手术[M]//刘家琦，李凤鸣.实用眼科学（第3版）.北京：人民卫生出版社，2010：662-664.

[2] 王铮，柳泉，杨斌，等.屈光手术[M]//葛坚.眼科手术学（第3版）.北京：人民卫生出版社，2013：714-756.

[3] Sridhar MS，Rao SK，Vajpayee RB，et al.Complications of laser in situ keratomileusis[J].Indian J Ophthalmol，2002，50（4）：265-282.

[4] 周行涛，褚仁远，吴良成.LASIK角膜瓣远期异常[J].眼科新进展，2001，21（5）：359-360.

[5] Sutton G，Lawless M，Hodge C.Laser in situ keratomileusis in 2012：a review[J].Clin Exp Optom，2014，97：18-29.

病例3　术前未仔细评估眼部手术史

一、病历摘要

患者男性，24岁。

主诉：右眼视力下降半年。

诊断：右眼孔源性视网膜脱离，右眼并发性白内障，左眼视网膜脱离玻璃体切除术后，双眼家族性渗出性玻璃体视网膜病变，双眼屈光不正。

手术史：患者15年前外院行右眼斜视矫正手术；1年前因左眼视网膜脱离于外院行左眼巩膜外加压＋玻璃体切除＋C3F8注入术。

二、诊疗经过

眼部检查，视力：右眼0.4，左眼0.3。右眼晶状体颞侧赤道部混浊；眼底：双眼视盘向颞侧牵拉，血管走行直，右眼8：00～11：00位视网膜脱离，11：30位可疑视网膜裂孔，周边伴无血管区；左眼周边视网膜陈旧性激光光凝斑及无血管区（病例3图1 A、病例3图1 B）。

入院行右眼冷凝＋巩膜外加压术，术后1周随访发现视网膜仍脱离（病例3图1 C）。决定再次调整加压块位置，术中拆除原硅胶条（病例3图1 D），在调整硅胶条位置时发现由于患眼曾行斜视矫正术，外直肌后徙量较多，正好影响垫压物的准确放置，影响手术效果，故术中决定改行玻璃体切除手术，患者术中拒绝接受玻璃体切除手术，故暂停手术。第2天再和患者及家属充分沟通后，患者决定接受右眼晶状体切除＋玻璃体切除＋重水＋硅油注入术，术中除原裂孔外，在视网膜鼻侧和颞侧各见一萎缩孔（病例3图1 E、病例3图1 F）。

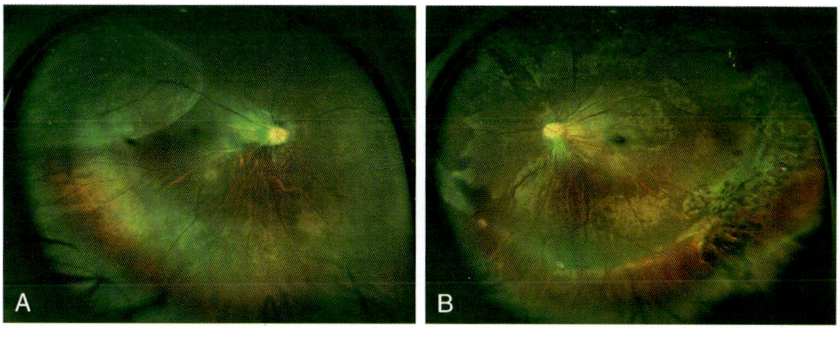

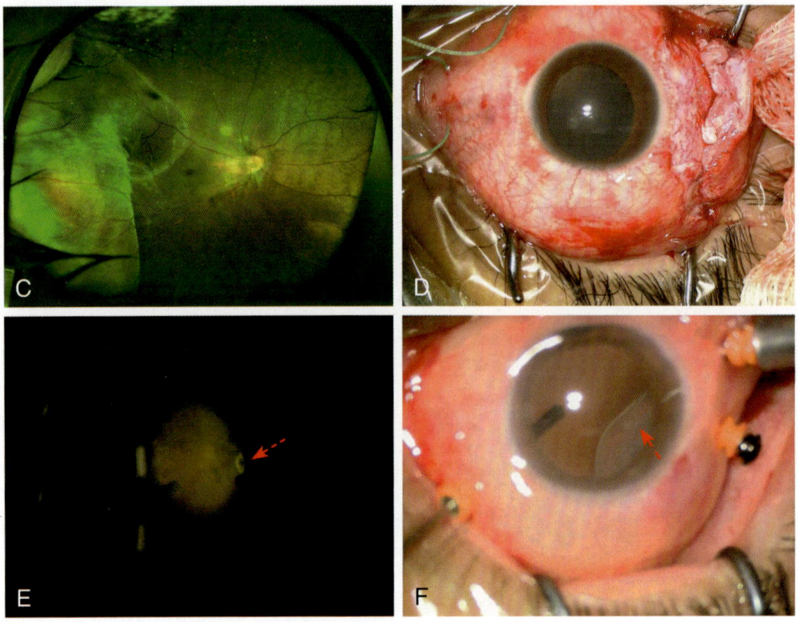

病例3图1　患者术眼术前、术中的眼底情况

A.右眼视盘向颞侧牵拉，血管弓走行直，8：00～11：00位视网膜脱离，11：30位可疑视网膜裂孔，周边伴无血管区；B.左眼玻璃体切除术后，视盘向颞侧牵拉，周边视网膜陈旧性激光光凝斑及无血管区；C.右眼第一次巩膜外加压术后可见加压块，但视网膜仍有脱离；D.计划调整硅胶条位置，图为拆除原硅胶条后；E.右眼玻璃体切除术中发现鼻侧一个萎缩圆孔，予以激光光凝治疗（红箭头）；F.右眼玻璃体切除术中发现颞侧锯齿缘后一萎缩孔，予以激光光凝治疗（红箭头）。

三、诊治沉思

1．患者之前曾做过一次斜视矫正手术，但具体术式不详。在决定行外路手术后，医生并没有很好地评估外直肌止端变化的情况，术中才发现外直肌外徙影响了硅胶条的放置。

2．在和患者谈话时没有充分告知并让患者意识到行巩膜外加压术后存在视网膜脱离无法复位、术中更换术式或再次发生视网膜脱离需要第二次手术的可能性。造成第二次手术中需要更换术式时患者无法接受，从而造成沟通困难拒绝手术。

（病例提供者：陈春丽　首都医科大学附属北京同仁医院
赵培泉　上海交通大学医学院附属新华医院）

参考文献

[1] 周永莹，卢谦益.孔源性视网膜脱离患者术后视网膜再次脱离的危险因素分析[J].眼科新进展，2024，44（1）：58–61.

[2] Sultan ZN，Agorogiannis EI，Iannetta D，et al.Rhegmatogeno us retinal detachment：a review of current practice in diagno sis and management[J].BMJ Open Op hthalmol，2020，5（1）：e000474.

[3] Quijano C，Alkabes M，G ó mez–Resa Maria，et al.Scleral buckling in phakic uncomplicated primary rhegmatogeno us retinal detachment：long–term outcomes[J].Eur J Ophthalmol，2017，27（2）：220–225.

[4] Shunmugam M，Shah AN，Hysi PG，et al.The pattern and distributio n of retinal breaks in eyes w ith rhegmatogeno us retinal detachment[J].Am J Op hthalm ol，2014，157（1）：221–226.

[5] Li KX，Carducci N，Moinuddin O，et al.Contem po rary management of complex and non–complex rhegmatogeno us retinal detachment due to giant retinal tears[J].Clin Op hthalm ol，2021，15：1013–1022.

病例4　双眼颗粒样角膜营养不良的背后

一、病历摘要

患者女性，39岁。

主诉：右眼突然视物不清1周，左眼眼前黑影半年。

诊断：双眼孔源性视网膜脱离，双眼颗粒样角膜营养不良。

家族史：患者父亲和哥哥均有右眼视网膜脱离手术史。

二、诊疗经过

眼部检查，视力：右眼指数（FC）/20 cm，左眼1.0；眼压：右眼8 mmHg，左眼13 mmHg。双眼角膜中央可见角膜浅基质层雪花样混浊（病例4图1 A、病例4图1 B）；眼底：双眼视盘界清色红，右眼2：00～10：00位视网膜青灰色高度隆起，10：30位及14：00位可见格子样变性区内裂孔及视网膜浅脱离，黄斑部累及；左眼6：00～7：30位视网膜浅脱离，6：30位及12：30位视网膜格子样变性区内各见一圆形裂孔，上方片状格子样变性区，黄斑区未累及（病例4图2 A、病例4图2 B）。患者父亲（病例4图1 C、病例4图1 D）、哥哥（病例4图1 E、病例4图1 F）、弟弟（病例4图1 G、病例4图1 H）及大女儿（病例4图1 I、病例4图1 J）角膜可见浅基质层雪花样混浊。患者父亲（病例4图2 C、病例4图2 D）、哥哥（病例4图2 E、病例4图2 F）及大女儿（病例4图2 I、病例4图2 J）均可见不同程度眼底病变，弟弟（病例4图2 G、病例4图2 H）眼底未见明显异常。

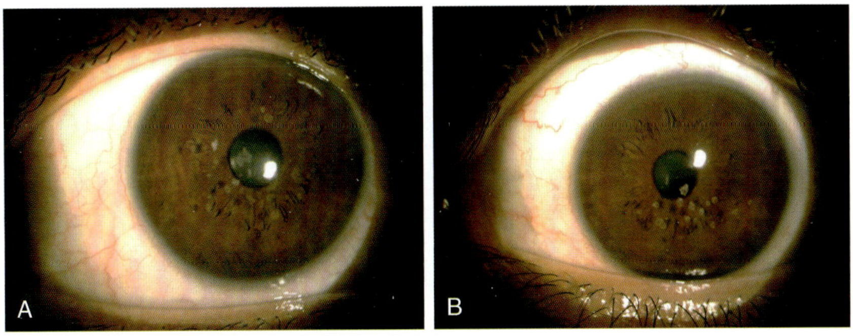

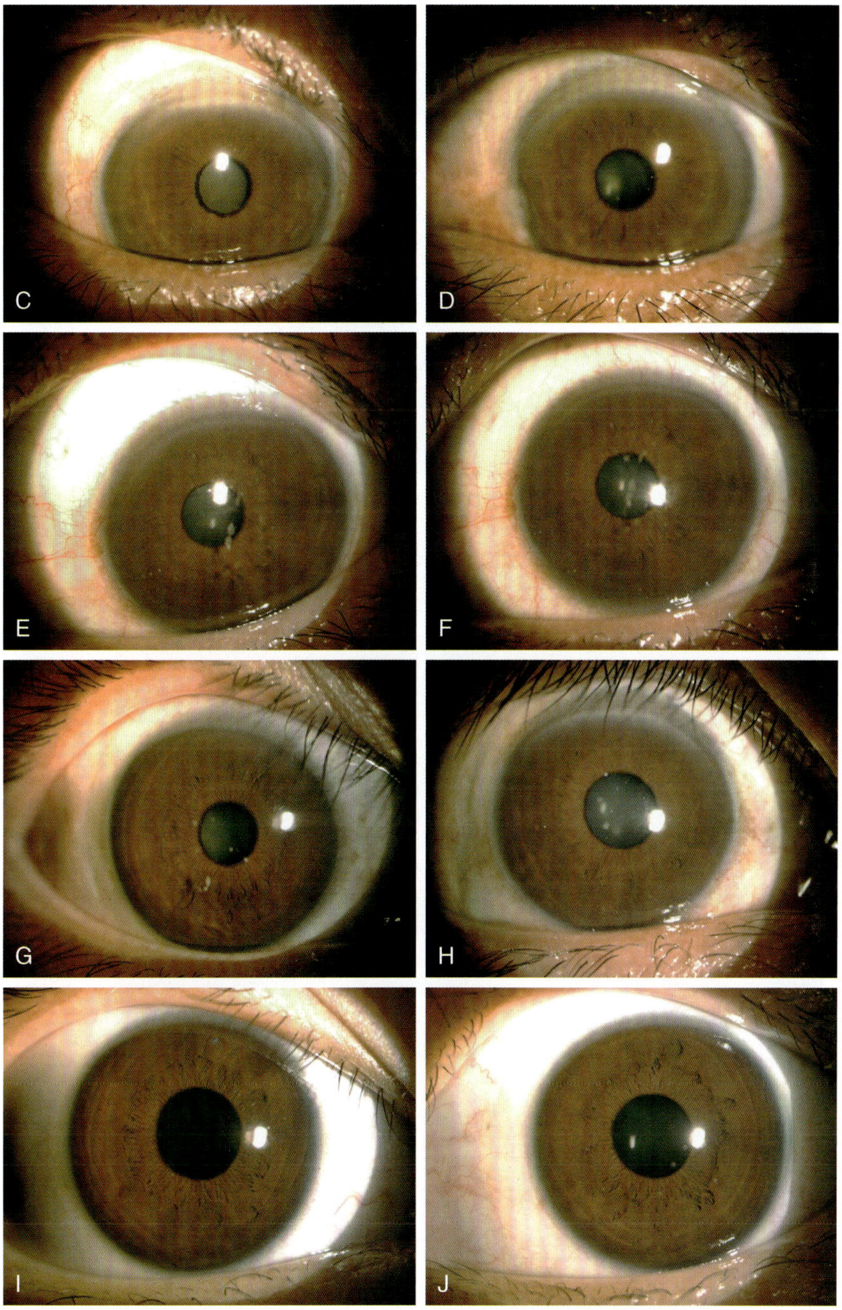

病例4图1　家系不同成员角膜改变

A、B.系先证者（本病例患者），双眼角膜中央可见角膜浅基质层雪花样混浊；C、D.系先证者父亲，双眼角膜中央可见少量点状浅基质层颗粒样混浊；E、F.系先证者哥哥，双眼角膜中央可见浅基质层雪花样混浊；G、H.系先证者弟弟，双眼角膜中央可见浅基质层雪花样混浊；I、J.系先证者大女儿，双眼角膜中央可见少量浅基质层颗粒样混浊。

所有患者角膜混浊间及周边角膜清亮且角膜内皮细胞计数均正常。

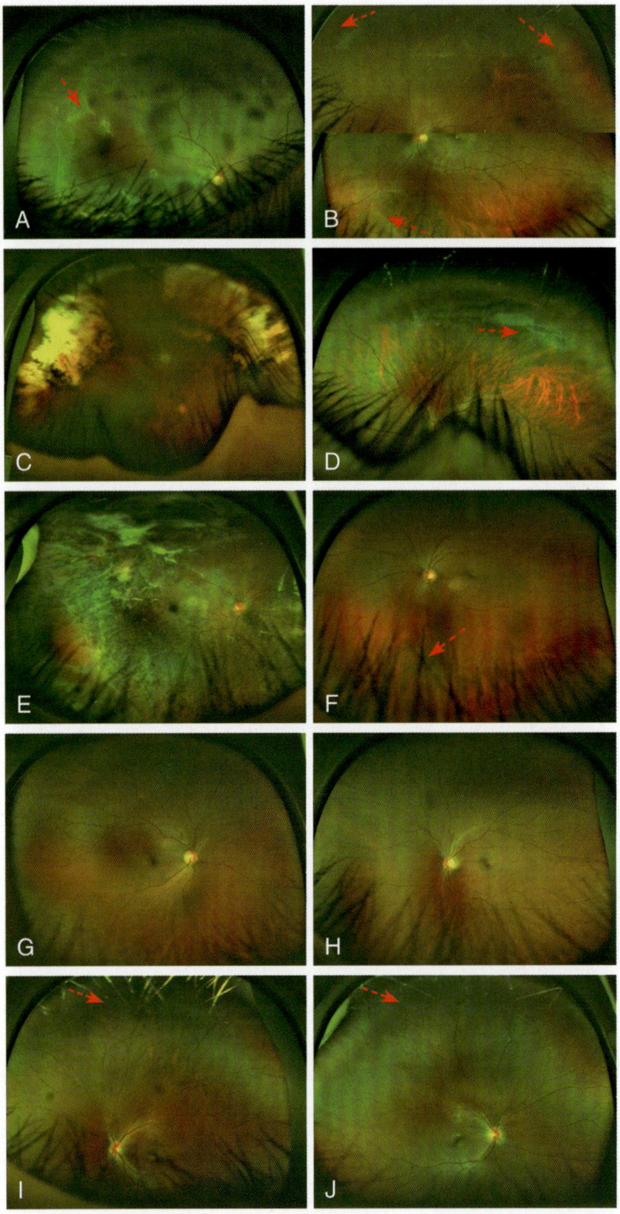

病例4图2　不同家系成员眼底改变

A、B.系先证者眼底改变。A图示右眼2：00～10：00位视网膜青灰色高度隆起，10：30～14：00位可见格子样变性区内裂孔及视网膜浅脱离，黄斑部累及，B图见左眼6：00～7：30位视网膜浅脱离，6：30～12：30位视网膜格子样变性区内各见一圆形裂孔，上方片状格子样变性；C、D.系先证者父亲眼底改变。C图可见右眼环形加压嵴，视网膜平伏，上方可见视网膜多处萎缩病灶。D图可见左眼上方可见片状视网膜格子样变性区；E、F.系先证者哥哥眼底改变。E图见右眼视网膜大量色素沉着，上方可见片状视网膜前增生膜，视网膜平伏。F图见左眼下方可见片状视网膜格子样变性区；G、H.系先证者弟弟（–）；I、J.系先证者大女儿，双眼上方局部视网膜变薄区。

本研究遵循《赫尔辛基宣言》并取得所有受检者的知情同意，询问家族史，并绘制家系图（病例4图3）。患者行全外显子组测序示先证者和家系成员Ⅰ1、Ⅱ1、Ⅱ5、Ⅲ4的第4号外显子编码区第371号核苷酸由鸟嘌呤变异为腺嘌呤（C371G>A），错义杂合突变，常染色体显性遗传。该变异不属于多态性位点，已报道与Avellino角膜营养不良相关。

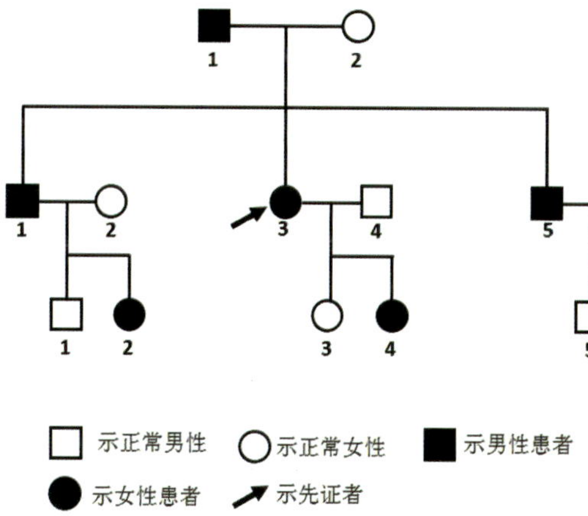

病例4图3　家系图

于我院先后行左/右眼微创巩膜外加压术，术后视网膜平伏（病例4图4）。

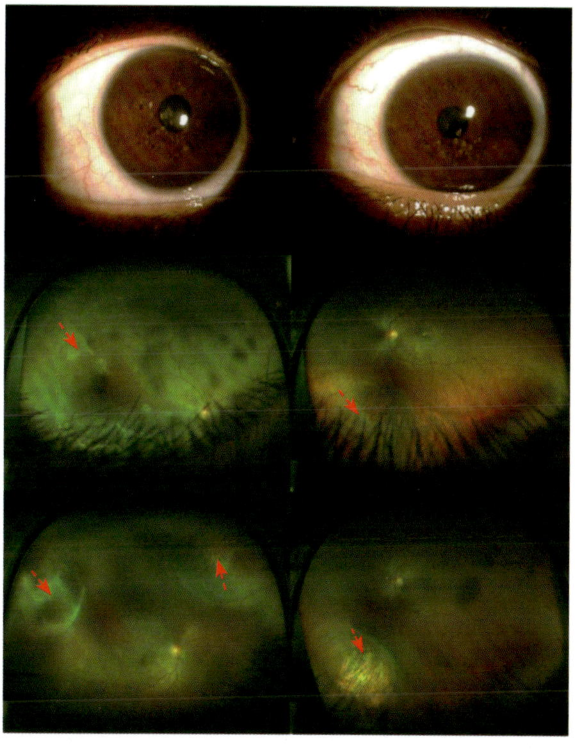

病例4图4　本例患者眼前节照相和欧堡眼底像治疗前后对照（红箭头示裂孔处）

三、诊治沉思

该患者外院就诊时主诉左眼前黑影遮挡，当地医生行视力检查正常，且患者双眼角膜颗粒样变性，忽略双眼眼底检查，导致患者错过最佳治疗时机。在临床工作中，即使无眼前黑影主诉的患者，也要行全面的眼科检查，特别是眼底检查。本病为双眼对称性的角膜病变，目前国内外无相关报道角膜颗粒样变性合并视网膜格子样变性所致的孔源性视网膜脱离的病例。格子样变性与视网膜脱离关系最为密切。由此产生视网膜裂孔者占孔源性视网膜脱离眼的40%，约7%的正常眼存在格子样变性。

（病例提供者：陈春丽　首都医科大学附属北京同仁医院
赵培泉　上海交通大学医学院附属新华医院）

参考文献

[1] Meguro A，Ideta H，Ota M，et al.Common variants in the COL4A4 gene confer susceptibility to lattice degeneration of the retina[J].PLoS One，2012，7（6）：39300.

[2] Wilson CM，D' Ath PJ，Parmar DN，et al.Keratoconus and granular dystrophy[J].BMJ Case Rep，2014，2014：E1.

[3] Kocluk Y，Yalniz-Akkaya Z，Burcu A，et al.Corneal topography analysis of stromal corneal dystrophies[J].Pak J Med Sci，2015，31（1）：116-120.

[4] Boĭko EV，Suetov AA，Mal' tsev DS.Lattice degeneration of the retina[J].Vestn Oftalmol，2014，130（2）：77-82.

[5] Yang J，Han X，Huang D，et al.Analysis of TGFBI gene mutations in chinese patients with corneal dystrophies and review of the literature[J].Mol Vis，2010，16（132）：1186-1193.

第二章

注硅油眼和取硅油眼Ⅰ期植入人工晶状体

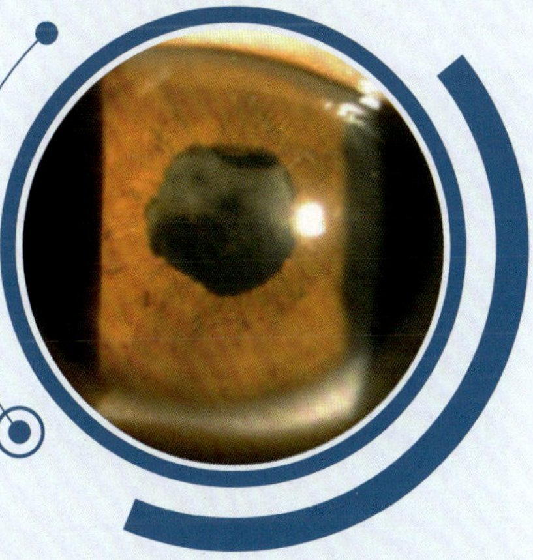

病例5　取硅油眼慎行Ⅰ期植入人工晶状体

例1:

一、病历摘要

患者男性，64岁。

主诉：左眼视网膜脱离玻璃体切除+硅油注入术后高眼压1个月。

诊断：左眼继发性青光眼，左眼复发性视网膜脱离，左眼硅油眼，左眼人工晶状体眼，左眼玻璃体切除术后，糖尿病。

手术史：患者5年前因视网膜脱离于外院行左眼玻璃体切除+内界膜剥除+硅油注入术；4年前于外院行左眼白内障超声乳化吸除+人工晶状体植入+硅油取出术；2年前因左眼复发视网膜脱离于外院行左眼玻璃体切除+重水+硅油注入术。

二、诊疗经过

1. 诊治过程

眼部检查，视力：右眼1.0，左眼FC/50 cm；眼压：右眼19 mmHg，左眼14 mmHg。左眼前节照相：左眼角膜透明，前房深度可，虹膜瞳孔缘色素外翻，虹膜根部新生血管（病例5图1），人工晶状体在位，眼内硅油填充，下方视网膜脱离，下方约7：00位见一裂孔。予左眼玻璃体腔抗血管内皮生长因子（vascular endothelial growth factor，VEGF）治疗。

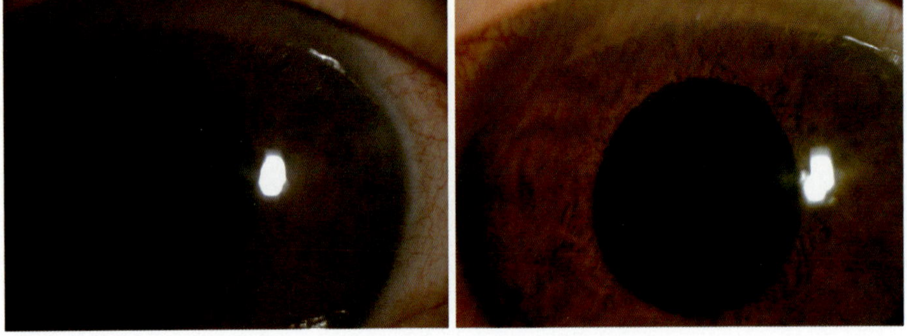

病例5图1　患者首诊我院左眼前节照相

随访4个月，视力：左眼HM/BE，眼压：左眼32 mmHg，左眼角膜透明，前房见乳化硅油，虹膜新生血管，色素领外翻，下方视网膜脱离，予局部降眼压并拟行手术治疗。

随后患者失访，术后2年复查，视力：左眼HM/BE；左眼24 mmHg，左眼球结膜轻度充血，角膜透明，前房见硅油乳化小滴，瞳孔稍变形，人工晶状体在位，后囊膜混浊，眼底窥不清。

局部麻醉下行左眼人工晶状体取出＋硅油取出＋玻璃体切除术＋视网膜复位＋激光光凝＋硅油注入术。

术后2周，视力：左眼光感（LP），眼压10 mmHg，左眼角膜内皮失代偿，眼内不可见（病例5图2）。

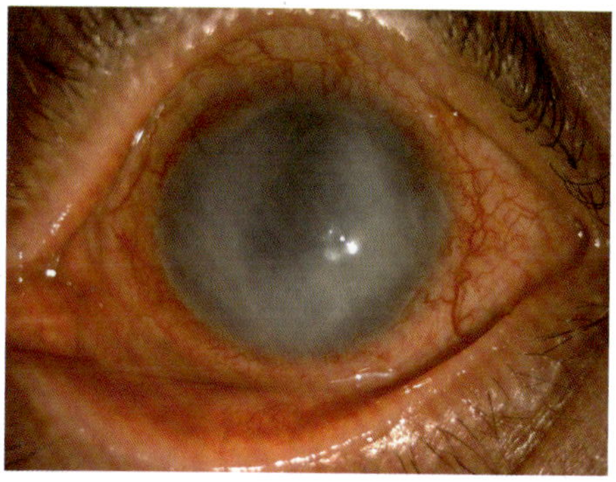

病例5图2　左眼前节照相：结膜睫状充血，角膜缘新生血管，角膜基质水肿

术后半年复查，视力：左眼LP，眼压12 mmHg，左眼角膜基质水肿新生血管长入，眼内窥不见（病例5图3）。

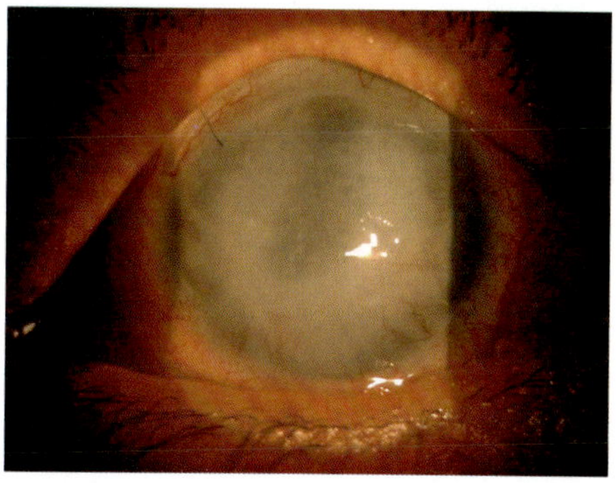

病例5图3　左眼前节照相：充血较前好转，角膜新生血管长入，角膜基质水肿

2. 手术要点

（1）前房及虹膜表面见乳化硅油滴，做角膜缘切口，取出人工晶状体，切除晶状体囊袋，行前房灌注，取出硅油。见硅油大部分位于视网膜下，视网膜全脱离（病例5图4）。

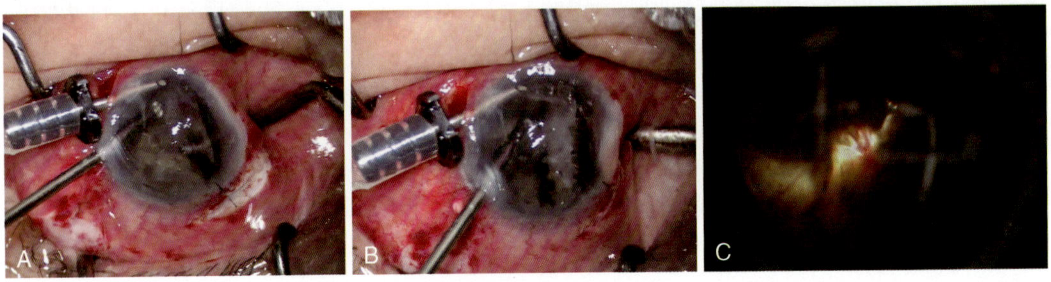

病例5图4 术中所见

A.术中见大量硅油位于视网膜下；B.术中见周边大量增生性玻璃体视网膜病变（proliferative vitreoretinopathy，PVR）；C.探查眼底见视网膜全脱离。

（2）做巩膜三切口，行左眼玻璃体切除，探查眼底：见视网膜全脱离，黄斑裂孔，7：00位见视网膜裂孔，严重前部PVR，视网膜下大量增生膜。

（3）清除前部PVR，剥除视网膜前增生膜，松解视网膜，周边视网膜僵硬增厚，无法复位。故行视网膜360° 切开，去除视网膜下增生膜，重水下激光光凝封闭裂孔和切开边缘（病例5图5）；液/气交换，注入硅油。

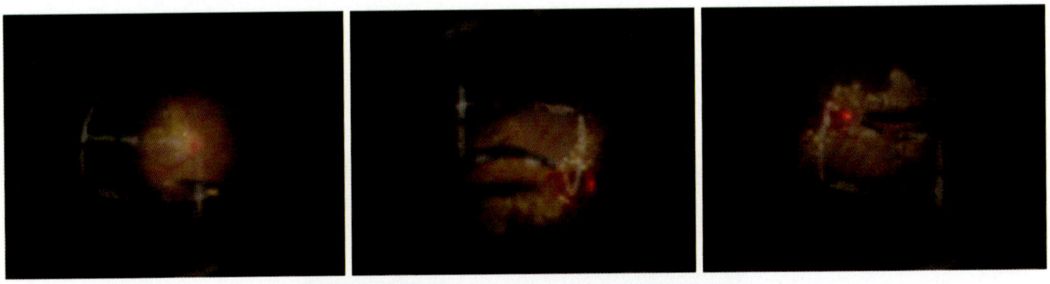

病例5图5 清除PVR，行视网膜360° 切开，重水下激光光凝封闭裂孔及切开边缘

三、诊治沉思

1. 外院玻璃体切除不彻底，PVR及裂孔处理不妥善。首次取硅油术后复查视盘颞侧仍见PVR膜、下方玻璃体视网膜粘连导致术后1年发生复发性视网膜脱离。第2次硅油填充术中外院术者仍未清理干净PVR、V-R粘连或可能的裂孔，再次导致硅油眼下复发视网膜脱离。

2. 未评估患者视网膜功能及视力预后，外院Ⅰ期植入人工晶状体。患者第2次手术因并发白内障行取硅油联合白内障摘除＋人工晶状体植入，术前矫正视力仅0.05，术后无提高，且人工晶状体襻刺激出现炎症反应，致使患者反复高眼压，人工晶状体植入的必要性有待考究。

3. 第3次手术行再次硅油填充未取出人工晶状体。使得硅油和人工晶状体均成为眼内异物，可能刺激导致葡萄膜炎症反应，继而引起房角改变，出现继发性青光眼及新生血管形成。同时由于人工晶状体存在，干扰术者对周边视网膜的探查，阻碍了对周边部玻璃体及前部PVR的处理，不仅增加了并发症的发生概率、手术次数和对患者的伤害，也增加了再次手术仍需取出人工晶状体的治疗成本。

例2:

一、病历摘要

患者男性，46岁。

主诉：右眼钢钉戳伤后视力下降4个月。

诊断：右眼复发性视网膜脱离，右眼人工晶状体眼，右眼玻璃体切除术后。

手术史：患者1年前因右眼外伤于外院行右眼白内障超声乳化吸除＋玻璃体切除＋异物取出＋激光光凝＋硅油注入术；3个月后外院行右眼硅油取出＋人工晶状体植入术。

二、诊疗经过

硅油取出术后1个月眼部检查，视力：右眼：FC/50 cm，左眼1.0，眼压：右眼6 mmHg，左眼19 mmHg。右眼角膜透明，颞上方虹膜色素领外翻，人工晶状体在位，瞳孔圆（病例5图6），玻璃体腔内色素细胞可见，除后极部及下方外见视网膜隆起，9：30～1：00位巨大视网膜撕裂孔（病例5图6）。我院建议行右眼玻璃体切除术。

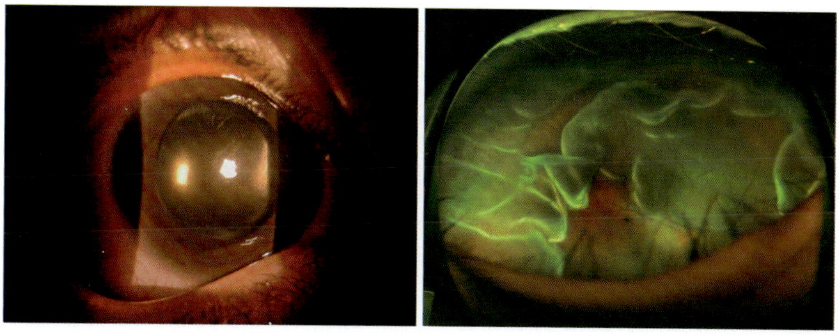

病例5图6　首诊时右眼眼前节照相及欧堡眼底像

三、诊治沉思

外院取硅油手术时植入人工晶状体，后仍出现了大范围的视网膜脱离，影响视力，再次手术存在注入硅油的可能性，硅油可能黏附于人工晶状体（尤其是硅胶人工晶状体），特别是在后囊不完整时更易发生，远期可导致人工晶状体混浊。宜待眼底情况稳定后，再植入人工晶状体。

例3:

一、病历摘要

患者男性，47岁。

主诉：右眼视力下降半年。

诊断：右眼复发性视网膜脱离，右眼硅油眼，右眼人工晶状体眼，右眼玻璃体切除术后，双眼糖尿病性视网膜病变，糖尿病。

手术史：患者1年前因右眼视网膜脱离于外院行右眼玻璃体切除+硅油注入术；4个月后于外院行右眼取硅油+白内障超声乳化吸除+人工晶状体植入+硅油注入术，半个月后行右眼玻璃体腔抗VEGF治疗。

二、诊疗经过

第二次硅油注入术后2个月眼部检查，视力：右眼HM/BE，左眼0.8；眼压：右眼7 mmHg；左眼18 mmHg。右眼色素性角膜后沉积物（keratic precipitates，KP）（+），瞳孔变形，上方虹膜后粘，人工晶状体在位，囊膜机化，后囊膜混浊，硅油在位，眼底隐见视网膜前大量增生机化伴出血，颞侧及下方视网膜脱离（病例5图7）。于我院行右眼硅油取出+玻璃体切除+人工晶状体取出+视网膜切开+激光光凝+硅油注入术。

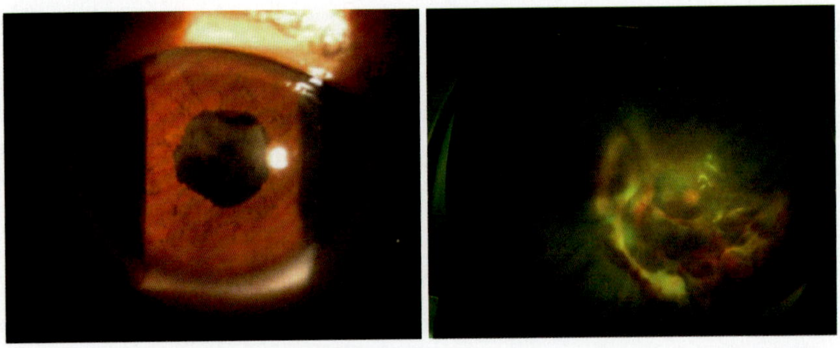

病例5图7　首诊时右眼眼前节及欧堡眼底像

三、诊治沉思

患者第二次手术时不宜于取硅油再次注硅油的情况下植入人工晶状体。在取硅油需要再次注硅油时不应植入人工晶状体，应待视网膜平伏后，取出硅油后视网膜平伏，矫正视力提高情况下，再选择人工晶状体二期植入。

例4：

一、病历摘要

患者男性，20岁。

主诉：左眼无痛性视力下降4个月。

诊断：左眼复发性视网膜脱离，左眼硅油眼，右眼玻璃体切除术后，双眼高度近视。

手术史：患者1年前因右眼视网膜脱离于外院行右眼玻璃体切除＋C3F8注入术；1个月后因左眼视网膜脱离于外院行左眼玻璃体切除＋C3F8注入术；术后半个月左眼复发性视网膜脱离于外院行左眼玻璃体切除＋硅油注入术；术后半年行左眼取硅油＋玻璃体切除＋白内障超声乳化吸除＋人工晶状体植入＋硅油注入术。

二、诊疗经过

眼部检查，视力：右眼：HM/BE，左眼：FC/1 cm。左眼角膜后色素性KP（+），前房上方硅油滴可见，瞳孔欠圆，人工晶状体在位，6：00位虹膜中央见椭圆形孔；玻璃体腔硅油在位，豹纹状眼底，颞下方视网膜皱褶，颞侧及下方视网膜浅脱离（病例5图8）。

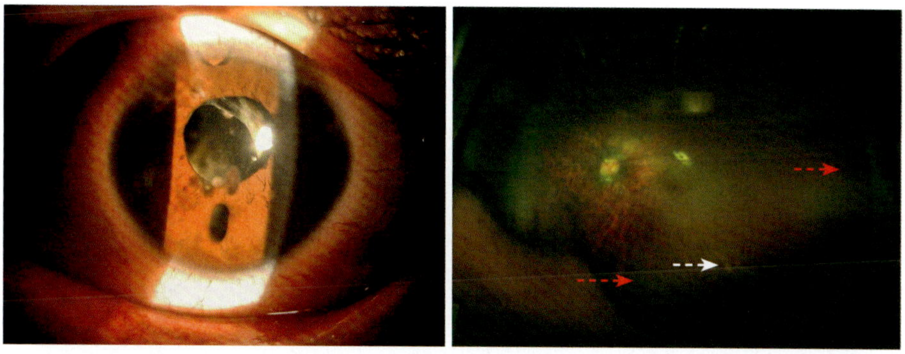

病例5图8　首诊眼前节及欧堡眼底像（白箭头示视网膜前增生皱褶，红箭头示视网膜脱离）

三、诊治沉思

青年伴有高度近视取出硅油时，建议待眼底情况稳定后再植入人工晶状体。此外，外院于6：00位虹膜中央做虹膜切口，外院操作错误。第一，虹膜根切口位置不对，自虹膜切口内可见晶状体光学部，并不能起到良好的前后房沟通作用，虹膜根切口应在6：00位虹膜根部；第二，6：00位虹膜根切口，即Ando孔，应做于无晶状体的且囊袋不完整的硅油眼患者中，适应证错误。

例5:

一、病历摘要

患者男性，12岁。

主诉：左眼外伤后视物不清4年。

诊断：左眼球萎缩，左眼硅油眼，左眼人工晶状体眼。

手术史：患者4年前因左眼外伤于外院行左眼虹膜缝合术；2年前因左眼视网膜脱离于外院行左眼玻璃体切除＋硅油注入术；8个月后外院再次行左眼取硅油＋白内障超声乳化吸除＋人工晶状体植入术；3个月后因左眼复发性视网膜脱离于外院再次行左眼玻璃体切除＋硅油注入术。

二、诊疗经过

眼部检查，视力：右眼：1.0，左眼：HM/BE；眼压：右眼16 mmHg，左眼6 mmHg。左眼球较右眼略小，瞳孔变形，向鼻侧移位，虹膜后粘连，人工晶状体前后均见白色机化膜，眼内窥不清（病例5图9）。考虑到预后不佳，告知患儿家属预后，嘱随访。

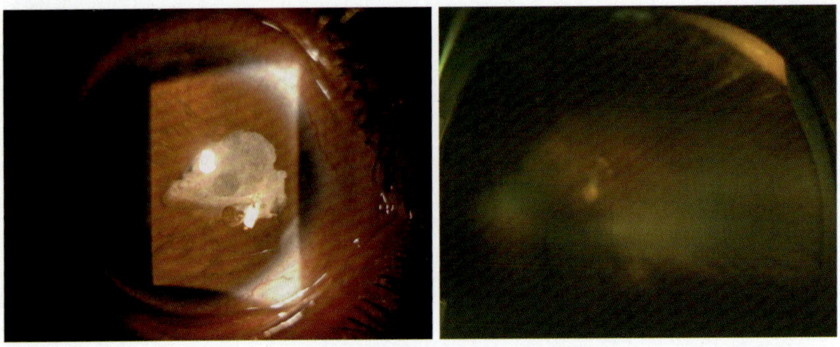

病例5图9　首诊时眼前节及欧堡眼底像

三、诊治沉思

外院取出硅油时Ⅰ期植入人工晶状体，后仍出现了视网膜脱离，进行了注入硅油术，术后人工晶状体与虹膜大范围粘连，囊膜纤维机化影响眼底检查。术后1年至我院就诊，查左眼球略小。对于儿童或眼底病变重的患者建议取出硅油稳定3～6个月后再行Ⅱ期人工晶状体植入。

（病例提供者：彭 婕 赵培泉 上海交通大学医学院附属新华医院）

参考文献

[1] Aljazzaf AM，Netland PA，Charles S.Incidence and management of elevated intraocular pressure after silicone oil injection[J].Journal of Glaucoma，2005，14（1）：40-46.

[2] 滕学龙，贾志旸，孙瑞霞，等.硅油填充术后继发性青光眼的原因分析及处理[J].临床眼科杂志，2006，14（6）：538-539.

[3] Tranos P，Asaria R，Aylward W，et al.Long term outcome of secondary glaucoma following vitreoretinal surgery[J].British Journal of Ophthalmology，2004，88（3）：341-343.

[4] Pastor JC，Er DLR，Martin F，et al.Proliferative vitreoretinopathy：risk factors and pathobiology[J].Progress in Retinal & Eye Research，2002，21（1）：127-144.

[5] 陶晓锋，王方，许迅.增生性玻璃体视网膜病变的危险因素[J].国际眼科纵览，2003，27（1）：18-21.

病例6　注硅油眼慎行Ⅰ期植入人工晶状体

例1:

一、病历摘要

患者男性，58岁。

主诉：左眼眼红伴视力下降3个月余。

诊断：左眼复发性视网膜脱离，左眼硅油眼，左眼人工晶状体眼，糖尿病。

手术史：患者1年前于外院行左眼白内障超声乳化吸除＋人工晶状体植入＋玻璃体切除＋重水＋硅油注入术；3个月后因复发性视网膜脱离给予激光光凝治疗。

二、诊疗经过

眼部检查，视力：右眼1.0，左眼FC/BE；眼压：右眼11 mmHg，左眼9 mmHg。左眼球结膜轻度充血，角膜下方见羊脂状KP，虹膜上方点状后粘连，瞳孔稍变形，人工晶状体表面见色素沉着，囊袋机化（病例6图1），玻璃体腔内硅油填充；眼底模糊见下方视网膜局部脱离，颞上方视网膜表面见增生膜，欧堡眼底像见颞下方可疑视网膜裂孔（病例6图2）。于我院行左眼取硅油＋人工晶状体取出＋玻璃体切除＋视网膜切开＋剥膜＋硅油注入。

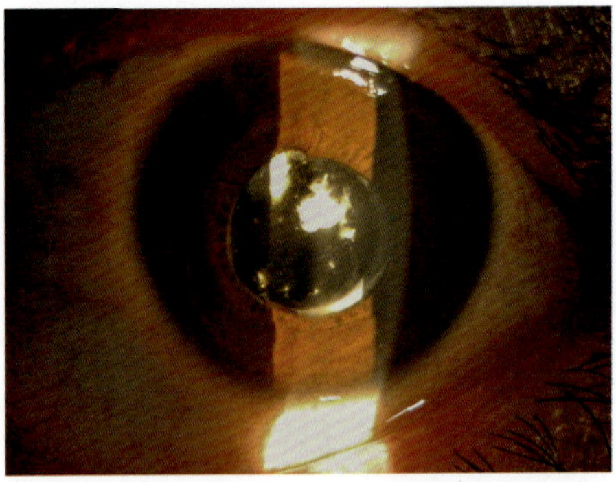

病例6图1　角膜羊脂状KP，虹膜点状后粘连，人工晶状体表面见色素沉着，囊袋机化

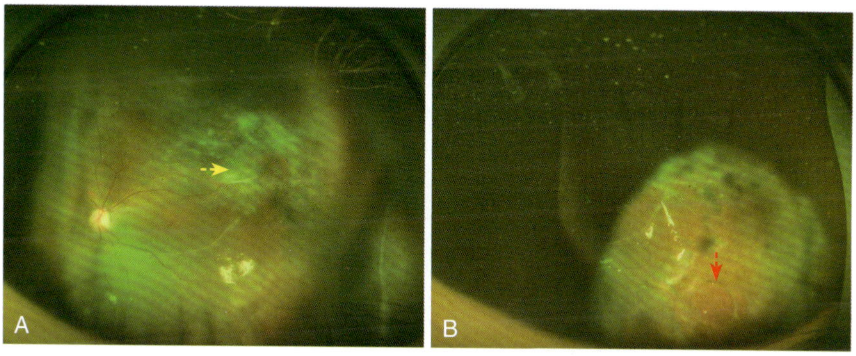

病例6图2　首诊时左眼欧堡眼底像

见下方视网膜局部脱离，颞上方视网膜表面见增生膜（图A黄箭头），颞下方可疑视网膜裂孔（图B红箭头）。

术后1个月复查，视力：左眼0.01；眼压：左眼9 mmHg，左眼角膜透明，瞳孔稍向鼻上方偏位，晶状体缺如，虹膜下方根切口开放，硅油在位，视网膜平伏（病例6图3、病例6图4）。

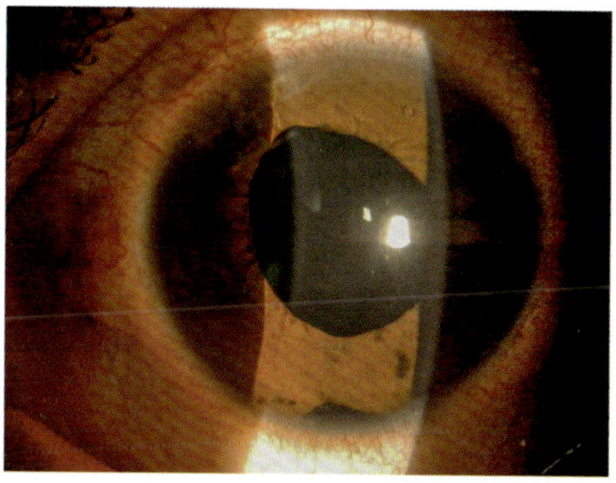

病例6图3　术后1个月复诊瞳孔稍向鼻上方偏位，晶状体缺如，虹膜下方根切口开放

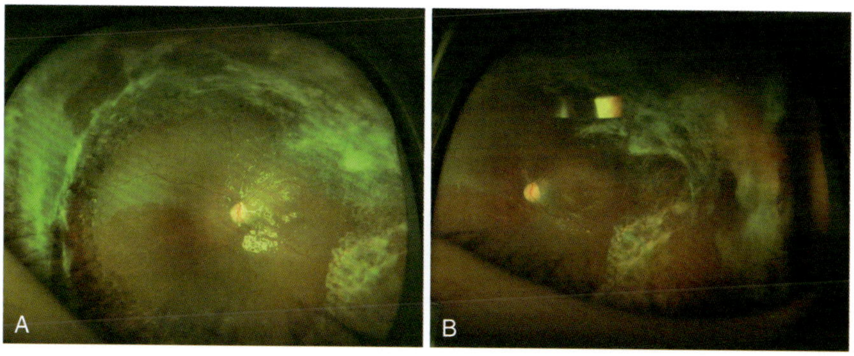

病例6图4　左眼术后1个月复诊欧堡眼底像示视网膜平伏

术后3个月复查，视力：左眼0.1；眼压：左眼12 mmHg，眼部情况同术后1个月复查。

术后3个月于我院行左眼硅油取出＋玻璃体切除＋剥膜＋C3F8注入术。

三、诊治沉思

患者外院首次手术时，诊断为“左眼视网膜脱离，左眼急性视网膜坏死综合征，左眼并发性白内障，糖尿病”，考虑到患者原发病为“急性视网膜坏死综合征”且患者存在糖尿病的基础疾病，患者眼部炎症反应重，术后存在PVR的危险因素，且硅油无法取出的可能；同时，患者术前视力仅为光感，首次手术不应植入人工晶状体。因复发性视网膜脱离二次手术中人工晶状体的囊袋机化影响眼底手术，需要再次取出人工晶状体。

例2:

一、病历摘要

患者女性，52岁。

主诉：右眼硅油注入术后16个月。

诊断：双眼硅油眼，双眼玻璃体切除术后，右眼人工晶状体眼，左眼无晶状体眼。

手术史：患者1年前于外院行双眼白内障手术；右眼玻璃体切除＋硅油注入术；1个月后于外院行左眼人工晶状体取出＋玻璃体切除＋硅油注入术；2个月后因复发性视网膜脱离于外院行左眼硅油取出＋玻璃体切除＋硅油注入术；1年后因再次复发于我院行左眼硅油取出＋玻璃体切除＋硅油注入术。

二、诊疗经过

1. 诊治过程

眼部检查，视力：右眼FC/40 cm，左眼HM/BE；眼压：右眼24 mmHg，左眼13 mmHg。右眼人工晶状体在位，左眼晶状体缺如，双眼硅油在位，视网膜平伏（病例6图5）。于我院行右眼硅油取出＋人工晶状体取出＋玻璃体切除＋C3F8注入术。

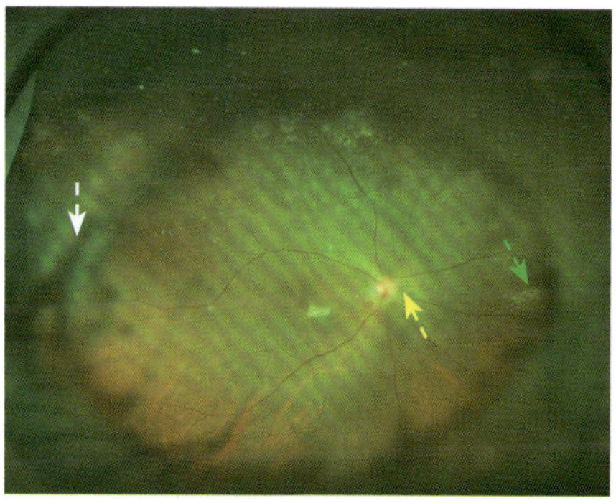

病例6图5　患者入院时眼底欧堡图像

白箭头示人工晶状体光学部及襻连接处；黄箭头示视盘鼻侧视网膜下重水滴残留；绿箭头示视网膜表面乳化硅油。

2. 手术要点

（1）取右眼23 G巩膜三切口，取出硅油。见人工晶状体后残留大滴硅油（病例6图6 A），硅油与人工晶状体黏附紧密，无法完全清除（病例6图6 B）。探查眼底见鼻下方周边视网膜条状变性区，颞侧及下方周边视网膜浅脱离，视网膜下可见硅油及重水。

（2）上方巩膜隧道切口，黏弹剂填充前房取出人工晶状体，为佳能STAAR硅胶人工晶状体（病例6图6 C）。

（3）行颞侧及下方周边视网膜多点切开，取出视网膜下重水及硅油滴。重水展平视网膜，行激光光凝包绕视网膜裂孔及视网膜切开边缘；液/气交换，注入C3F8 1 mL。

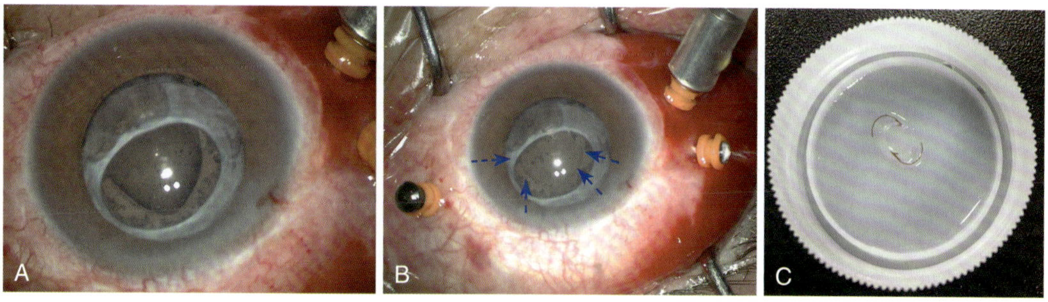

病例6图6　患者术中人工晶状体状态

A.硅油取出术后人工晶状体后大滴硅油残留；B.使用各种方法吸除后仍见硅油残留，蓝箭头提示残留硅油范围；C.取出的人工晶状体为佳能STAAR公司所生产的硅胶人工晶状体。

三、诊治沉思

硅胶人工晶状体植入后视网膜脱离复发，需用硅油填充，术中未取人工晶状体，导致术后人工晶状体进一步混浊引起术后检查困难。根据编者团队经验，玻璃体切除联合硅油填充术眼不建议Ⅰ期植入人工晶状体，建议取出硅油待眼底病变稳定后（一般为取出硅油术后3～6个月），且最佳矫正视力超过0.1时，可考虑Ⅱ期人工晶状体植入。

（病例提供者：彭　婕　赵培泉　上海交通大学医学院附属新华医院）

参考文献

[1] Pastor JC，Er DLR，Martin F. Proliferative vitreoretinopathy：risk factors and pathobiology. Progress in Retinal & Eye Research，2002，21（1）：127–144.

[2] 陶晓锋，王方，许迅.增生性玻璃体视网膜病变的危险因素.国际眼科纵览，2003，27（1）：18–21.

[3] 林叶婷，周琼.硅油眼人工晶体度数测量方法的研究进展.实用临床医学，2014，15（4）：132–134.

[4] 赵明威，蒋宇振，黎晓新，等.眼内硅油对屈光状态影响的理论推导与临床观察.中华实验眼科杂志，2003，21（3）：292–295.

[5] 朱弼珺，缪浴宇，许迅.视网膜脱离硅油注入术后白内障的手术治疗.中国实用眼科杂志，2005，23（5）：516–518.

第三章

非复杂性孔源性视网膜脱离首选玻璃体手术和巩膜环扎术

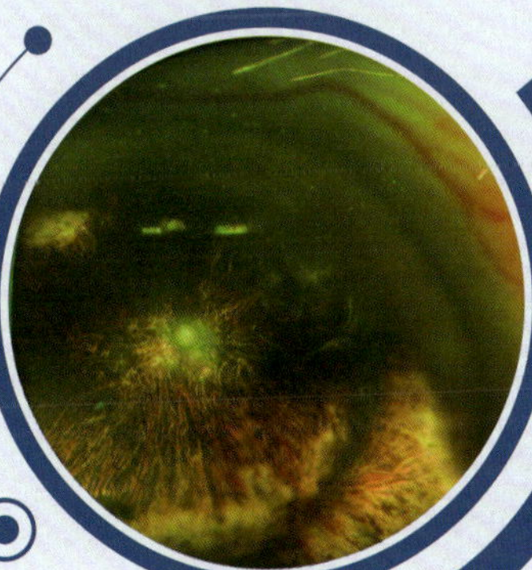

病例7　裂孔性视网膜脱离手术中凝固方法选择不当引起严重增生性玻璃体视网膜病变

一、病历摘要

患者女性，48岁。

主诉：左眼视网膜复位术后1年，视力下降伴眼睛红、痛半个月余。

诊断：左眼复发性视网膜脱离，左眼并发性白内障。

手术史：患者1年前于外院行左眼玻璃体切除术＋激光光凝＋巩膜外冷凝＋C3F8注入术（病例7图1）。

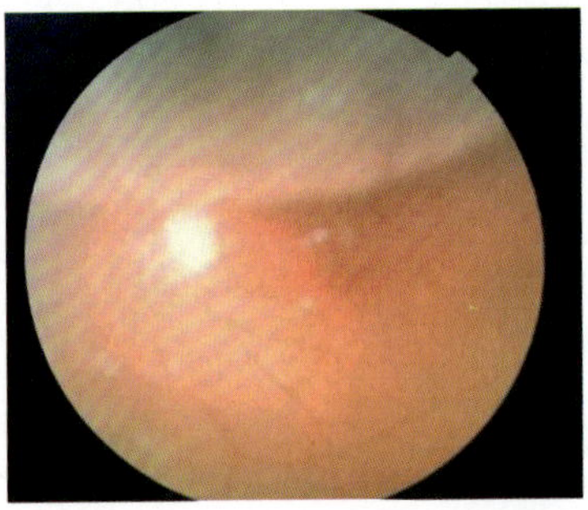

病例7图1　外院第一次手术前眼底像示上方球状视网膜脱离，裂孔位于上方周边

二、诊疗经过

1. 诊治过程

眼部检查，视力：右眼1.0，左眼HM/5 cm；眼压：右眼17 mmHg，左眼7 mmHg。左眼结膜混合性充血，角膜透明，虹膜后粘连，瞳孔呈梅花状，晶状体白色混浊，眼底窥不入。眼部B超示：左眼视网膜脱离（病例7图2）。

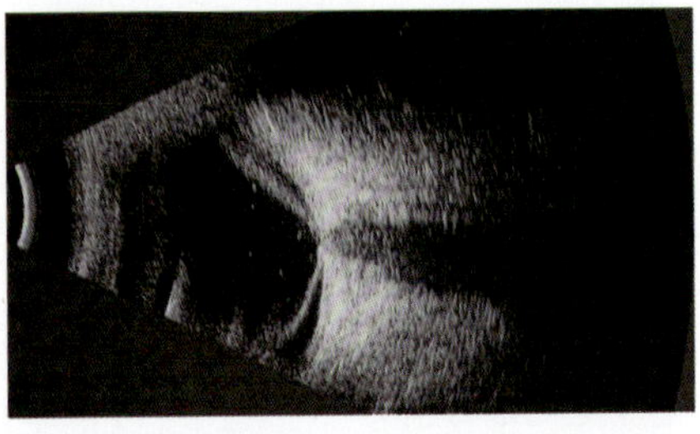

病例7图2　本院第二次手术前眼部B超图像示左眼视网膜全脱离

于我院行左眼晶状体切除＋玻璃体切除＋视网膜切开＋硅油注入＋巩膜环扎术。

2. 手术要点

（1）左眼行23 G巩膜三切口；玻璃体切割头切除晶状体，术中见PVR–D1级，全视网膜青灰色隆起，下方视网膜皱褶、僵硬，上方及颞侧周边视网膜见陈旧冷凝斑及大量光凝色素斑（病例7图3），12：00位周边视网膜见一个约1 PD大小的圆形裂孔。

（2）于下方3：00～5：00位切开周边视网膜，重水置换出视网膜下液，激光光凝封闭裂孔及视网膜切开边缘，液/气交换，玻璃体腔填充硅油5 mL。

（3）行巩膜环扎术，环扎带长约67 mm，检查眼底，视网膜平伏（病例7图3）。

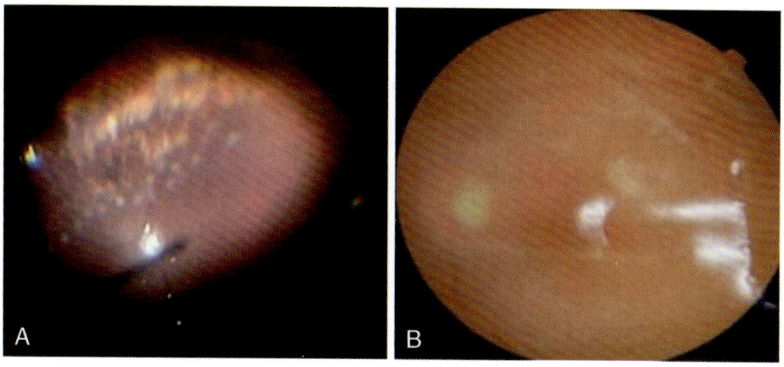

病例7图3　第二次手术视网膜所见图像

A.第二次术中显示周边视网膜非病变区仍有大量激光光凝斑和冷凝斑；B.第二次术后眼底像隐约见视网膜平伏。

三、诊治沉思

目前针对孔源性视网膜脱离（rhegmatogenous retinal detachment，RRD）的手术方式主要有充气性视网膜固定术（pneumatic retinopexy，PR）、巩膜扣带术（scleral buckling，SB）以及经睫状体扁平部玻璃体切除术（pars plana vitrectomy，PPV）。由于RRD患者的病情严重程度不同，术者技术水平的差异，以及PR、PPV、SB这三类术式的自身特点，导致术后视功能恢复情况、视网膜复位成功率、并发症也不同。

本病例患者本为一例简单型上方视网膜裂孔的裂孔性视网膜脱离，SB手术更适合。但第一次手术外院选择行PPV手术，术中联合使用视网膜激光光凝及巩膜外冷凝术，对视网膜凝固过度；且由于第一次手术时前段玻璃体处理不彻底，发生严重PVR，出现视网膜僵硬、缩短，最终致使视网膜贴附不良发生再脱离。PVR的有效控制与否往往决定着RD手术是否成功，而SB能减少PVR的发生率。对于PVR分级≤C2、玻璃体增生不严重、脱离视网膜活动性良好等情况的RRD被称为简单RRD。对于简单RRD可以施展手术复杂程度较低的单纯SB手术或联合巩膜环扎术，可以和主流的PPV手术一样获得较高的手术复位率，同时可避免发生PPV手术带来的白内障、眼内感染、眼内硅油毒性等并发症风险。

（病例提供者：蔡嘉纯　张国明　曾　键　深圳市眼科医院）

参考文献

[1] Shu I，Ishikawa H，Nishikawa H，et al.Scleral buckling versus vitrectomy for young Japanese patients with rhegmatogenous retinal detachment in the era of microincision surgery：real-world evidence from a multicentre study in Japan[J].Acta Ophthalmol，2019，97（5）：e736-e741.

[2] Popovic MM，Muni RH，Nichani P，et al.Pars plana vitrectomy，scleral buckle，and pneumatic retinopexy for the management of rhegmatogenous retinal detachment：a meta-analysis[J].Surv Ophthalmol，2022，67（1）：184-196.

[3] Li H，Zhang C，Wei J，et al.Six-year outcomes of 25-gauge chandelier illumination-assisted scleral buckling[J].Biomed Res Int，2021，4628160.

[4] 刘文，唐仕波，黄永盛，等.视网膜脱离手术[M]//葛坚，刘奕志.眼科手术学.3版.北京：人民卫生出版社，2015：377-426.

[5] Koto T，Kawasaki R，Yamakiri K，et al.Six months primary success rate for retinal detachment between vitrectomy and scleral buckling[J].Retina，2021，41（6）：1164-1173.

病例8　巩膜外环扎过紧致巩膜葡萄肿

例1:

一、病历摘要

患者男性，46岁。

主诉：右眼视力不佳18年，加重6年。

诊断：右眼复发性视网膜脱离，右眼继发性青光眼，右眼无晶状体眼，双眼高度近视。

手术史：患者18年前于外院行右眼视网膜复位术，具体不详。

二、诊疗经过

眼部检查，视力：右眼：无光感，左眼：0.4；眼压：右眼24.7 mmHg，左眼20 mmHg。右眼球结膜充血，颞侧见手术瘢痕，颞上方角膜缘后15 mm见原缝线，1：00～8：00位赤道部附近见暗紫黑色巩膜葡萄肿（病例8图1），角膜下方周边变性，虹膜部分前粘连，晶状体缺如。

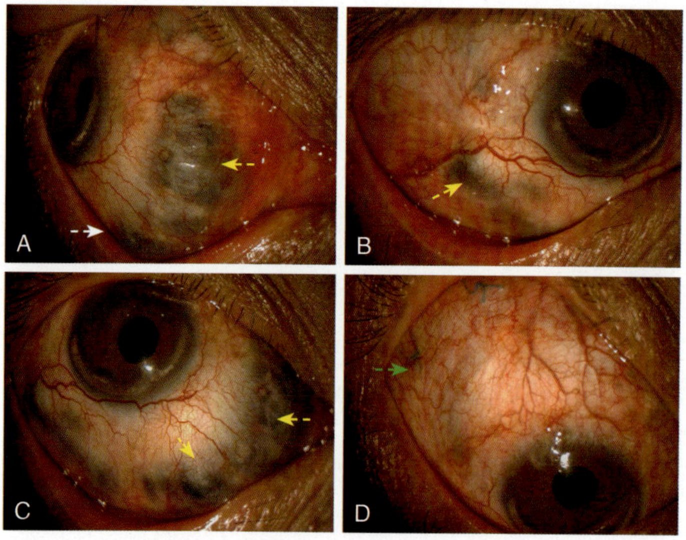

病例8图1　我院首诊时右眼眼前节所见

黄箭头示巩膜葡萄肿，白箭头示向右看时，下方巩膜葡萄肿突出巩膜面，轻微顶压下睑。绿箭头示结膜下原缝线。

眼底：右眼视盘色苍白，视杯/视盘（C/D）0.8～0.9，视网膜脉络膜萎缩伴色素沉积，赤道后见加压嵴，下方嵴后局限视网膜脱离，周边多处冷凝瘢痕。左眼豹纹状眼底，视网膜平伏（病例8图2）。考虑到患者目前右眼无光感，且存在严重的巩膜葡萄肿，手术预后不佳，故仅给予降眼压药物保守治疗。

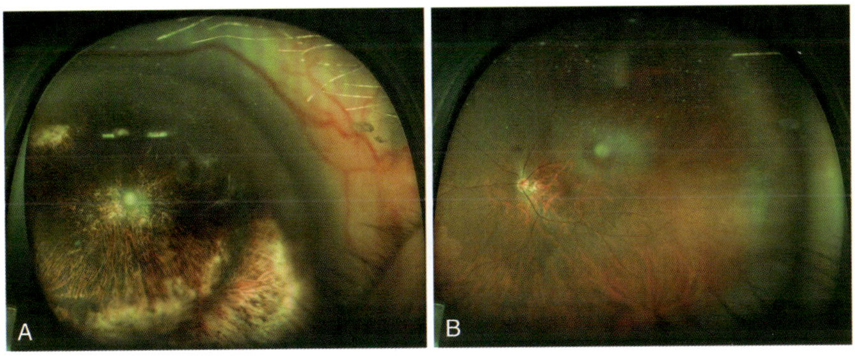

病例8图2　我院首诊时双眼欧堡眼底像

三、诊治沉思

1．患者外院首次手术时环扎过紧，颞上方环扎带放置位置位于赤道后，而鼻下方对应处未见环扎带相对前移痕迹，且若环扎过紧，容易导致环扎带向后移位，压迫涡静脉。患者颞上缝线下未见环扎带隆起，眼底见环扎嵴位于赤道后，环扎带后移位可能。

2．患者术后出现眼痛，长期出现眼压升高，同时产生大范围巩膜葡萄肿，使患者存在眼球破裂可能。视网膜复位术后发现环扎带相关并发症时，应早期拆除环扎带或行抗青光眼手术。

例2:

一、病历摘要

患者男性，62岁。

主诉：双眼视力不佳30年余，左眼鼻侧黑影遮挡3天。

诊断：左眼复发性视网膜脱离，双眼老年性白内障，右眼晶状体半脱位，双眼视网膜脱离环扎术后，双眼高度近视。

手术史：患者30年余前于外院因双眼视网膜脱离行双眼巩膜环扎术，具体不详。

二、诊疗经过

1. 诊治过程

眼部检查，视力：右眼光感，左眼0.06。双眼晶状体脱位，左眼眼底见360° 环扎嵴，颞上方见冷凝斑，视网膜脱离（病例8图3）。行左眼白内障超声乳化吸除＋环扎带部分取出＋玻璃体切除＋重水＋硅油注入术。

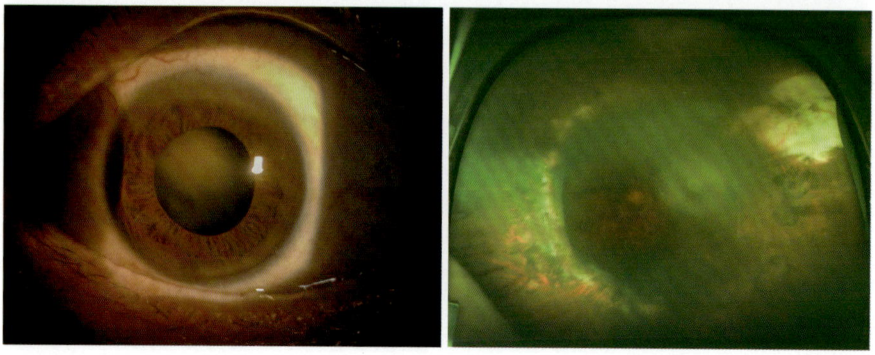

病例8图3 首诊时左眼前节及欧堡眼底像，眼底模糊见环扎嵴隆起，环扎位置靠后

2. 手术要点

（1）取左眼上方角膜切口，行左眼白内障超声乳化吸除，吸除混浊的晶状体，见悬韧带松弛，晶状体向上方移位，黏弹剂填充前房，虹膜拉钩拉开虹膜，吸除皮质。

（2）取颞侧放射状结膜切口，剪除原环扎缝线，见条带向后移位，予以断除，环扎带活动度差，与周围组织粘连，断除后取出部分条带，长约2.5 mm（病例8图4）。

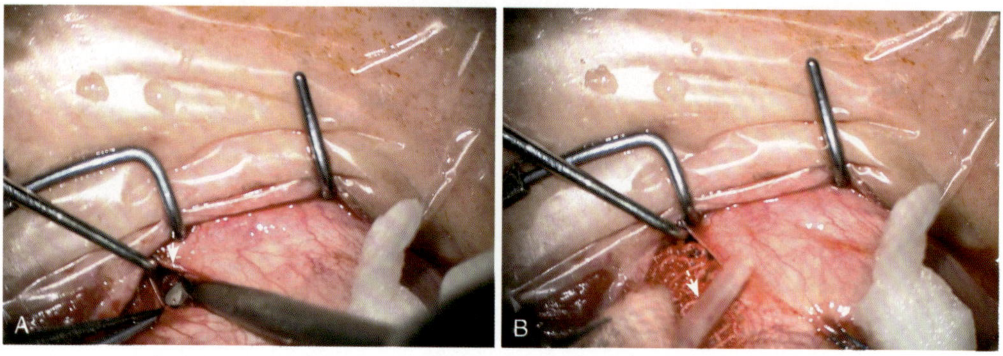

病例8图4 手术时行环扎带断除，部分取出，白箭头示原环扎带

（3）23 G巩膜三切口，切除后囊膜及残余皮质，见赤道后环扎嵴隆起明显，颞上方见冷凝斑，11：00～1：00位附近视网膜下出血（病例8图5），电凝止血。12：00位见两个视网膜裂孔。

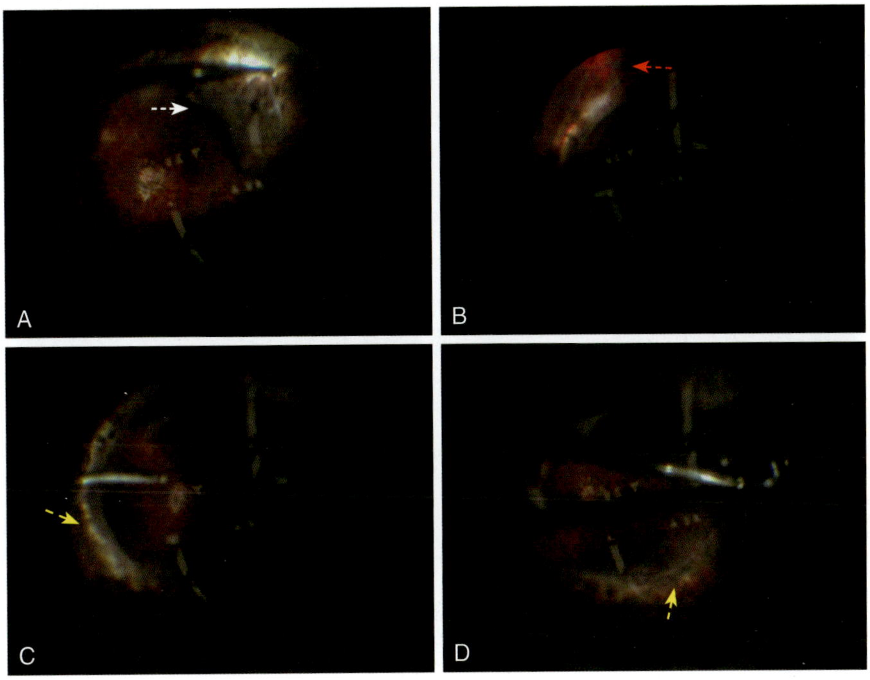

病例8图5　玻璃体切除术术中所见

A.颞上方见巩膜外加压嵴隆起高，加压块边缘锐利（白箭头），其上见原冷凝斑；B.术中11：00位嵴前见视网膜下出血（红箭头）；C、D.见加压嵴隆起高（黄箭头）。

（4）切除全部玻璃体，后见四个象限棕色脉络膜球形隆起（病例8图6）；升高灌注压，注入重水，激光封闭视网膜裂孔及出血区域；液/气交换，注入硅油。

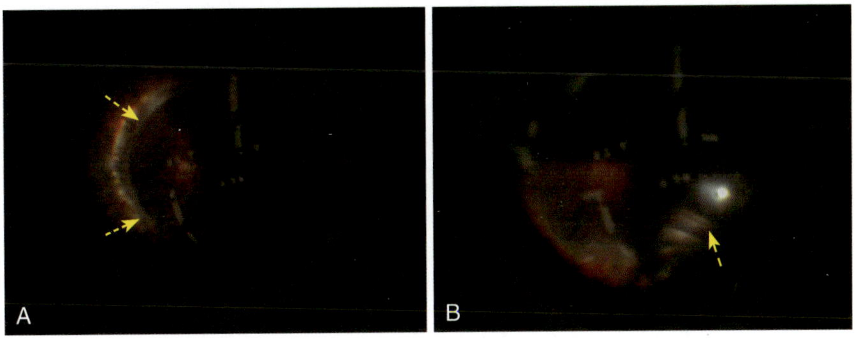

病例8图6　黄箭头示脉络膜上腔出血，脉络膜球形隆起

三、诊治沉思

此例患者为老年、高度近视患者，外院首次手术环扎靠后且过紧，导致环扎带后移位，离黄斑过近；此患者环扎带放置过久与周边组织粘连且位置靠后，术中无法完全取

出环扎带，仅能部分断除。眼球受过紧的环扎带长期压迫受损30余年，眼球壁弹性差，在松解过紧的环扎带后，眼压骤降，是此次术中脉络膜上腔出血的可能诱因。

（病例提供者：彭　婕　赵培泉　上海交通大学医学院附属新华医院）

例3：

一、病历摘要

患者男性，33岁。

主诉：左眼视力下降半年。

诊断：左眼视网膜脱离复位术后。

手术史：半年前因左眼孔源性视网膜脱离于外院行左眼巩膜环扎＋外加压术（病例8图7）。

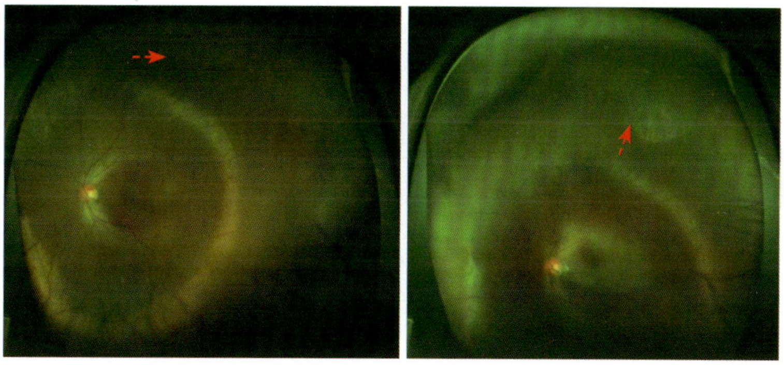

病例8图7　患者于我院首诊时眼底像

赤道后见环扎嵴，红箭头示颞上方局部巩膜外加压块，与环扎带位置较远。

二、诊疗经过

患者目前病情稳定，予以观察随访。

三、诊治沉思

1．手术环扎带靠后，正确的位置应是在局部外加压块的前缘。

2．玻璃体及视网膜未见明显玻璃体视网膜增生，且仅存在颞上方视网膜1处裂孔，单纯微创巩膜外加压即可，存在过度治疗。

例4:

一、病历摘要

患者男性，45岁。

主诉：右眼白内障术后视物不见1年余。

诊断：右眼无晶状体眼，右眼玻璃体切除术后，右眼巩膜环扎术后。

手术史：2年前于外院行右眼白内障超声乳化吸除＋人工晶状体植入术；1周后于外院行右眼玻璃体切除＋人工晶状体取出＋玻璃体腔注药术；10天后于外院再次行右眼巩膜环扎＋C3F8注入术；1年前于我院行右眼IOL悬吊术，眼底情况见病例8图8。

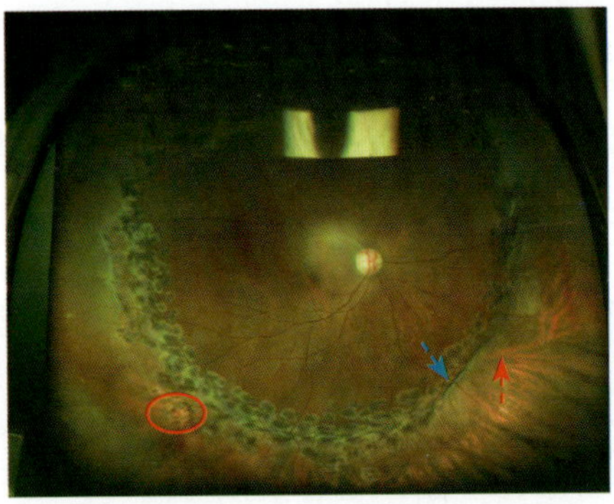

病例8图8　首诊时眼底欧堡眼底像

赤道后见环扎嵴，360° 嵴上见360° 激光光凝斑。蓝箭头示局部巩膜外加压块，位于鼻下方涡静脉（红箭头）附近。颞下疑似原裂孔（红圆圈）。

二、诊疗经过

患者目前病情稳定，予以观察随访。

三、诊治沉思

1. 此环扎带位于赤道后，位置靠后且未放置于眼球最大径线上，放置不当。

2. 巩膜外环扎术本身能解除牵引，闭合裂孔，促进视网膜复位，若担心视网膜裂孔闭合不佳，可于裂孔附近行激光光凝包绕治疗，不应行360° 激光光凝，且激光位于赤道后，此举损伤范围过大。

3. 患者未见明显玻璃体视网膜增生，目前检查似乎仅存在颞下1处视网膜裂孔，存在过度治疗的可能。

近年来，赵培泉教授提倡微创外路手术，认为即使裂孔位于不同象限，亦可采用两处（病例8图9）甚至多处微创巩膜外加压块来治疗，替代巩膜外环扎术，减少手术创伤。

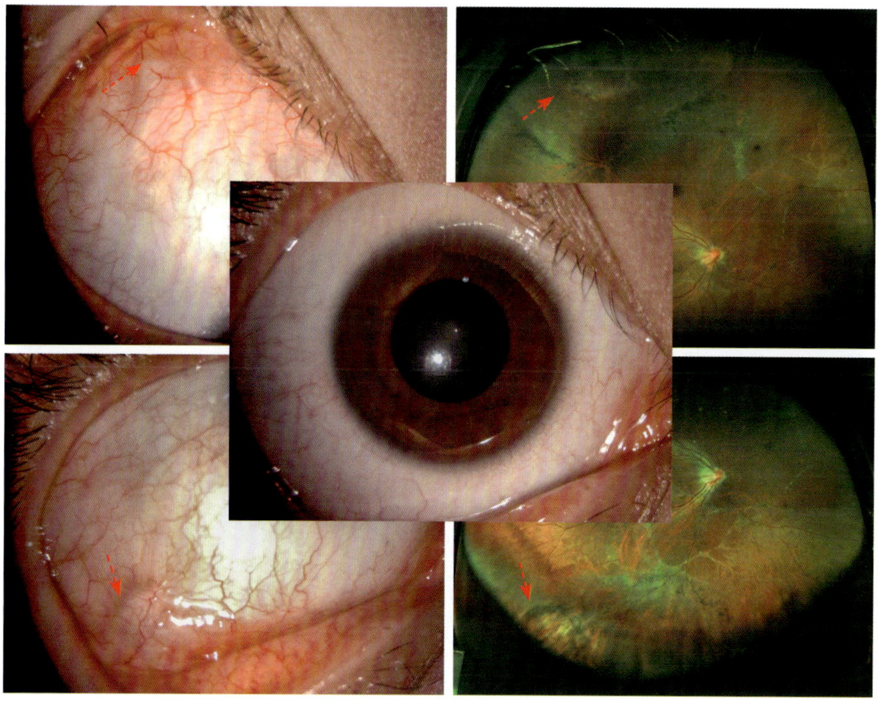

病例8图9　颞上及颞下2处裂孔行微创外加压术后，可见视网膜复位及眼前节恢复良好

总之，巩膜外环扎术较单纯巩膜外加压术操作复杂且并发症较多，我们应掌握好巩膜外环扎术的适应证。在放置环扎带时注意避免环扎过紧，尤其是放液后眼压偏低时。注意观察术后并发症，若出现感染、加压物脱出或因环扎过紧引起不能控制的高眼压等，应于视网膜复位后尽早取出环扎带，避免远期并发症。

（病例提供者：陈春丽　首都医科大学附属北京同仁医院

赵培泉　上海交通大学医学院附属新华医院）

参考文献

[1] 葛坚，刘奕志.眼科手术学（第3版）[M].北京：人民卫生出版社，2015.

[2] 刘文.视网膜脱离显微手术学[M].北京：人民卫生出版社，2007.

[3] Healey PR，Herndon L，Smiddy W.Management of suprachoroidal hemorrhage[J].Journal of Glaucoma，2007，16（6）：577-579.

[4] 赵培泉.暴发性脉络膜上腔出血的现代处理[C]//中华医学会第十四次全国眼科学术大会，2009.

[5] Jin H，Zhang Q，Zhao P.Minimal in situ conjunctival incision for segmental scleral buckling surgery[J].Ophthalmic Surg Lasers Imaging Retina，2014，45（6）：574–576.

病例9 年轻患者非复杂性视网膜脱离不应首选玻璃体切除术

一、病历摘要

患者女性，18岁。

主诉：右眼无痛性视力下降3个月余。

诊断：右眼复发性视网膜脱离，右眼玻璃体切除术后，双眼高度近视。

手术史：患者1个月前于外院行右眼玻璃体切除＋视网膜复位＋C3F8注入术。

二、诊疗经过

1. 诊治过程

眼部检查，视力：右眼FC/50 cm；眼压：右眼28 mmHg。右眼前节检查未见异常；眼底：右眼玻璃体腔内见1/2气体残留，视盘界清色红，下方视网膜脱离。于我院行右眼玻璃体切除＋视网膜切开＋重水＋硅油注入术。

半年后于我院行右眼玻璃体切除＋硅油取出＋C3F8注入术。术后半年复查，视力：右眼0.1，眼压：右眼17 mmHg；晶状体后囊下混浊（病例9图1 A），视网膜平伏（病例9图1 B）。

1年后于我院行右眼白内障超声乳化吸除＋人工晶状体植入术，末次复查，视力：右眼0.12，眼压：右眼16 mmHg，人工晶状体位正，视网膜平伏。

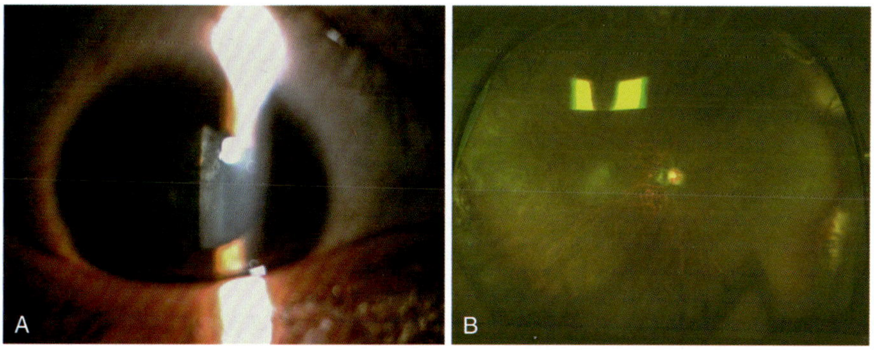

病例9图1 术后半年复查

A.取硅油后复查见晶状体后囊下混浊；B.取硅油术后视网膜平伏。

2. 手术要点

（1）取右眼巩膜三通道；探查眼底，见全视网膜脱离，见颞上方赤道前原发裂孔，原手术切口玻璃体嵌顿（病例9图2 A），严重前部PVR形成（病例9图2 B），牵拉视网膜前移位。

（2）切除全部玻璃体，清除视网膜前增生，剥除睫状膜，行8：00～1：00位周边视网膜切开（病例9图2 C和病例9图2 D）；重水展平视网膜，激光封闭视网膜切开边缘及裂孔；注入硅油。

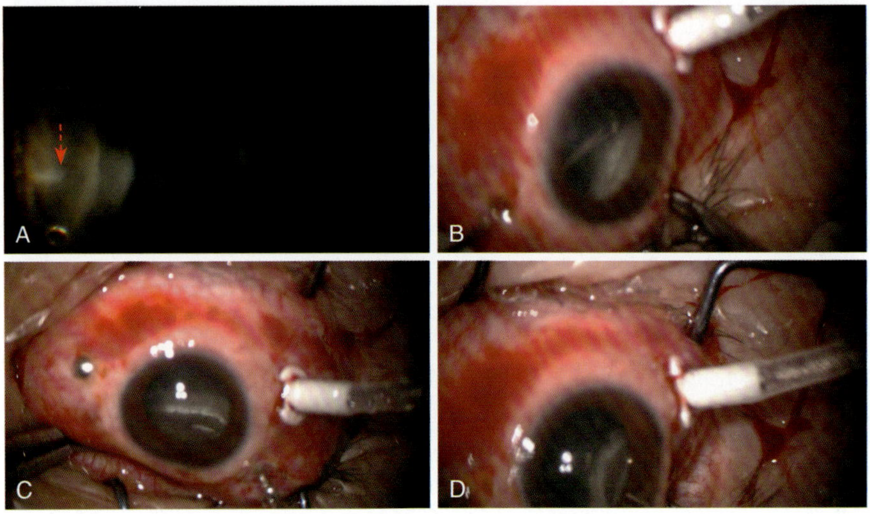

病例9图2　我院首次PPV术中所见

A.原PPV巩膜穿刺口见玻璃体嵌顿（红箭头）；B.严重前部PVR；C.上方周边视网膜切开；D.颞侧周边视网膜切开。

三、诊治沉思

1. 患者第一次外院治疗时，为新鲜的简单孔源性视网膜脱离，即PVR≤C2级，玻璃体增生不严重，脱离的视网膜活动度良好，屈光间质透明的患者。手术方案的选择应遵循以下原则：①能做简单手术，不做复杂手术；②能做外路手术，不做内路手术；③能做单纯巩膜外加压，不做联合巩膜外环扎术。此例年轻患者，仅存在单个视网膜裂孔，且裂孔小于3 DD，应首选单纯巩膜外加压术为宜。

2. 外院首选术式为玻璃体切除，但术中未切净周边玻璃体，导致原切口处玻璃体嵌顿，严重前部PVR产生，视网膜向前移位，最终引起视网膜脱离复发。第二次手术中为松解增生牵拉，展平视网膜脱离，只能选择大范围视网膜切开，最终注入硅油。但又出现并发性白内障需再次手术。倘若首次选择巩膜外加压术，或能避免后续多次手术经历。视网膜脱离无论是内路还是外路术后PVR的发生是有一定比率的（一般认为8%左右），由于发生机制尚未完全明了，对它的预防和治疗尚未解决。目前有学者尝试术中应用甲氨蝶呤（MTX）等抗代谢药物，但确切疗效有待大范围应用后进一步评估，目前能做的就是早期手术和微创术式。

（病例提供者：彭　婕　赵培泉　上海交通大学医学院附属新华医院）

参考文献

[1] 刘文.视网膜脱离显微手术学[M].北京：人民卫生出版社，2008：179.

[2] Bruce E.Onofrey，Leonid Skorin Jr.OD DO FAAO FAOCO，Nicky R.Holdeman OD MD[M]. Ocular Therapeutics Handbook：A clinical Manual Lippincott Williams & Wilkins；Third，2011.

[3] 刘文，李加青，王丹丹，等.巩膜穿刺孔玻璃体嵌顿是玻璃体手术失败的首要原因[J].中国实用眼科杂志，2006，24（6）：577-580.

[4] Zhou C，Gu C，Li B，et al.The cause of redetachment after vitrectomy with air tamponade for a cohort of 1715 patients with retinal detachment：an analysis of retinal breaks reopening[J]. Eye Vis（Lond），2023，10（1）：9.

[5] Li Y，Cheung N，Jia L，et al.Surgical outcomes of 25-gauge pars plana vitrectomy using air as an internal tamponade for primary rhegmatogenous retinal detachment[J].Retina，2020，40（11）：2077-2082.

第四章

激光光凝治疗不足或失治或错过治疗『时间窗』

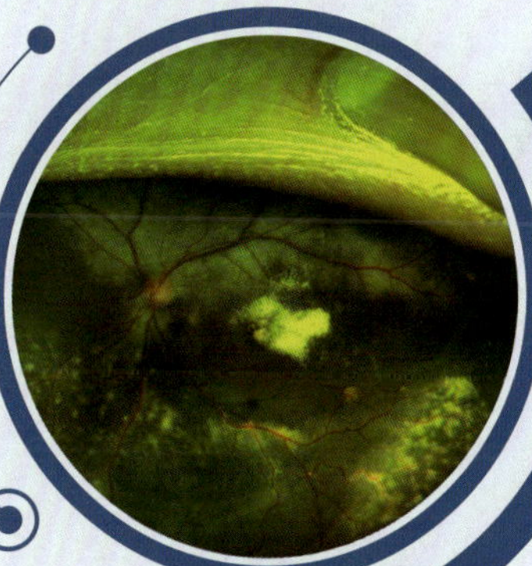

病例10　糖尿病视网膜病变激光光凝治疗不佳

例1：糖尿病视网膜病变全视网膜激光光凝治疗不佳

一、病历摘要

患者男性，66岁。

主诉：右眼视力下降1年。

诊断：右眼玻璃体积血，双眼并发性白内障，双眼糖尿病视网膜病变，糖尿病。

手术史：患者外院行视网膜激光光凝治疗，右眼4次、左眼2次。

二、诊疗经过

眼部检查，视力：右眼指数/眼前，左眼0.5；右眼虹膜后粘连，双眼晶状体混浊，右眼玻璃体积血，眼底：右眼眼底窥不清，左眼视盘界清色淡，下方视网膜前出血，周边部散在出血点及渗出，可见微血管瘤样膨出，激光光凝斑环绕血管弓分布（病例10图1）。于我院行右眼白内障超声乳化吸除＋玻璃体切除＋C3F8注入术；左眼视网膜激光光凝治疗。

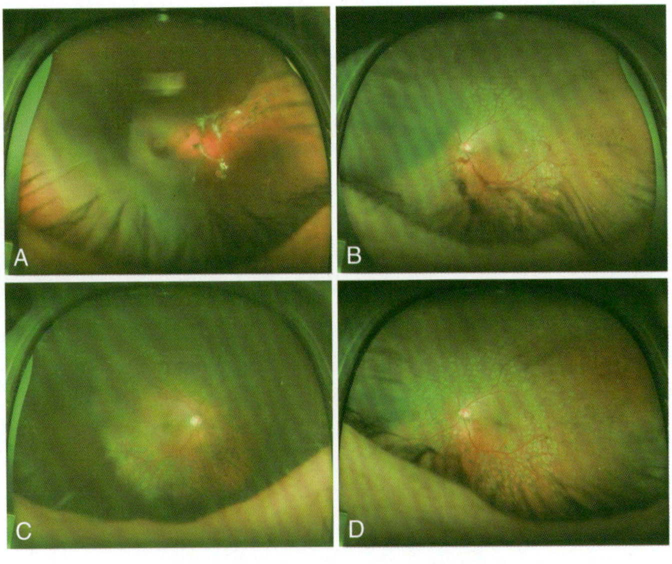

病例10图1　患者双眼欧堡眼底像

A.右眼玻璃体积血，隐约见纤维增生条索；B.左眼下方视网膜前出血，周边部散在出血点、渗出及微血管瘤样膨出，激光光凝斑环绕血管弓分布于眼底360°范围，鼻侧晶状体混浊遮挡影。C、D.5个月后复诊，双眼全周激光光凝斑分布，左眼颞侧散在出血点。

三、诊治沉思

激光被视网膜的色素组织吸收后转化为热能，可将靶组织凝固、破坏和结瘢，因此可以用来治疗眼底病。我国于20世纪70年代初期开始用激光光凝治疗眼底病，其适应证非常广泛，包括视网膜血管系统疾患如糖尿病视网膜病变（diabetic retinopathy，DR）、视网膜分支静脉阻塞（branch retinal vein occlusion，BRVO）、视网膜中央静脉阻塞、视网膜静脉周围炎、Coats病、早产儿视网膜病变等，视网膜周边部结构异常如裂孔、变性、小范围的视网膜脱离，黄斑病如年龄相关性黄斑变性、中心性浆液性脉络膜视网膜病变以及眼底肿瘤如视网膜母细胞瘤（retinoblastoma，RB）、视网膜血管瘤、脉络膜黑色素瘤等。

糖尿病视网膜病变是糖尿病导致的视网膜微血管损害所引起的一系列典型病变，是一种影响视力甚至致盲的慢性进行性疾病。DR的分期依照我国2014年中华医学会眼科学分会眼底病学组的分期方法，共分为六期。非增生期糖尿病视网膜病变（nonproliferative diabetic retinopathy，NPDR）包括：Ⅰ期（轻度非增生期），仅有毛细血管瘤样膨出；Ⅱ期（中度非增生期），介于轻度到重度之间的视网膜病变，可合并视网膜出血、硬性渗出和（或）棉絮斑；Ⅲ期（重度非增生期），每象限视网膜内出血≥20个出血点，或者至少2个象限已有明确的静脉串珠样改变，或者至少1个象限视网膜内微血管异常，无明显特征的增生性DR。增生期糖尿病视网膜病变（proliferative diabetic retinopathy，PDR）包括：Ⅳ期（增生早期），出现视网膜新生血管或视盘新生血管，当视网膜新生血管＞1/2视盘直径（disc area，DA）或视盘新生血管＞1/4～1/3 DA，或伴视网膜前出血或玻璃体出血时称“高危增生型”；Ⅴ期（纤维增生期），出现纤维膜，可伴视网膜前积血或玻璃体积血；Ⅵ期（增生晚期），牵拉性视网膜脱离，合并纤维膜，可合并或不合并玻璃体积血，也包括虹膜和房角的新生血管。

糖尿病黄斑水肿（diabetic macular edema，DME）的定义为黄斑区内毛细血管渗漏致黄斑中心2个DA的视网膜增厚，根据治疗效果可分为：①临床有意义的黄斑水肿（clinically significant macular edema，CSME）：又称“局灶性黄斑水肿”，黄斑区有出血点，通常有环形或三角形硬性渗出，荧光素眼底血管造影（fluorescein fundus angiography，FFA）显示局部早期分散的强荧光点，后期渗漏，液体来自毛细血管瘤样膨出，黄斑中心500μm内视网膜增厚、有硬性渗出伴邻近视网膜增厚、≥500μm有硬性渗出及视网膜增厚，并影响位于中心周围至少1 PD范围的任意部分；②弥漫性黄斑水肿：通常黄斑区毛细血管造影晚期广泛渗漏，看不到毛细血管瘤样膨出，常无硬渗，黄斑区视网膜弥漫性增厚，可有视网膜内囊性改变；③黄斑缺血（macular ischemia）：系指黄斑区内毛细血管网的部分闭锁，可出现在黄斑中心凹旁或中心凹部，表现为中心凹毛细血管拱环扩大，无论是局灶性还是弥漫性黄斑水肿均可合并不同程度的缺血性改变，这时也称“混合性黄斑水肿”。

依据《我国糖尿病视网膜病变临床诊疗指南（2014年）》，DR的干预指南主要根据DR分期以及是否合并黄斑水肿，具体如下述：

对于非增生期糖尿病视网膜病变：根据视网膜病变的程度以及是否合并黄斑水肿决策是否行激光治疗。对于未合并黄斑水肿的DR不建议行全视网膜光凝（panretinal photocoagulation，PRP）治疗，早期治疗糖尿病性视网膜病变研究组（early treatment diabetic retinopathy study，ETDRS）研究结果显示，进行早期PRP比推迟光凝治疗更容易进展到中度视力下降。NPDR如合并CSME进行光凝可以减少5年内视力严重下降的风险，一般先行黄斑局部光凝＋推迟的PRP，即PRP只在发生重度NPDR或PDR时再进行，这种方式是降低中等度视力下降最有效的策略。

PRP的激光强度应使病灶出现轻度灰白色（即2+～3+反应），通过2～4次激光完成，点阵激光可一次完成。激光范围鼻侧距离视盘≥500 μm完成，颞侧距离黄斑中心≥3000 μm，上下不超过颞侧血管弓1～3个光斑直径。

对于增生期糖尿病视网膜病变：增生早期DR如果不合并黄斑水肿可以考虑推迟PRP，直至出现黄斑水肿。根据ETDRS研究报告，不合并黄斑水肿的严重DR（严重视网膜病变指严重NPDR或早期PDR）不要行PRP，做了PRP的患者比推迟光凝更容易进展到中度视力下降。合并DME的重度NPDR和PDR早期，进行光凝对比推迟光凝5年视力严重下降的风险从6.5%降到3.8%～4.7%。因此如果合并黄斑水肿的增生早期DR可以先进行PRP，PRP后如果仍存在黄斑水肿再进行黄斑局部光凝，不建议PRP和黄斑光凝同时进行。PRP的目的是破坏视网膜的无灌注区，降低视网膜的缺血反应。对高危PDR增生早期，应在能看清眼底时尽快积极地行PRP，增生晚期存在纤维血管膜（胶质型PDR）和牵拉性视网膜脱离则建议玻璃体切除术治疗。

对于增生早期视网膜新生血管合并黄斑水肿的治疗，先进行PRP还是先进行黄斑光凝取决于下列思考：对于年轻人活动性的视网膜新生血管，考虑新生血管发展迅速，建议先进行周边部PRP，也可考虑与黄斑光凝同时进行。PRP可以分几次完成，也可以一次或两次完成，这方面没有Ⅰ级循证，但是应注意避免过强大量的光斑导致治疗后的脉络膜水肿反应。目前使用的点阵扫描激光（pattern scanning laser systems）不会增加黄斑水肿，不再需要多次完成。

当患者合并严重的玻璃体积血或视网膜前出血，激光治疗常常不能进行，有些病例可以考虑玻璃体切除手术。增生期进展性DR的玻璃体手术的适应证为不吸收的玻璃体积血、增生性DR纤维增生膜、视网膜前出血、视网膜被牵拉，以及牵拉导致的视网膜脱离、牵拉孔源混合性视网膜脱离、玻璃体积血合并白内障、玻璃体积血合并虹膜新生血管等。

本病例中患者左眼属于高危增生型PDR不伴DME，应在尚能看清眼底时尽快积极地行PRP治疗。PRP的方法如前所述，通常在2～4次完成。不同的光凝顺序疗效无差别，一般先从后极部视盘鼻侧视网膜开始。由于每次光凝后有可能发生玻璃体积血，所以下方视网膜的光凝应先于上方视网膜。此外，激光斑的覆盖范围应从血管弓到赤道部。本病例中患者左眼已完成2次激光，但周边部的激光斑明显欠缺。

例2：糖尿病黄斑水肿光凝治疗不佳

一、病历摘要

患者女性，78岁。

主诉：双眼视物模糊3年。

诊断：双眼黄斑水肿，双眼糖尿病视网膜病变，双眼视网膜激光光凝术后，糖尿病。

手术史：患者4年前于外院行双眼白内障手术；外院行双眼视网膜激光光凝治疗数次。

二、诊疗经过

眼部检查，视力：右眼0.06，左眼0.03。双眼人工晶状体位正。眼底：双眼视盘界清色红，右眼后极部点状黄白色渗出，上方微血管瘤样膨出，下方可见陈旧激光光凝斑，左眼后极部少量黄白色渗出，360° 陈旧激光光凝斑分布（病例10图2）。

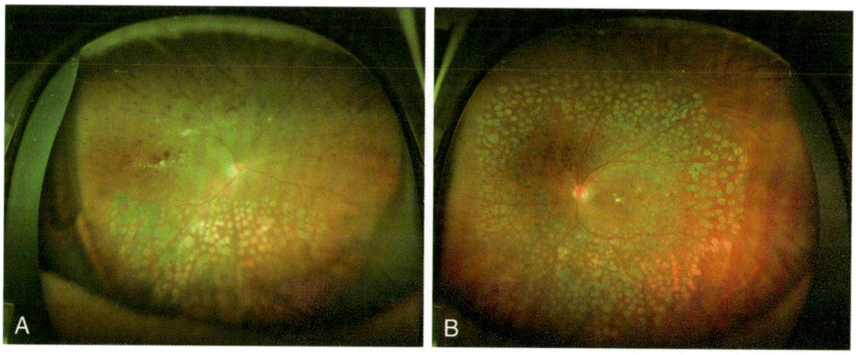

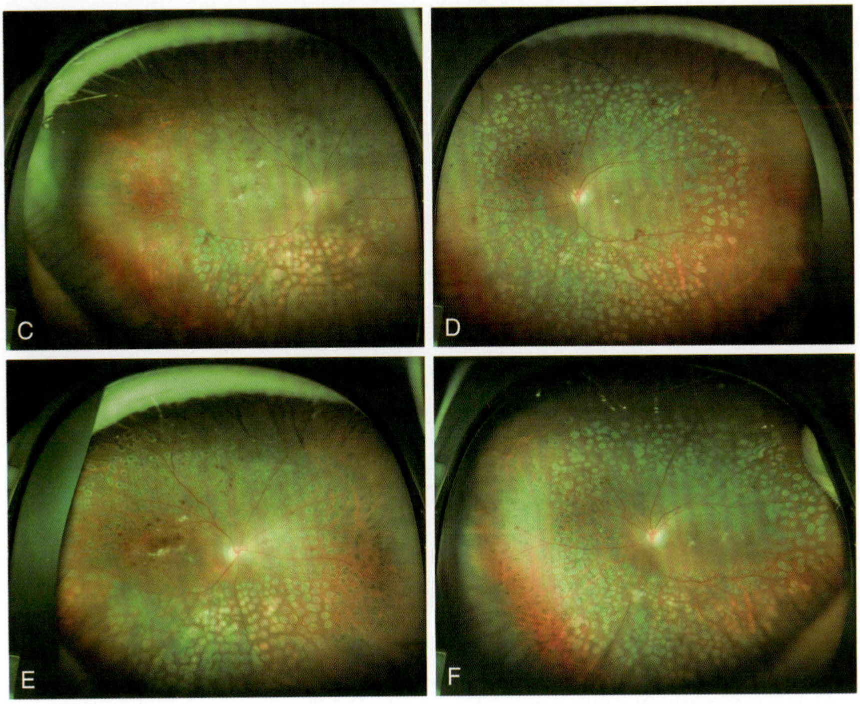

病例10图2　患者初诊我院、1个月后和3个月后双眼欧堡眼底像

A、B.患者初诊我院右眼上方、双眼后极部、颞侧周边激光光凝斑不足；C、D.1个月后复诊双眼后极部、颞侧周边激光光凝斑仍然稀疏。E、F.3个月后复诊双眼全视网膜激光光凝斑，黄斑区激光光凝斑不足。

三、诊治沉思

DME的治疗方法包括激光治疗、抗VEGF治疗和糖皮质激素治疗。应根据疾病特征选择适合的单独治疗或联合治疗方法。

DME激光治疗的有效类型是临床有意义的黄斑水肿，激光的可治疗病变包括两种，分别是视网膜强荧光点（多数是毛细血管瘤样膨出）和渗漏区（包括视网膜无血管区、视网膜内微血管异常、弥漫渗漏的毛细血管床），前者采用局部光凝，后者采用格栅光凝。弥漫性黄斑水肿以及部分不能明确划分到临床有意义的黄斑水肿，激光治疗未显示出有效，通常首选其他治疗方法，如抗VEGF、眼内应用糖皮质激素或手术治疗。一般光凝治疗的3～4个月后应再次评估黄斑水肿存在与否，如果存在激光可治疗的病变则进行再次局部光凝。

黄斑水肿的激光治疗方法包括：①直接光凝。对距中心小凹500～3000 μm的黄斑水肿区域内的微动脉瘤样扩张采用光斑直径50～100 μm，最好选择波长532nm绿激光或577nm黄激光，时间0.1秒或更短，直接对微血管瘤样扩张部（microaneurism）或渗漏区光凝，对于毛细血管瘤样扩张采用直径>40～50 μm的光斑直接光凝，直至微血管瘤样扩张部变暗，可重复治疗，但不要造成Bruch膜断裂，激光斑之间的间隔为激光斑宽度的2～3倍；②格栅光凝。对距中心小凹500～3000 μm的黄斑水肿区域内的无灌注区及其周围弥漫渗漏可采用格栅光凝，光斑直径<200 μm，强度为淡灰色，可以在盘斑束上但距中心小凹500 μm，彼此间隔1个光斑直径；③首次治疗区。距离黄斑中心500～3000 μm，直接针对视网膜增厚区的微动脉瘤进行光凝；④再次治疗区。若侵犯黄斑中心的水肿持续存在，可在距离黄斑中心300～500 μm对视网膜增厚区的残留微动脉瘤进行激光光凝。

VEGF是参与DME病理生理过程的一个重要因子，缺氧、高血糖的病理条件可能导致VEGF上调，进而引起渗漏、血管增生等病理过程。目前已有大量证据显示抗VEGF治疗在DME治疗中的疗效。目前国内临床上能用的有5种抗VEGF制剂：雷珠单克隆抗体、康柏西普、阿柏西普、法瑞西单抗及生物类似药阿柏西普眼内注射溶液。雷珠单克隆抗体的安全性已在多个临床研究中得到验证，其最常见的眼部严重不良反应包括眼内炎和眼压升高，其中眼内炎发生率很低，发生眼压升高的比例与激光治疗相当。抗VEGF治疗需要反复注射，其治疗的模式尚在多项RCT中进行探索。推荐在以下情况下应进行抗VEGF重复治疗：水肿持续威胁或累及黄斑中心，包括以下任一种：光学相干断层扫描技术（optical coherence tomography，OCT）显示中心视网膜厚度≥250 μm，尚未完成激光治疗（针对黄斑水肿区域内仍然存在或新出现的毛细血管微动脉瘤样膨出），抗VEGF治疗后水肿消退后再次评估黄斑水肿类型，如果是CSME，尚存在血管瘤，建议对血管瘤进行直接局部光凝。对CSME的联合治疗，先行抗VEGF或激素还是激光治疗，目前没有专门设计的临床研究证实。

患者双眼属于NPDR合并CSME，应先进行黄斑局部激光光凝治疗、微脉冲激光光凝治疗或玻璃体腔抗VEGF治疗，再视情况决定PRP。该患者在第一次至我院门诊后，发现其没有进行黄斑区局部光凝，且颞侧激光不足，遂将其转至眼底内科行视网膜激光治疗2次。该患者再次来复查时发现黄斑区仍未激光，黄斑水肿仍然存在，后再次行黄斑区激光治疗。

（病例提供者：朱修宇　日内瓦大学　赵培泉　上海交通大学医学院附属新华医院）

参考文献

[1] 张承芬.眼底病学（第2版）[M].北京：人民卫生出版社，2010.

[2] 葛坚.眼科手术学（第3版）[M].北京：人民卫生出版社，2013.

[3] 中华医学会眼科学会眼底病学组.我国糖尿病视网膜病变临床诊疗指南（2014年）[J].中华眼科杂志，2014，50（11）：851-865.

[4] Rami HE，Barham R，Sun JK，et al.Evidence-Based Treatment of Diabetic Retinopathy[C]//Seminars in Ophthalmology.Taylor and Francis，2016：1-8.

[5] 黎晓新，廖菊生.眼底病激光治疗指南[M].北京：人民卫生出版社，2009.

病例11　Coats病的过度激光光凝治疗

例1：Coats病视网膜激光光凝治疗过量

一、病历摘要

患儿男性，7岁。

主诉：自幼右眼视力不佳。

诊断：右眼Coats病。

手术史：患儿3年前外院行右眼视网膜激光光凝治疗7次；玻璃体腔抗VEGF治疗9次。

二、诊疗经过

眼部检查，视力：右眼0.02，左眼1.0；双眼前节检查未见异常；眼底：右眼视盘边界清，血管走行可，黄斑区瘢痕，颞上方色素沉着伴有机化膜，全视网膜可见陈旧激光光凝斑（病例11图1），左眼底未见明显异常。

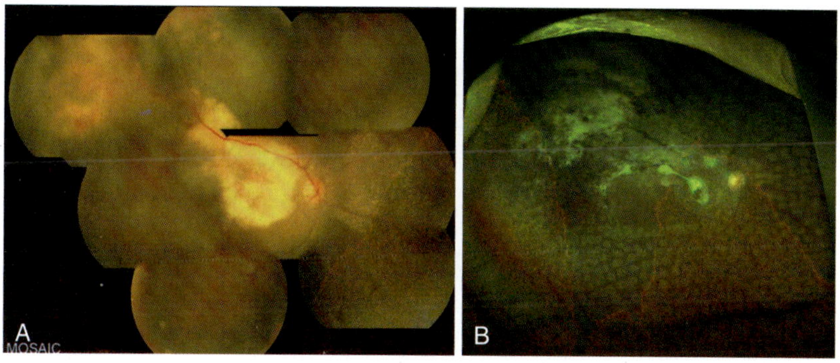

病例11图1　患者右眼眼底彩照及欧堡眼底像

A.右眼激光光凝治疗前外院眼底像，视盘颞侧散在黄色渗出、出血，黄斑区圆形斑块状黄色渗出延续至颞上方赤道部视网膜，颞侧及鼻上方异常血管扩张及出血；B.首诊我院右眼见全视网膜陈旧激光光凝斑分布，黄斑区瘢痕形成，颞上方色素沉着伴纤维增殖。

三、诊治沉思

Coats病是一种以视网膜渗出和常伴有视网膜血管畸形为特征的慢性进行性视网膜病变。其治疗主要是封闭视网膜异常血管，以减少或控制其渗出和出血。光凝或冷凝均可使病变处视网膜受损、血管闭塞及瘢痕形成，破坏视网膜缺氧区，从而改善视网膜供氧状态。一旦发现视网膜异常血管如血管瘤或毛细血管扩张，即可考虑氩离子激光光凝术，氩绿激光为首选。光凝治疗前先调整能量，从低能级开始，逐渐增大至视网膜出现中白外灰反应斑为度。激光参数一般为光斑250 μm，时间0.2～0.5秒，功率140～600 mW。

Coats病出现视网膜异常血管或伴有少量渗出时，首先光凝异常血管区的中心部位，逐步向周围扩展，播散性光凝整个异常血管区，包括毛细血管无灌注区及其附近少许正常视网膜。对于粗大如瘤样扩张的异常血管，可联合局部直接光凝，甚至可反复击射使瘤样扩张处发暗，管径变窄或血流截断。对于局限在周边部的病变，一次手术可完成2个象限的光凝治疗，若一次超过2个象限，可能加重视网膜渗出反应，致黄斑水肿，甚至渗出性视网膜脱离。当出现异常血管伴大量渗出时，宜先光凝视网膜水肿轻、渗出少的异常血管，然后再治疗渗出多的异常血管。对于合并大量渗出的异常血管，常需反复多次治疗，两次光凝间隔2～3周，直到视网膜异常血管全部封闭为止。当出现异常血管合并渗出性视网膜脱离时，单纯光凝效果不理想，常需联合冷凝或手术放出视网膜下积液。此外，抗VEGF药物治疗也可作为Coats病的选择，一般应用于渗出明显，异常血管范围较大的患者。

患者右眼眼底异常血管扩张出血伴大量渗出，采取激光光凝联合玻璃体腔抗VEGF治疗无可厚非，但是激光光凝治疗范围仅需封闭异常血管，不需要覆盖全视网膜，增加对正常视网膜的损伤。

（病例提供者：朱修宇　日内瓦大学　赵培泉　上海交通大学医学院附属新华医院）

例2：Coats病视网膜激光光凝治疗过量

一、病历摘要

患儿男性，6岁。

主诉：发现右眼视力差2年。

诊断：右眼Coats病。

手术史：患儿4年前行5次右眼视网膜激光光凝治疗。

二、诊疗经过

患儿4年前外院就诊眼底像示右眼黄斑区及视盘颞侧大量黄白色渗出（病例11图2）。

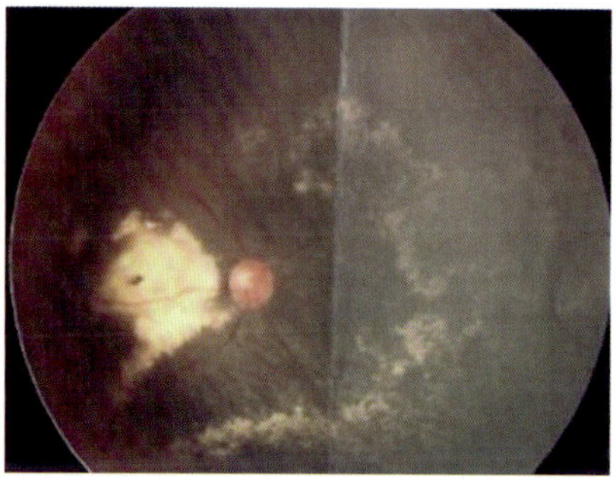

病例11图2　后极部大量黄白色病灶，累及黄斑

FFA（病例11图3）：示黄斑区早期高荧光，除后极部外，余视网膜360°见早期低荧光、晚期高荧光点提示激光光凝斑，上方及颞上方仍见大量异常迂曲扩张血管及密集毛细血管网，伴异常吻合及瘤样膨大，晚期上方及颞上方血管末梢荧光渗漏。

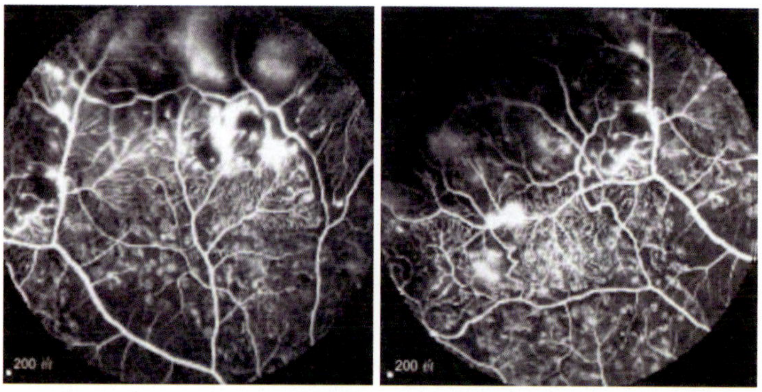

病例11图3　患儿首诊我院时FFA

患儿先后4次行激光光凝治疗，光凝异常扩张血管。眼部检查，视力：右眼0.1，左眼1.0；眼压：右眼15 mmHg，左眼16 mmHg；欧堡眼底像+FFA（病例11图4）：示黄斑区黄白色渗出较前明显减少，360°见激光光凝斑，未见异常迂曲扩张血管。予定期随访，病情稳定（病例11图5）。

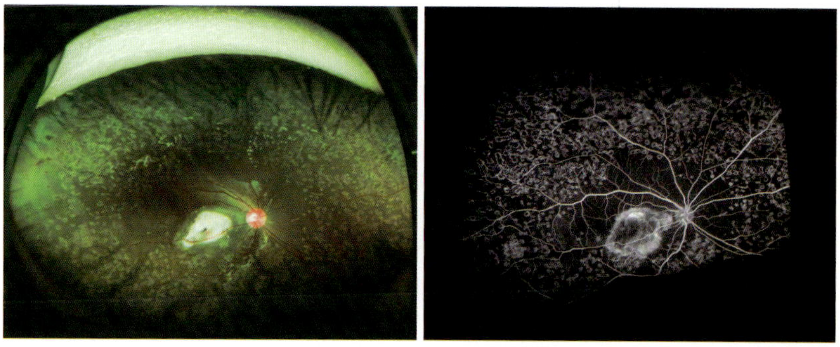

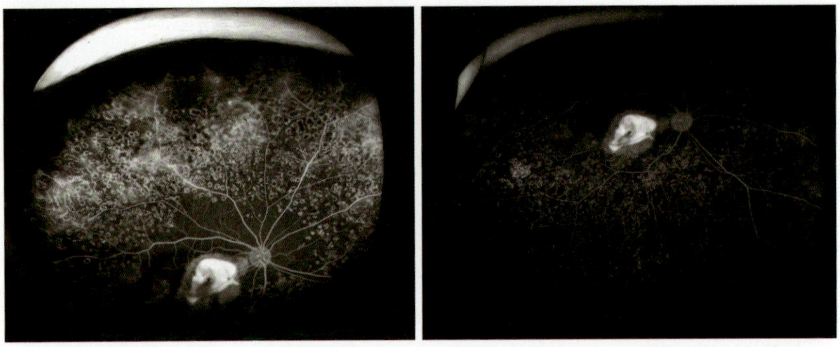

病例11图4　末次激光后1年患儿欧堡眼底像+FFA图像

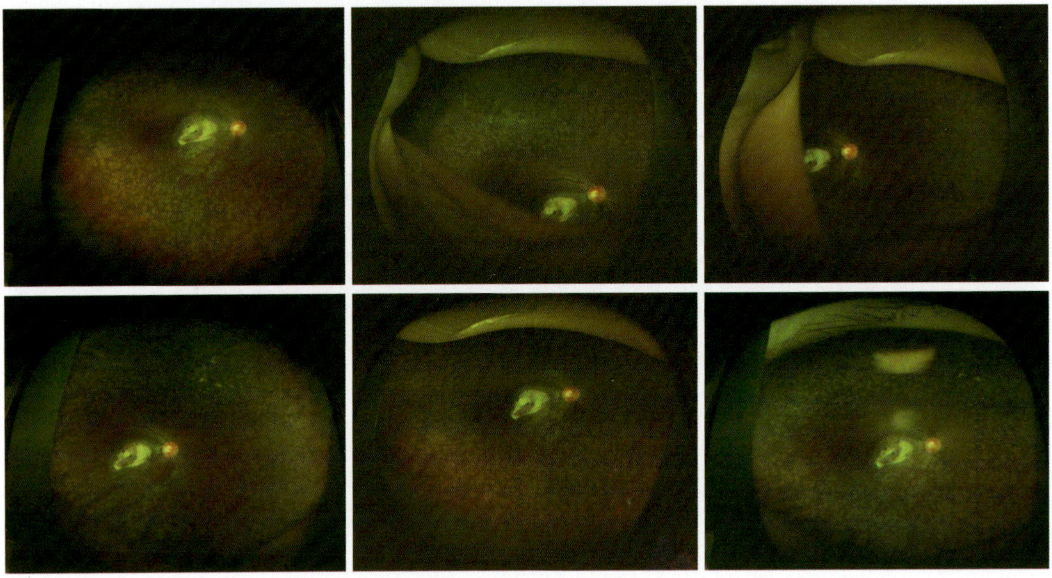

病例11图5　患儿欧堡眼底像，连续3年随访病情稳定，未见明显变化

三、诊治沉思

患儿外院已行FFA明确异常血管位置，然而激光光凝治疗并未根据FFA所提示光凝异常扩张血管及荧光渗漏处，而是行全视网膜激光光凝治疗，但仍遗留大量异常血管及渗漏点，没有抓住Coats治疗的重点，以致病情拖延，虽然患儿病情稳定，但黄斑区渗出已成为陈旧性病灶，且广泛的视网膜激光光凝治疗对患儿的视觉功能造成一定损害。

例3：Coats治疗效果好

一、病历摘要

患儿男性，5岁。

主诉：体检发现左眼视力差2周。

诊断：左眼Coats病。

二、诊疗经过

眼部检查，视力：右眼1.0，左眼FC/1 cm；眼底：左眼黄斑区大片黄白色渗出，余视网膜广泛渗出，颞上方及下方见粗大迂曲扩张的异常血管（病例11图6），右眼未见异常。患儿于我院全身麻醉下行左眼眼底荧光血管造影（病例11图6）＋二切口激光＋玻璃体腔注药术。

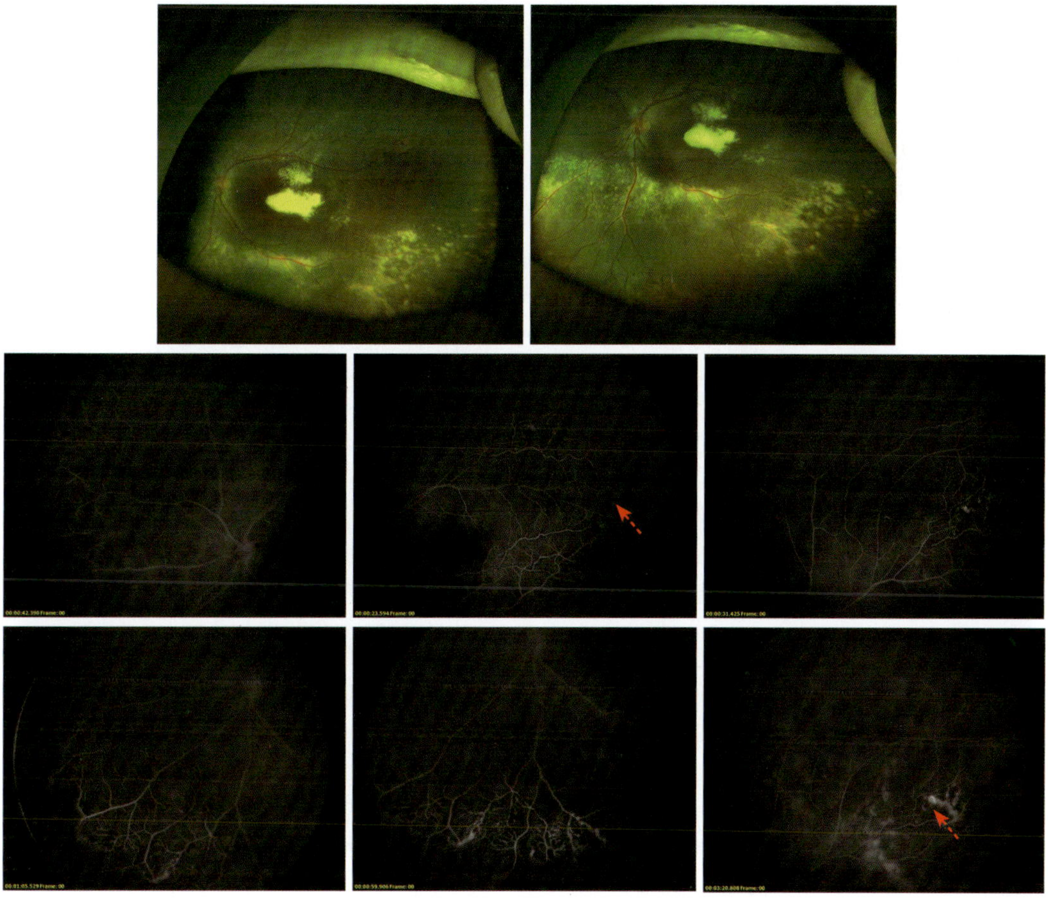

病例11图6　欧堡眼底像及荧光血管造影

欧堡眼底像示左眼黄斑区大片黄白色渗出，余视网膜广泛渗出，颞上方及下方见粗大迂曲扩张的异常血管。FFA示左眼视网膜周边血管见无灌注区、增多的毛细血管网及异常吻合，颞上方及下方见异常迂曲扩张血管及瘤样膨大，晚期高荧光（红箭头）。

术后1个月复查，左眼眼底渗出较前减少，颞上方及下方异常血管较前明显消退，但仍存在部分异常血管（病例11图7），患儿再次于我院行左眼二切口激光光凝＋玻璃体腔注药术。

末次随访，左眼视力0.12、眼压15 mmHg，左眼黄斑区及周围视网膜渗出明显吸收，360° 见激光光凝斑，未见异常扩张血管（病例11图7）。

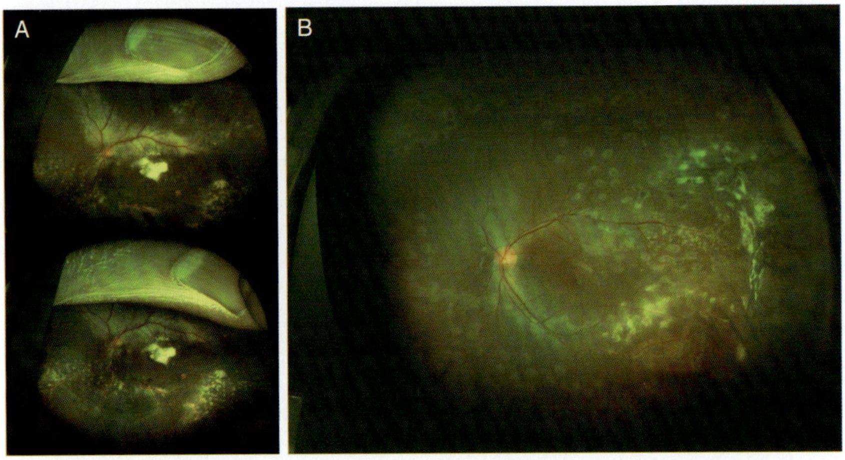

病例11图7　首次二切口激光光凝治疗后1个月左眼欧堡眼底像及再次二切口激光光凝治疗后所见

A.首次二切口激光光凝治疗后1个月左眼欧堡眼底像，眼底渗出较前减少，颞上方及下方异常血管较前明显消退，但仍存在部分异常血管；B.再次二切口激光光凝治疗后，左眼黄斑区及周围视网膜渗出明显吸收，360° 见激光光凝斑，未见异常扩张血管。

三、诊治沉思

患儿疗效好的原因：诊断明确，治疗及时且有效。本患儿治疗为典型的FFA引导下的二切口激光，术前FFA使得许多彩照下异常但不明显的血管得以显现，由于异常血管范围广泛，以及玻璃体腔荧光素钠的干扰，该患儿虽无视网膜脱离，依然予二切口激光。且经过我院长期观察，二切口激光在实施过程中并不会过分搅动玻璃体而引起玻璃体增生等改变，且可以反复实施，因此术后1个月，在效果不佳的情况下，给予患儿第二次二切口激光，最终渗出基本完全吸收。

（病例提供者：陈春丽　首都医科大学附属北京同仁医院

赵培泉　上海交通大学医学院附属新华医院）

参考文献

[1] Shields JA，Shields CL，Honavar SG，et al.Clinical variations and complications of Coats disease in 150 cases：the 2000 Sanford Gifford Memorial Lecture[J].Am J Ophthalmol，2001，131：561–571.

[2] Ghorbanian S，Jaulim A，Chatziralli IP.Diagnosis and treatment of Coats' disease：a review of the literature[J].Ophthalmologica Journal international d' ophtalmologie International journal of oph thalmology Zeitschrift fur Augenheilkunde，2012，227（4）：175–182.

[3] Shields JA，Shields CL，Honavar SG，et al.Classification and management of coats disease：the 2000 proctor lecture[J].American Journal of Ophthalmology，2001，131（5）：572–583.

[4] 杨琼，魏文斌.Coats病的发病机制及治疗[J].国际眼科纵览，2015，39（1）：39–43.

[5] Tingyi Liang，Jie Peng，Qi Zhang，et al.Management of stage 3B coats disease：presentation of a combined treatment modality and long–term follow–up[J].Graefe' s Archive for Clinical and Experimental Ophthalmology，2020，258（9）：2031–2038.

病例12 家族性渗出性玻璃体视网膜病变激光光凝治疗不佳

例1:

一、病历摘要

患儿男性，2岁。

主诉：家长发现患儿双眼斜视。

诊断：双眼家族性渗出性玻璃体视网膜病变，右眼继发性黄斑前膜。

二、诊疗经过

患儿系足月产，出生体重3300 g。双眼数字视网膜照相机（RetCam）检查示右眼黄斑区病灶，伴增生膜，下方视网膜前出血。双眼视网膜血管仅发育至Ⅰ区，周边360°疑似无血管区。左眼黄斑颞侧血管末梢见少量渗出（病例12图1），即予患儿父母行FFA，并予三人抽血查基因。

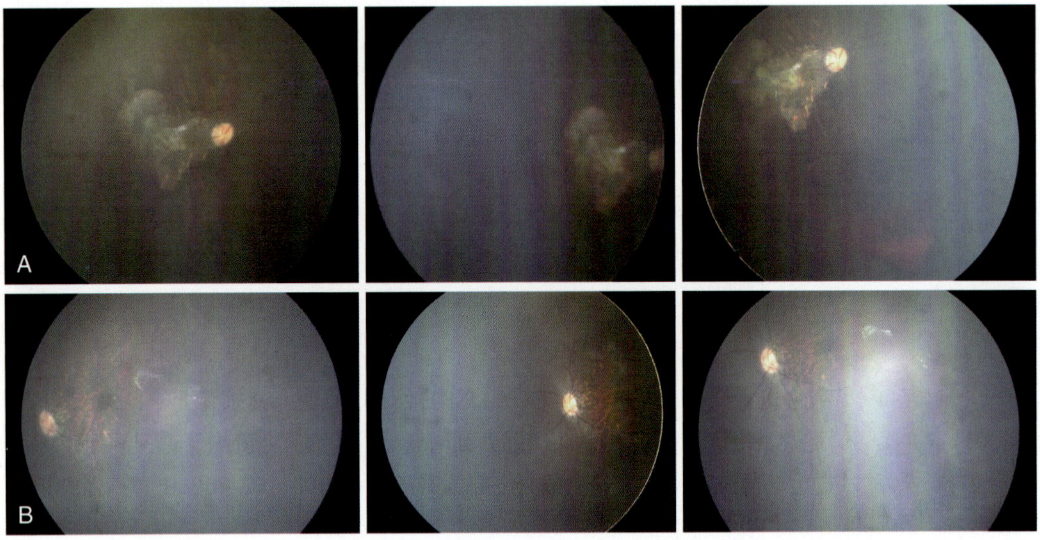

病例12图1 RetCam检查

A.右眼黄斑区病灶，伴增生膜，下方视网膜前出血。双眼视网膜血管仅发育至Ⅰ区，周边360° 疑似无血管区。B.左眼黄斑颞侧血管末梢见少量渗出。

患儿于全身麻醉下行双眼眼底荧光血管造影（病例12图2）＋右眼玻璃体切除＋剥膜＋激光光凝术。

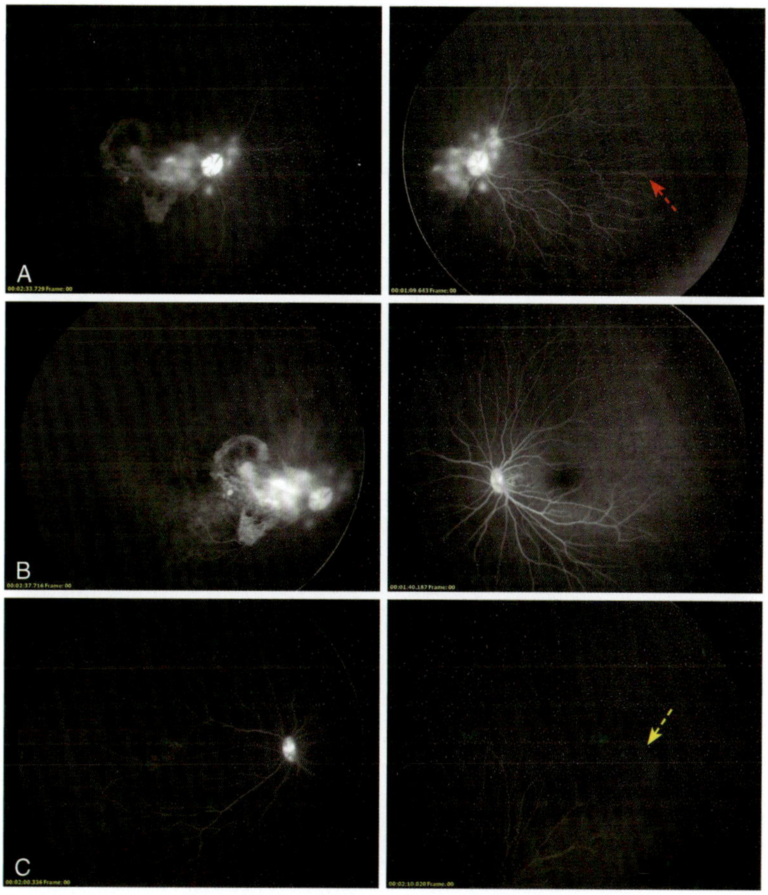

病例12图2　患儿双眼眼底荧光血管造影

图A示右眼视盘界清，黄斑区血管迂曲，呈膜片状高荧光，颞侧周边无血管区（红箭头）；图B示左眼视盘界清，双眼360°见无血管区，血管末梢分支增多，走行僵直，末端膨大；图C示双眼晚期未见明显荧光渗漏（黄箭头）。

术后1个月随访双眼RetCam检查及术后1年患儿欧堡眼底像见病例12图3。

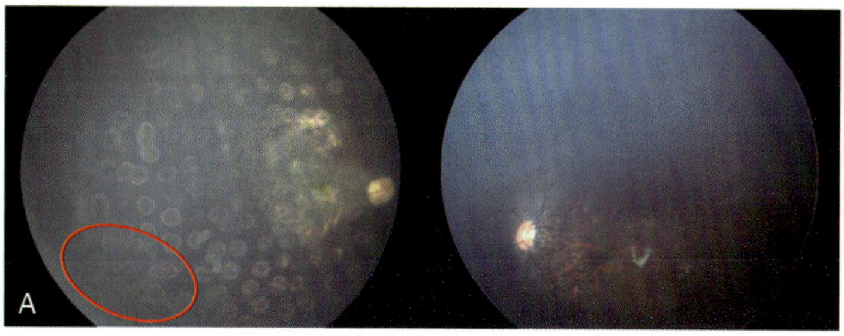

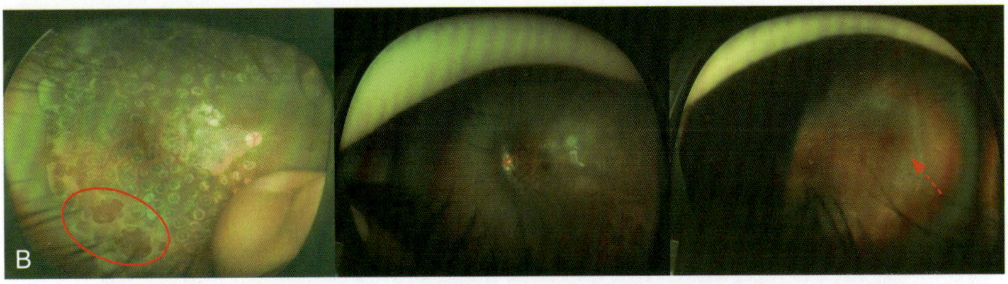

病例12图3　RetCam检查及欧堡眼底像检查

A.患儿术后1个月RetCam检查示右眼除鼻侧及黄斑区外，余视网膜见激光光凝斑，黄斑区增生膜减少，颞下方激光光凝斑间见2个视网膜裂孔（红圈）；B.术后1年欧堡眼底像示颞下方三个大小不一裂孔（红圈），位于激光光凝斑之间；左眼稳定见颞侧变性区（红箭头）。

患儿再次行全身麻醉下双眼眼底荧光血管造影＋右眼间接眼底镜下激光光凝术（病例12图4）。

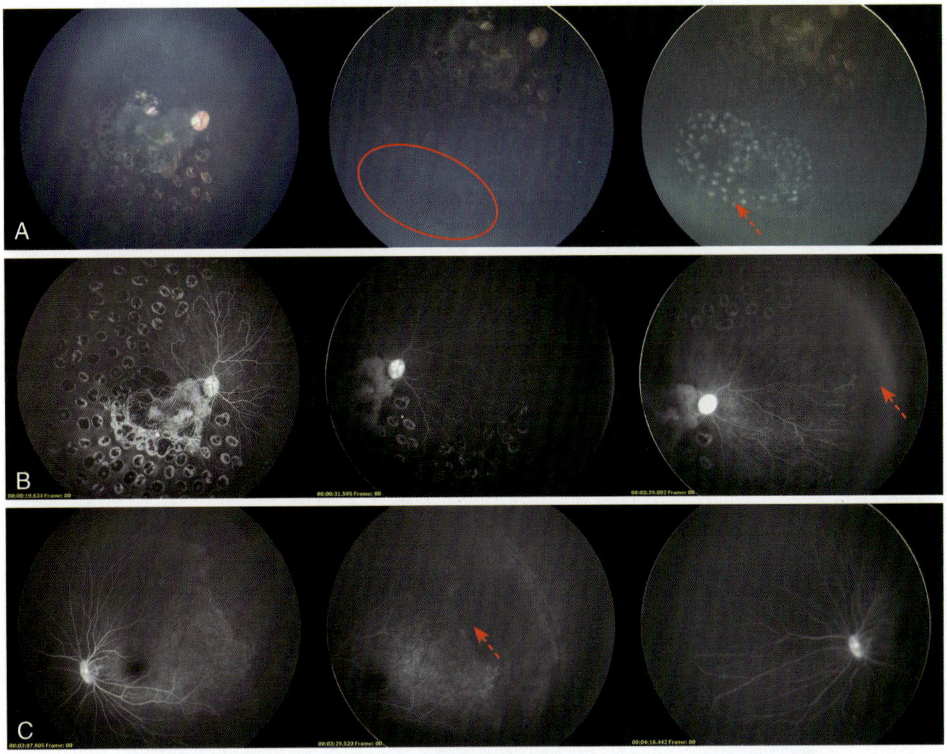

病例12图4　术中所见

A.右眼颞下方激光光凝斑间3个大小不一的圆形裂孔（红圈）行间接眼底镜下激光光凝术（红箭头）；B.右眼FFA示仅后极部血管充盈，走行迂曲，分支多，颞侧、上方及下方见广泛激光光凝斑，黄斑区早期高荧光，鼻侧血管末梢分支增多，走行僵直（红箭头）；C.左眼FFA示颞侧大片无血管区，360° 血管末梢分支增多，走行僵直（红箭头）。

三、诊治沉思

该患儿激光光凝治疗过度，术前造影见360°无血管区而未见荧光渗漏，可做临床随访，过度激光光凝治疗周边无血管区致使患儿产生视网膜裂孔，造成了视网膜脱离的隐患，对于家族性渗出性玻璃体视网膜病变（familial exudative vitreoretinopathy，FEVR）患者的激光治疗原则是无渗漏不激光，激光斑打在渗漏处有血管一侧。

例2:

一、病历摘要

患儿男性，5月龄。

主诉：家长发现患儿眼睛不追物3个月。

诊断：双眼家族性渗出性玻璃体视网膜病变。

二、诊疗经过

患儿系足月产，出生体重4250 g。双眼RetCam检查：右眼血管仅发育至Ⅱ区，颞侧见大量黄白色渗出伴少量纤维增生，周边无血管区。左眼中央前房近消失，虹膜后粘连，视网膜全脱离，颞侧视网膜呈皱襞样（病例12图5），即予患儿父母行FFA，并予三人抽血查基因。

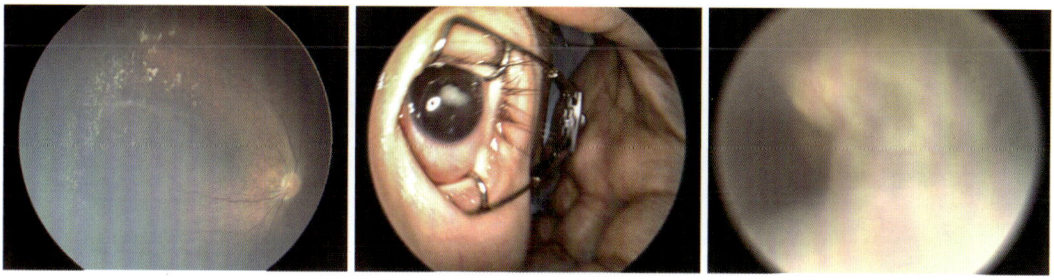

病例12图5　患儿双眼RetCam检查

患儿于全身麻醉下行右眼眼底荧光血管造影（病例12图6）＋左眼晶状体切除＋剥膜＋前段玻璃体切除术。

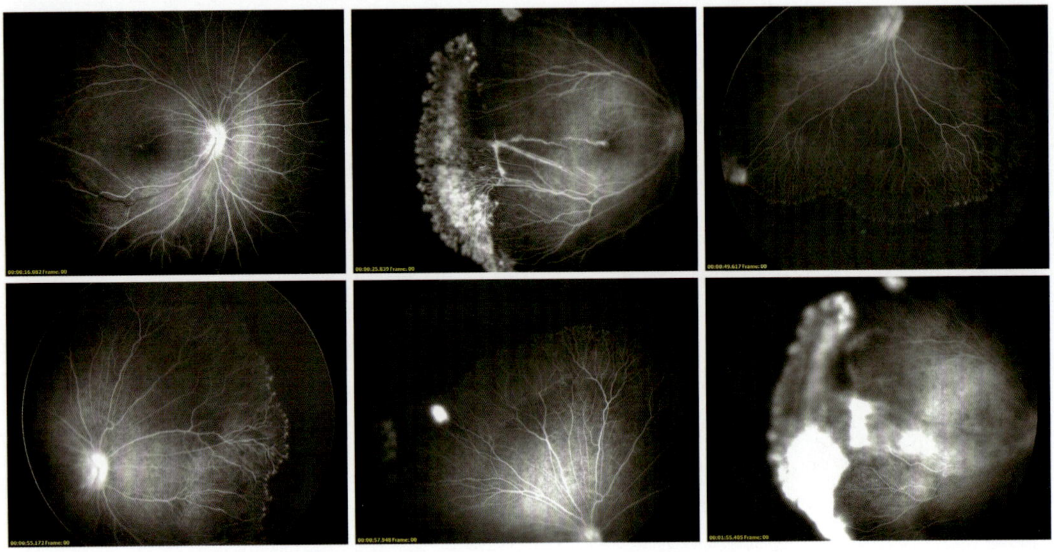

病例12图6　患儿右眼眼底荧光血管造影

右眼视网膜血管走行僵直，周边360° 见无血管区，血管末梢分支多，呈树枝状伴末端膨大，颞侧血管末梢荧光渗漏，晚期渗漏明显伴增生。行渗漏区间接眼底镜下激光光凝治疗术。

患儿术后半年复查RetCam检查示（病例12图7）：右眼颞侧渗出增多伴出血，机化牵拉视盘，形成皱襞，激光光凝斑不明显；左眼角膜透明，前房存在，瞳孔区增生膜，眼内不见。

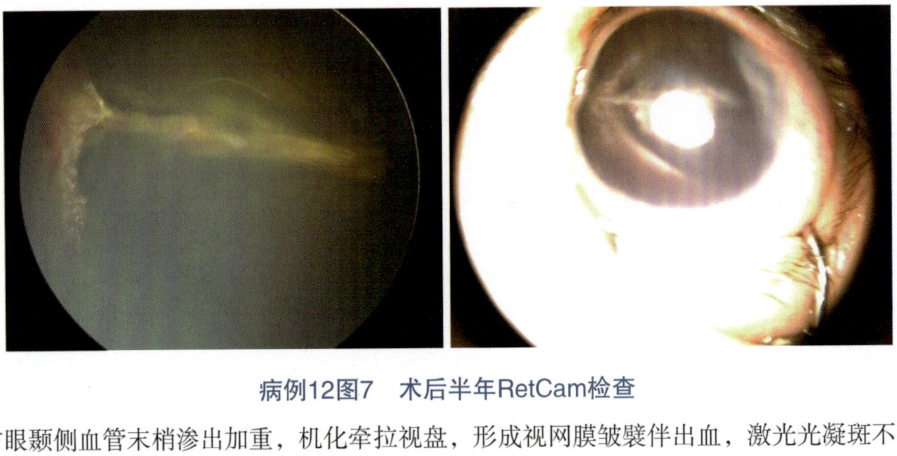

病例12图7　术后半年RetCam检查

右眼颞侧血管末梢渗出加重，机化牵拉视盘，形成视网膜皱襞伴出血，激光光凝斑不明显。左眼瞳孔区渗出形成机化膜，瞳孔膜闭。

右眼玻璃体切除＋激光光凝＋玻璃体腔注药术。术后1年，患儿复查RetCam检查示（病例12图8）：右眼眼底见皱襞自视盘连至颞侧无血管区，未见活动性渗出；左眼稳定。

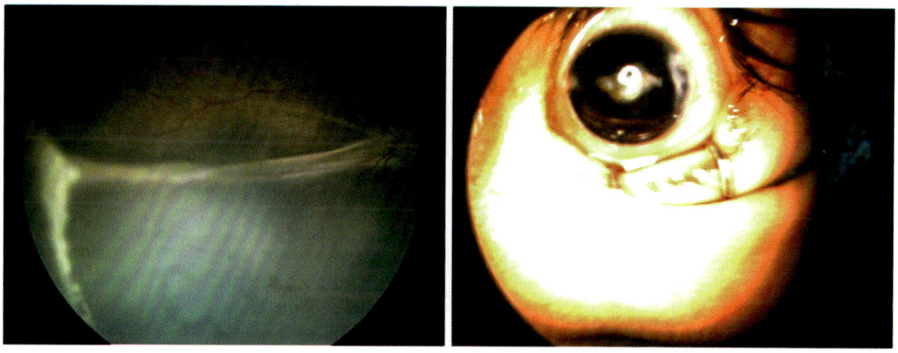

病例12图8　患儿右眼术后1年RetCam检查

基因检测显示患儿*KIF11*基因见一杂合突变位点来自其母，*LRP5*基因见两杂合突变位点，分别来自父母，确诊双眼FEVR。予以定期随访。

三、诊治沉思

激光治疗范围不足，右眼眼底荧光血管造影见颞侧血管末梢大片荧光渗漏，虽及时激光光凝治疗，但仅光凝了渗漏区，未能有效减少渗出，最终形成视网膜皱襞，严重影响了患儿的视觉功能，并不得不再次行二次手术，去除纤维增生导致视网膜全脱离的风险，增加了损伤。对于渗漏明显的进展期FEVR，我们建议在激光光凝治疗渗漏区的同时激光光凝治疗渗漏明显区域周围的无血管区，多一个激光点就多一分安全。

总结经验教训，FFA是诊断FEVR、协助治疗的重要措施，一旦发现渗漏，及时的激光光凝治疗，可有效封闭渗漏点，抑制疾病进展。对于渗出、出血等活动性较强的患者，激光光凝治疗可考虑不局限于渗漏区，扩大激光光凝治疗无血管区的范围，以减少视网膜增生牵拉的可能，并密切随访，依据病情，必要时行激光光凝治疗，同时可联合玻璃体腔抗VEGF治疗。对于发生严重并发症患者，可考虑手术介入，目的在于保眼球、治疗并发症、防止视网膜脱离、最大限度恢复患者视觉功能。

（病例提供者：陈春丽　首都医科大学附属北京同仁医院

赵培泉　上海交通大学医学院附属新华医院）

参考文献

[1] Liu H，Peng J，Zhang W，et al.Anatomic outcomes of lens-sparing vitrectomy for stage 3 or 4 familial exudative vitreoretinopathy[J].Retina，2024，44（9）：1538-1545.

[2] Chunli Chen，Yizhe Cheng，Zhihan Zhang，et al.Long-term clinical prognosis of 335 infant single-gene positive FEVR cases[J].BMC Ophthalmology，2022，22（1）：329.

[3] 陈春丽，赵培泉，李筱荣.家族性渗出性玻璃体视网膜病变34个家系的基因型与临床表型队列研究.中华眼底病杂志，2020，36（3）：184-191.

[4] Tauqeer Z，Yonekawa Y.Familial exudative vitreoretinopathy：pathophysiology，diagnosis，and management[J].Asia Pac J Ophthalmol（Phila），2018，7：176-182.

[5] Kashani AH，Brown KT，Chang E，et al.Diversity of retinal vascular anomalies in patients with familial exudative vitreoretinopathy[J].Ophthalmology，2014，121（11）：2220-2227.

病例13　早产儿视网膜病变黄斑区激光光凝治疗不佳

一、病历摘要

患儿男性，孕周31^{+3}周，出生体重1350 g。

主诉：双眼早产儿视网膜病变（retinopathy of prematurity，ROP）定期复查。

诊断：双眼急进型后极部早产儿视网膜病变（aggressive posterior retinopathy of prematurity，A-ROP）。

手术史：患儿于35^{+6}周外院行双眼间接眼底镜下激光光凝（LIO）＋玻璃体腔抗VEGF注射；36^{+3}周、36^{+5}周外院再次行左眼补激光光凝。

二、诊疗经过

患儿矫正胎龄41^{+6}周于我院行左眼玻璃体切除术。RetCam检查示：双眼视网膜平伏，除后极部外周边视网膜360°融合激光光凝斑，左眼视盘前少量纤维增生，黄斑区见一激光光凝斑瘢痕（病例13图1 A）。双眼散瞳验光：右眼−9.50/−4.50×5°；左眼−11.00/−4.50×180°。

8岁复诊，矫正视力：右眼0.25，左眼FC/80 cm；轴长：右眼25.64 mm，左眼25.81 mm。双眼欧堡眼底像示：双眼视网膜平伏，除后极部外周边视网膜360°融合激光光凝斑，左眼视盘前少量纤维增生，黄斑区见一激光光凝斑瘢痕（病例13图1 B）。

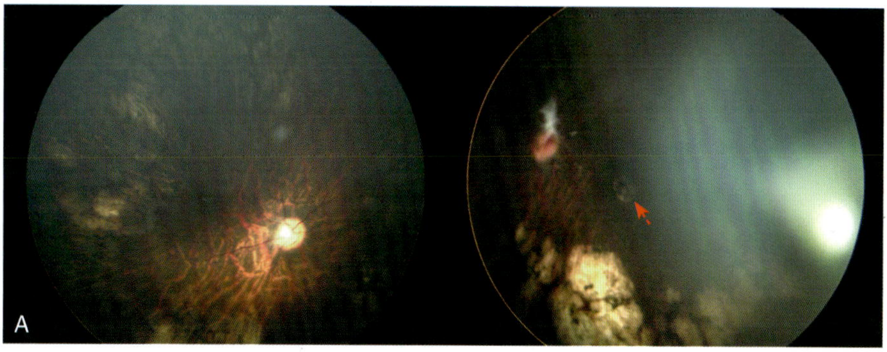

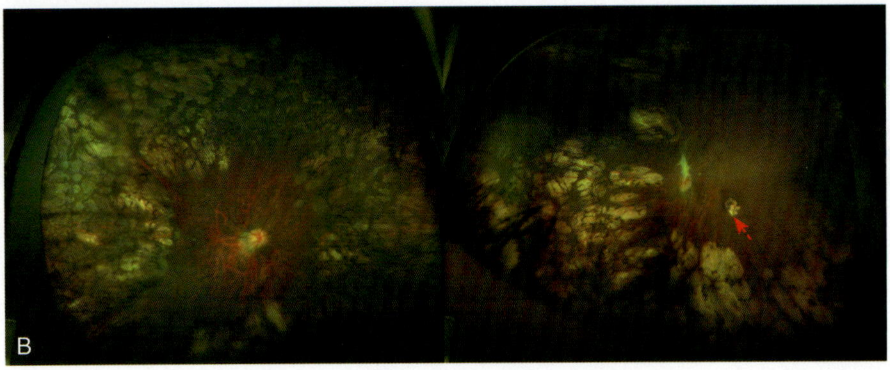

病例13图1　RetCam检查及双眼欧堡眼底像

A.37周患儿双眼RetCam检查示左眼可见黄斑区一激光光凝斑；B.3岁患儿双眼欧堡眼底像示左眼黄斑区见一激光光凝斑瘢痕。

OCT示（病例13图2）：右眼未见明显异常，左眼黄斑区激光光凝斑处视网膜脉络膜萎缩。

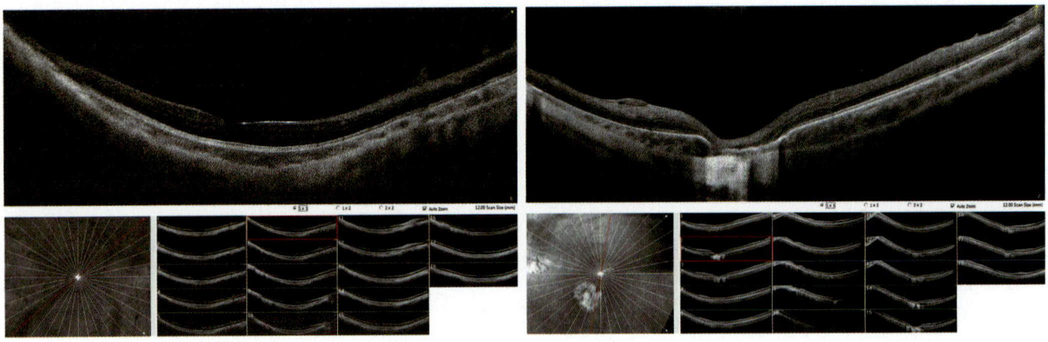

病例13图2　患儿双眼OCT

三、诊治沉思

患儿左眼黄斑区有一激光光凝斑，OCT示黄斑区激光光凝斑处视网膜脉络膜萎缩，应属术者的无心之失。激光光凝治疗的优势之一在于无须对患儿实施全身麻醉，但若患儿极度不配合，则应更为谨慎地实施激光光凝治疗，或考虑吸入麻醉，以免激光光凝治疗失误致严重后果。

（病例提供者：陈春丽　首都医科大学附属北京同仁医院
赵培泉　上海交通大学医学院附属新华医院）

参考文献

[1] Early Treatment for Retinopathy of Prematurity Cooperative Group.Revised indications for the treatment of retinopathy of prematurity：Results of the early treatment for retinopathy of prematurity randomized trial[J].Arch Ophthalmol，2003，121（12）：1684–1694.

[2] 中华医学会眼科学分会眼底病学组.中国早产儿视网膜病变筛查指南（2014年）[J].中华眼科杂志，2014，50（12）：933–935.

[3] 李曼红，张自峰，王雨生.激光光凝治疗早产儿视网膜病变的疗效分析[J].中华眼底病杂志，2014，30（1）：24–27.

[4] 单海冬，张琦，倪颖勤.2型早产儿视网膜病变的激光光凝治疗[J].中华眼底病杂志，2014，30（1）：83–84.

[5] Gunay M，Sukgen EA，Celik G，et al.Comparison of bevacizumab，Ranibizumab，and laser photocoagulation in the treatment of retinopathy of prematurity in turkey[J].Current Eye Research，2016：1–8.

病例14　早产儿视网膜病变激光光凝治疗不佳

例1:

一、病历摘要

患儿男性，孕周28周，出生体重2000 g。

主诉：双眼ROP定期复查。

诊断：双眼ROP，双眼间接眼底镜下激光光凝术后。

手术史：患儿36周时于外院行经双眼间接眼底镜下激光光凝治疗。

二、诊疗经过

患儿矫正胎龄38周于我院首诊：双眼角膜透明，前房清，眼底检查见病例14图1。目前无治疗指征，随访观察。

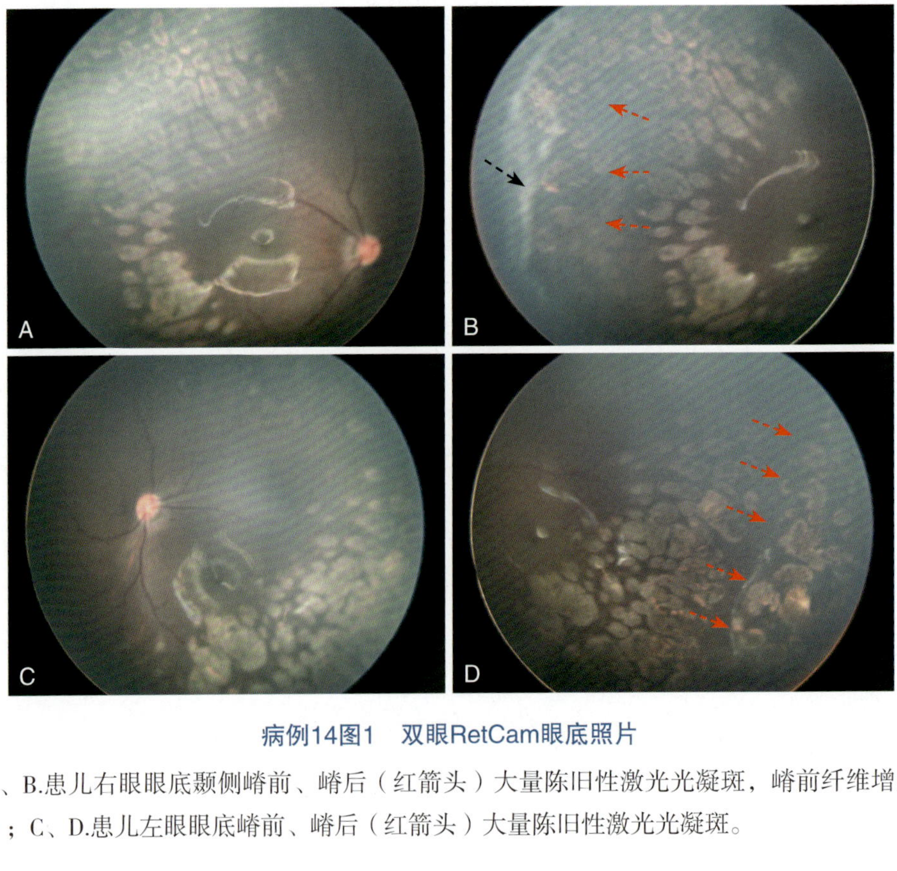

病例14图1　双眼RetCam眼底照片

A、B.患儿右眼眼底颞侧嵴前、嵴后（红箭头）大量陈旧性激光光凝斑，嵴前纤维增生（黑箭头）；C、D.患儿左眼眼底嵴前、嵴后（红箭头）大量陈旧性激光光凝斑。

三、诊治沉思

ROP是早产儿和低体重儿发生的一种视网膜血管增生性病变，随着我国医疗水平的进步，早产儿存活率不断提高，ROP的发生率也随之上升。因此，对早产儿进行眼底筛查，发现阈值病变和阈值前期Ⅰ型并及时治疗是十分重要的。激光光凝治疗能消融病变视网膜的无血管区，改善视网膜的缺血缺氧状态，从而降低血管内皮生长因子，促使ROP病变退化，其适应证应根据ROP分期等病变情况来确定，在此不作赘述。

本病例中患儿在发现ROP后接受了经间接眼底镜下激光治疗，但患儿眼底的激光过量，除了嵴前，甚至嵴后也给予了大量激光。

（病例提供者：朱修宇　日内瓦大学　赵培泉　上海交通大学医学院附属新华医院）

例2:

一、病历摘要

患儿女性，孕周30^{+6}周，出生体重1900 g。

主诉：双眼ROP定期复查。

诊断：双眼AP-ROP双眼间接眼底镜下激光光凝术后。

手术史：患儿36周时于外院行双眼间接眼底镜下激光光凝。

二、诊疗经过

患儿矫正胎龄38周于我院首诊：双眼角膜透明，前房清，眼底（病例14图2）。

矫正胎龄39^{+3}周于我院表面麻醉下行双眼间接眼底镜下激光光凝。

矫正胎龄41周患儿复诊，双眼角膜透明，前房清，眼底激光光凝斑融合，出血吸收较前好转（病例14图2）。

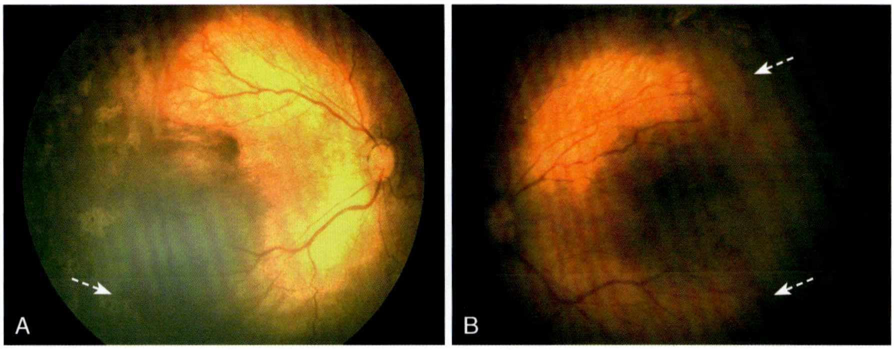

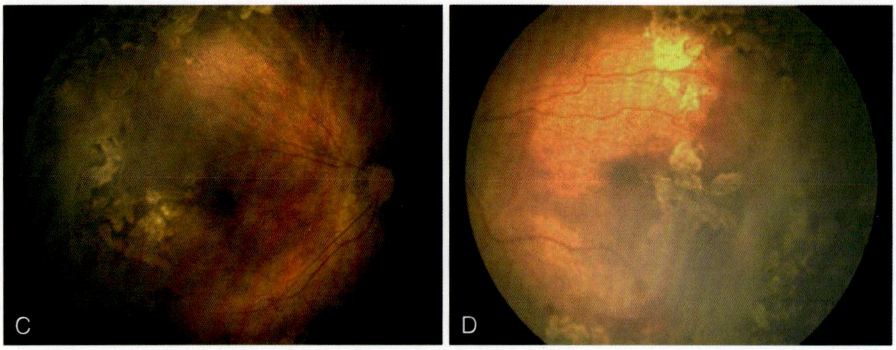

病例14图2 RetCam检查

A、B.矫正胎龄38周，双眼眼底血管迂曲扩张，嵴前稀疏陈旧性激光光凝斑，伴视网膜出血（白箭头）；C、D.矫正胎龄41周，激光光凝斑融合，出血吸收较前好转。

三、诊治沉思

本病例中患儿则眼底激光不足，分布稀疏，不能有效地抑制病情的进展。

早产儿应在生后4～6周或矫正胎龄31～32周开始首次ROP筛查。激光光凝治疗应在ROP确诊后72小时内于眼科手术室进行，由麻醉科医师和手术室护士观察生命体征，参与治疗中可能需要的抢救，协助眼科医师完成治疗。全身麻醉或表面麻醉后，由具有丰富临床经验的眼底病医师，在双目间接检眼镜的引导下配合20 D或28 D透镜，对嵴前视网膜无血管区进行激光光凝，直至锯齿缘。激光波长532 nm或810 nm，功率100～200 mW，曝光时间0.2秒，光斑以产生灰白色反应为宜，使用近融合光斑，光斑间距0.5～1.0个光斑直径。对无法直接激光光凝的周边部区域，借助巩膜压迫器顶压完成。治疗结束后即通过RetCam辅以巩膜外顶压进行眼底检查，若发现遗漏区即刻补充激光光凝。通常在术后第1天和第1周进行常规复查，以后每隔1～4周进行随访直到病情退化。A-ROP是一类发展迅速的严重ROP类型，病变位置位于后极部，以附加病变突出以及边界欠清楚的视网膜病变特征为典型特征。对于A-ROP的激光光凝治疗与ROP类似，但应在确诊12小时内进行，避免病情迅速进展。

激光光凝斑点随时间在视网膜上的变化表现见病例14图3。

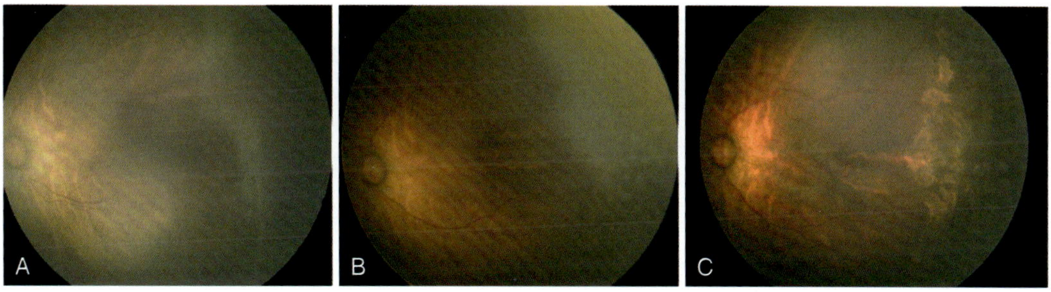

病例14图3　激光光凝斑点在不同时间视网膜上的变化表现

A～C.依次为激光光凝治疗前、治疗2天、治疗2周的RetCam检查。可见在治疗后2天激光光凝斑点呈灰白色密集均匀分布在嵴前，治疗后2周激光光凝斑点融合，色素沉着，嵴消退。

（病例提供者：陈春丽　首都医科大学附属北京同仁医院

赵培泉　上海交通大学医学院附属新华医院）

参考文献

[1] 中华医学会眼科学分会眼底病学组.中国早产儿视网膜病变筛查指南（2014年）[J].中华眼科杂志，2014，50（12）：933–935.

[2] Early Treatment for Retinopathy of Prematurity Cooperative Group. Revised indications for the treatment of retinopathy of prematurity：Results of the early treatment for retinopathy of prematurity randomized trial[J].Arch Ophthalmol，2003，121（12）：1684–1694.

[3] 李曼红，张自峰，王雨生.激光光凝治疗早产儿视网膜病变的疗效分析[J].中华眼底病杂志，2014，30（1）：24–27.

[4] 单海冬，张琦，倪颖勤.2型早产儿视网膜病变的激光光凝治疗[J].中华眼底病杂志，2014，30（1）：83–84.

[5] Gunay M，Sukgen EA，Celik G，et al.Comparison of bevacizumab，Ranibizumab，and laser photocoagulation in the treatment of retinopathy of prematurity in turkey[J].Current Eye Research，2016：1–8.

病例15　早产儿视网膜病变治疗随访不佳

一、病历摘要

患儿女性，孕周29^{+2}周，出生体重1000 g。

主诉：早产体检发现双眼眼底病变6周。

诊断：双眼ROP。

手术史：患儿矫正胎龄34^{+2}周于外院行双眼玻璃体腔注药术；矫正胎龄39^{+5}周外院行双眼间接眼底镜下激光光凝。

二、诊疗经过

患儿外院双眼RetCam检查（矫正胎龄35^{+5}周）示：双眼视网膜血管仅发育至Ⅰ区，伴有附加病变，左眼有少量视网膜出血（病例15图1）。

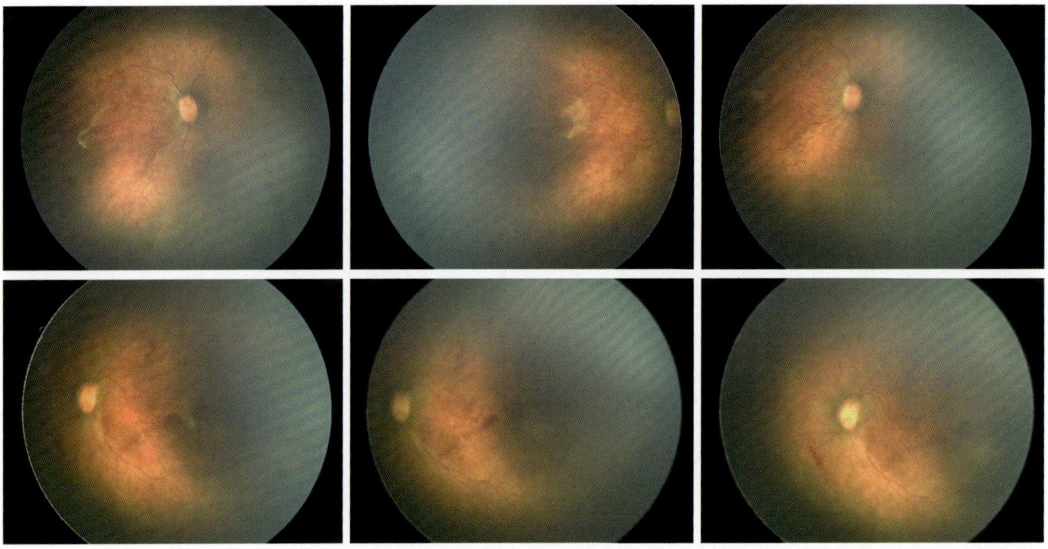

病例15图1　双眼视网膜血管仅发育至Ⅰ区，伴附加病变，左眼少量视网膜出血

2周后（矫正胎龄37^{+5}周）复查，患儿双眼附加病变较前略加重，左眼血管末梢较前迂曲扩张（病例15图2）。

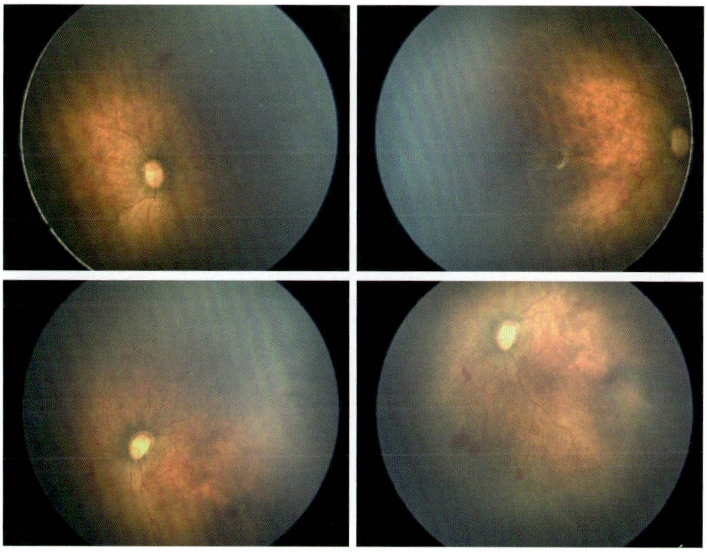

病例15图2　RetCam检查示双眼ROP Ⅰ区1期，附加病变较2周前略加重

2周后患儿（矫正胎龄39^{+5}周）RetCam检查示双眼ROP Ⅰ区3期病变，伴有附加病变，双眼可见360°嵴形成，其上可见新生血管（病例15图3），外院予以双眼间接眼底镜下激光光凝。

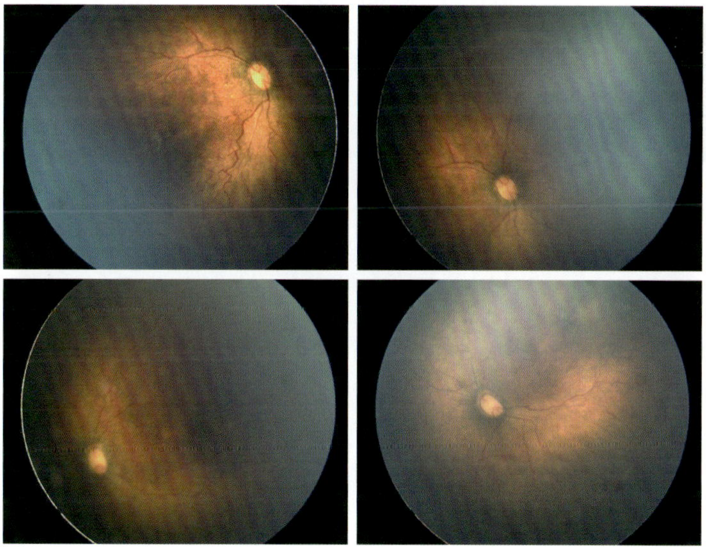

病例15图3　双眼ROP Ⅰ区3期，附加病变明显

激光光凝治疗2周复查（矫正胎龄41^{+5}周），病情明显加重，后极部大量纤维增生伴出血，360°嵴卷曲隆起，仅嵴前见激光光凝斑，右眼下方嵴前嵴后均未见明显激光光凝斑（病例15图4）。

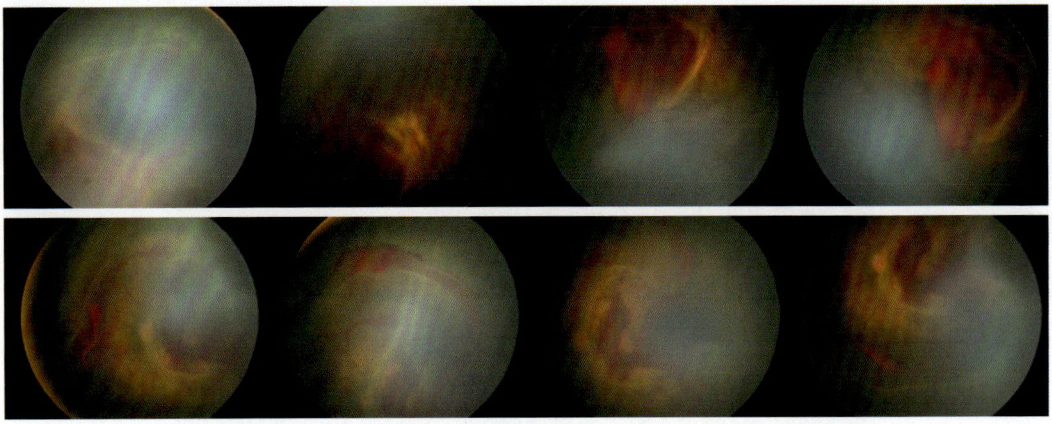

病例15图4 RetCam检查

双眼ROP 4a期，视盘前增生伴出血，360° 嵴隆起。右眼颞上及上方嵴前见激光光凝斑，下方未见明显激光光凝斑。左眼360° 嵴前可见激光光凝斑不明显。

我院即刻予补充激光光凝治疗，2周后（矫正胎龄43^{+5}周），进展为5期病变（病例15图5）。

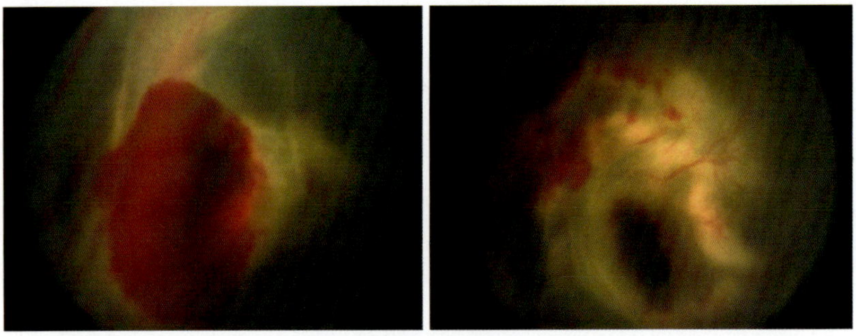

病例15图5 双眼RetCam检查示双眼ROP 5期

三、诊治沉思

患儿矫正胎龄39^{+5}周时已达阈值病变，是激光光凝治疗的指征。2周的随访间期过长，此为不当之一；激光光凝治疗术后再隔2周才予以复查，为不当之二；且激光光凝治疗存在遗漏之处，此为不当之三，致使已发展为4a期病变，此时再行补激光光凝治疗为时已晚，以致最终发展为双眼5期病变。

总结经验教训，对于孕周极小、出生体重极低的患儿，必须严格按照筛查标准进行筛查，并一直随访至视网膜血管化完全。一旦出现病变，必须严格按照随访要求进行密切观察，并积极予以治疗。间接眼底镜下激光光凝治疗是治疗阈值病变和阈值前病变Ⅰ型的一线治疗措施。激光光凝治疗无血管区从而改善视网膜整体缺血缺氧状态，降低

VEGF水平，以达到减少新生血管形成和控制病变的效果，治疗2周后，激光光凝斑形成连续的瘢痕（病例15图6）。对于A-ROP或Ⅰ区3期伴有附加病变（后部视网膜血管扩张扭曲，或前节虹膜血管高度扩张）或根据附加病变的严重程度，可联合玻璃体腔抗VEGF及激光光凝治疗。附加病变经治疗后消退缓慢，往往意味着预后不良。

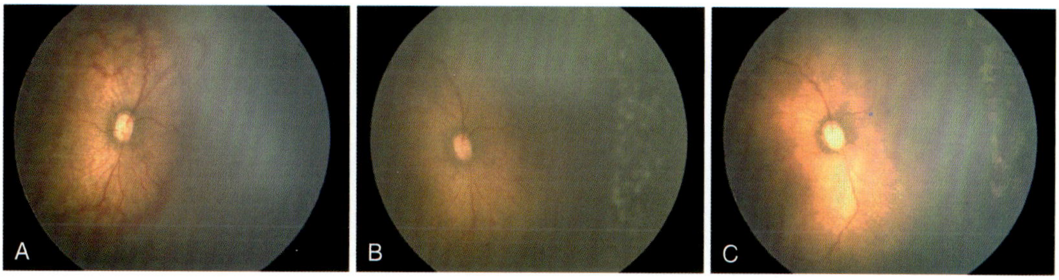

病例15图6　双眼RetCam检查

A.Ⅰ区3期伴有严重附加病变；B.间接眼底镜下激光光凝治疗术后可见明显激光光凝斑点；C.激光光凝治疗术后2周，激光光凝斑形成连续的瘢痕。

（病例提供者：陈春丽　首都医科大学附属北京同仁医院

赵培泉　上海交通大学医学院附属新华医院）

参考文献

[1] Early Treatment for Retinopathy of Prematurity Cooperative Group.Revised indications for the treatment of retinopathy of prematurity：Results of the early treatment for retinopathy of prematurity randomized trial[J].Arch Ophthalmol，2003，121（12）：1684-1694.

[2] 中华医学会眼科学分会眼底病学组.中国早产儿视网膜病变筛查指南（2014年）[J].中华眼科杂志，2014，50（12）：933-935.

[3] 李曼红，张自峰，王雨生.激光光凝治疗早产儿视网膜病变的疗效分析[J].中华眼底病杂志，2014，30（1）：24-27.

[4] 单海冬，张琦，倪颖勤.2型早产儿视网膜病变的激光光凝治疗[J].中华眼底病杂志，2014，30（1）：83-84.

[5] Gunay M，Sukgen EA，Celik G，et al.Comparison of bevacizumab，Ranibizumab，and laser photocoagulation in the treatment of retinopathy of prematurity in turkey[J].Current Eye Research，2016：1-8.

病例16　孔源性视网膜脱离处理不佳

例1:

一、病历摘要

患者男性，16岁。

主诉：左眼视物遮挡伴闪光感1个月。

诊断：左眼孔源性视网膜脱离，左眼视网膜激光光凝术后，双眼屈光不正。

手术史：患者1年前于外院行左眼视网膜激光光凝术。

二、诊疗经过

眼部检查，视力：左眼0.6；眼压：左眼21 mmHg，左眼晶状体透明；眼底：左眼视盘界清色红，颞上方12：00～2：00位视网膜隆起，周围可见激光光凝斑（病例16图1 A），12：30位可见三个圆孔，12：30～1：00位见格子样变性区（病例16图1 B）。于我院行左眼视网膜冷凝+巩膜外加压术。

术后3周复查，左眼视力：1.0（矫正）；眼压：左眼22 mmHg；左眼晶状体透明，颞上方见加压嵴隆起，其上见冷凝斑，嵴旁见原激光光凝斑，视网膜平伏（病例16图1 C）。

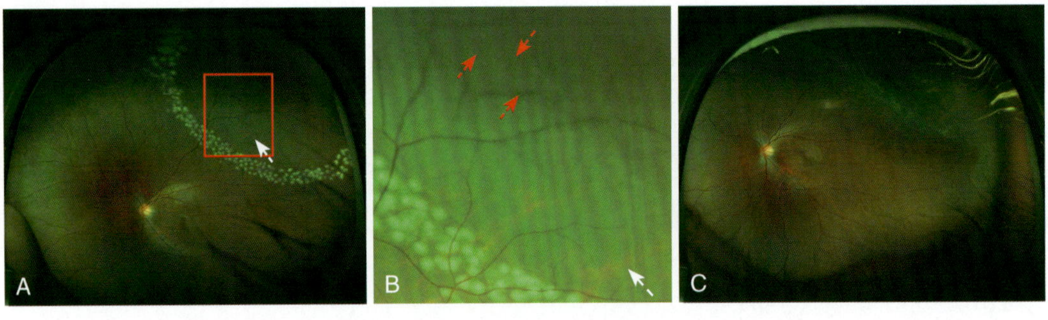

病例16图1　患者左眼欧堡眼底像

A.我科首诊时左眼欧堡眼底像；B.为图A红框区域放大图，见变性区内3个小圆孔（红箭头），视网膜脱离边缘位于赤道后，白箭头示涡静脉壶腹；C.术后3周左眼欧堡眼底像。

三、诊治沉思

治疗原则上对于脱离范围<4 PD的患者行激光光凝治疗。此患者脱离范围明显>4 PD，且部分位于赤道后（病例16图1 A白箭头为涡静脉壶腹，位于赤道后约2 PD）。视网膜脱离范围大，激光光凝治疗的成功率低，且对较大范围的正常视网膜造成不可逆的损伤，待视网膜复位后，伴激光光凝治疗区域的视野缺损。故此患者不适用单纯使用激光光凝治疗，应采用巩膜外加压手术治疗。

例2:

一、病历摘要

患者女性，45岁。

主诉：右眼视力下降6天就诊。

诊断：右眼孔源性视网膜脱离，右眼视网膜激光光凝术后，双眼屈光不正。

手术史：患者半年前外院行右眼视网膜激光光凝术。

二、诊疗经过

眼部检查，右眼视力0.6、眼压13 mmHg，右眼前节检查未见异常；右眼视盘界清色红，上方10：00～1：00位视网膜脱离伴大量新鲜激光光凝斑，脱离范围内11：00位及12：00位见视网膜裂孔，11：30～12：30位见格子样变性区，裂孔及变性区周围见玻璃体视网膜粘连及牵拉，视网膜脱离范围边界见白色新鲜视网膜激光光凝斑（病例16图2）。行右眼巩膜外加压+视网膜冷凝术。

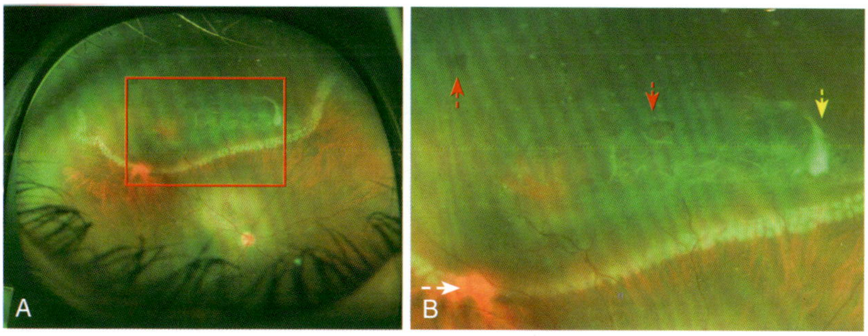

病例16图2　患者右眼欧堡眼底像

B为图A红框区域放大图，白箭头提示涡静脉，红箭头提示视网膜裂孔，黄箭头提示玻璃体视网膜粘连、牵拉。

三、诊治沉思

同例1，针对该患者，应严格掌握激光光凝治疗的适应证和禁忌证，对激光光凝治疗治愈率低的患者，尽早行手术治疗。总结此例患者，我们要铭记的是，对于视网膜脱离患者，一旦确诊应尽快治疗。视网膜脱离合并局限性脱离至今尚无专家共识，国内多见的是不管脱离范围大小，先用激光圈地式包围，这是不妥的。编者通常对伴RRD脱离范围小的裂孔行激光包围治疗，对较大的脱离范围或有进展趋势的RRD应尽早手术干预。根据裂孔大小和形态及视网膜脱离范围和形态选择不同术式，对于简单型视网膜脱离，我们可选用最小创伤的微创外路完成视网膜复位。

（病例提供者：彭　婕　赵培泉　上海交通大学医学院附属新华医院）

参考文献

[1] 葛坚，刘奕志.眼科手术学（第3版）[M].北京：人民卫生出版社，2015.

[2] 刘文.视网膜脱离显微手术学[M].北京：人民卫生出版社，2007.

[3] 魏文斌，史雪辉.同仁眼底激光治疗手册[M].北京：人民卫生出版社，2014.

[4] 周明，刘豪杰，刘升强，等.局限性孔源性视网膜脱离激光治疗的临床观察[J].中国实用眼科杂志，2005，23（4）：410-411.

[5] Jin H，Zhang Q，Zhao P.Minimal in situ conjunctival incision for segmental scleral buckling surgery[J].Ophthalmic Surg Lasers Imaging Retina，2014，45（6）：574-576.

病例17　激光光凝治疗过量致复发性视网膜脱离

一、病历摘要

患者女性，52岁。

主诉：左眼无痛性视力下降1个月。

诊断：左眼复发性视网膜脱离，左眼白内障，双眼玻璃体切除术后，双眼高度近视。

手术史：患者5年前因左眼视网膜脱离行左眼玻璃体切除术。

二、诊疗经过

眼部检查，视力：右眼0.25，左眼0.1（矫正）；左眼晶状体混浊，上方视网膜青灰色隆起，上方周边视网膜见马蹄孔（病例17图1 A）。行左眼白内障超声乳化吸除＋人工晶状体植入＋玻璃体切除＋重水＋C3F8注入术。

术后1个月复查，左眼视力：0.3，IOL位正（病例17图1 B），视网膜平伏（病例17图1 C）。

术后1.5个月复查，自觉左眼颞侧黑影遮挡3天就诊，查左眼鼻上方及鼻侧视网膜脱离（病例17图1 D）。于我院行左眼玻璃体切除术＋重水＋C3F8注入术。

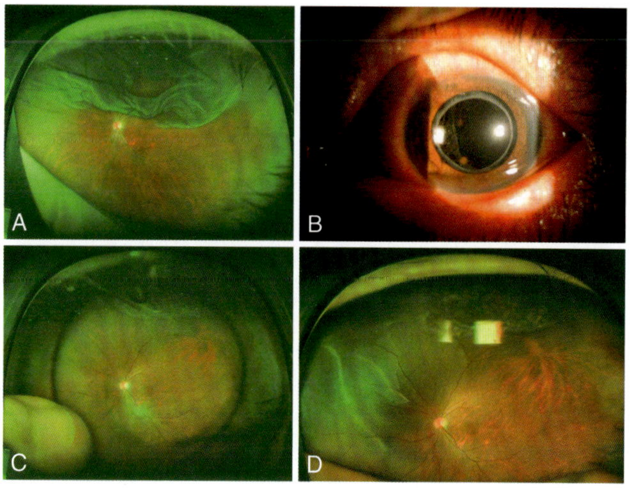

病例17图1　患者眼前节图像及欧堡眼底改变

A.首诊欧堡眼底像；B.术后1个月眼前节图像；C.术后1个月欧堡眼底像；D.术后1.5个月欧堡眼底像。

三、诊治沉思

患者首次玻璃体切除术中激光光凝治疗过量所致医源性裂孔。视网膜裂孔的封闭中，激光光凝斑应包围裂孔，光斑之间可有间隙，但前后排激光斑错位，一般激光光凝治疗2～4排，能量选择2级和3级光斑。若能量过大，不能形成可靠的视网膜脉络膜粘连，反而会造成视网膜脉络膜萎缩，导致医源性裂孔产生。玻璃体切除术中应严格控制激光光凝治疗的参数，包括：激光能量、光斑大小、曝光时间等，减少医源性裂孔的产生。患者术后1.5个月左眼再次出现黑影遮挡，属于复发性视网膜脱离。对复发性视网膜脱离应及时选择再次手术治疗。

（病例提供者：陈春丽　首都医科大学附属北京同仁医院
赵培泉　上海交通大学医学院附属新华医院）

参考文献

[1] Chen DZ，Koh V，Tan M，et al.Peripheral retinal changes in highly myopic young asian eyes[J].Acta Ophthalmol，2018，96（7）：846-851.

[2] Tsai CY，Hung KC，Wang SW，et al.Spectral-domain optical coherence tomography of peripheral lattice degeneration of myopic eyes before and after laser photocoagulation[J].J Formos Med Assoc，2019，118（3）：679-685.

[3] Wilkinson CP.Interventions for asymptomatic retinal breaks and lattice degeneration for preventing retinal detachment[J].Cochrane Database Syst Rev，2014，9：CD003170.

[4] Lewis H.Peripheral retinal degenerations and the risk of retinal detachment[J].Am J Ophthalmol，2003，136（1）：155-160.

[5] Wilkinson CP.Evidence-based analysis of prophylactic treatment of asymptomatic retinal breaks and lattice degeneration[J].Ophthalmology，2000，107（1）：12-15.

病例18　Nd：YAG激光后囊膜切开治疗不佳

一、病历摘要

患者男性，68岁。

主诉：双眼白内障术后视物模糊近半年。

诊断：双眼人工晶状体眼，双眼高度近视。

手术史：患者18年前于外院行双眼白内障手术；15年前行Nd：YAG激光囊膜切开术。

二、诊疗经过

眼部检查，视力：右眼0.08，左眼0.8（原镜）；双眼IOL在位，左眼IOL可见一圆形缺损。双眼豹纹状眼底改变，视盘周围可见近视弧形斑及视网膜脉络膜萎缩（病例18图1）。

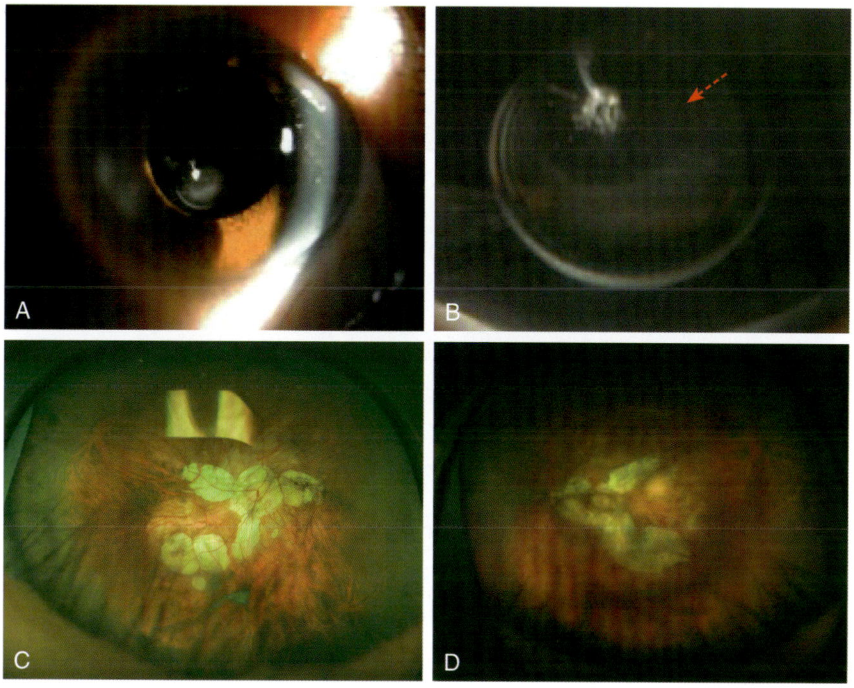

病例18图1　裂隙灯下及眼底欧堡像

A、B.裂隙灯下左眼IOL在位，其光学中央下方可见一局部平行于晶状体平面的圆形缺损，缺损上方见一点状垂直晶状体中央光轴的近乎贯穿孔（红箭头）。C、D.眼底欧堡像：豹纹状眼底改变，视盘周围可见近视弧形斑及视网膜脉络膜萎缩。

三、诊治沉思

Nd：YAG激光囊膜切开术治疗过程中损伤IOL。本例患者的IOL轻度损伤，对视力影响不大，故仅观察随访。Nd：YAG激光囊膜切开术已成为治疗后发性白内障的常用方法，具有无痛、快速、简便、有效的优点。但也有其局限性，对于年龄较小或因眼球震颤、精神因素等而难以固视的患者，配合治疗较为困难。此外，当IOL与混浊的晶状体后囊膜紧密相贴或者后囊膜增厚明显需要较大激光能量时，也不适合YAG激光光凝治疗，此时可采取经角膜缘入路或睫状体扁平部入路，用玻切头行后囊膜切开术，经角膜缘入路须主刀医生熟练掌握手术技巧，熟悉仪器性能（病例18图2）；睫状体平坦部入路仅对伴有后段玻璃体视网膜病变时首选。

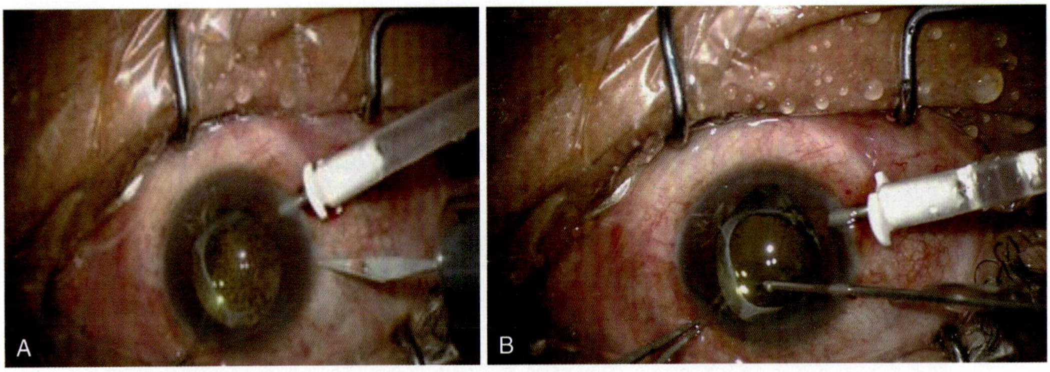

病例18图2　前入路囊膜切开术所见

A.后囊膜机化混浊严重，经角膜缘入路灌注；B.从IOL光学边缘伸入玻切头进行后囊膜切开术。

（病例提供者：陈春丽　首都医科大学附属北京同仁医院
赵培泉　上海交通大学医学院附属新华医院）

参考文献

[1] Findl O，Buehl W，Bauer P，et al.Interventions for preventing posterior capsule opacification[J].Cochrane Database Syst Rev，2007，3：37-38.

[2] Cheng JW，Wei RL，Cai JP，et al.Efficacy of different intraocu-lax lens materials and optic edge designs in preventing posterior capsular opacification：a meta-analysis[J].Am J Ophthalmol，2007，143：428-436.

[3] Hayashi K，Hayashi H，Nakao F，et al.Correlation between posterior capsule opacification

and visual function before and after Neodymium：YAG laser posterior capsulotomy[J].Am J Ophthalmol，2003，136：720–726.

[4] Aslam TM，Devlin H，Dhillon B.Use of Nd：YAG laser capsulotomy[J].Surv Ophthalmol，2003，48：594–612.

[5] 安通，刘颖，孙红双，等.后发性白内障患者行Nd：YAG激光术后视觉质量[J].国际眼科杂志，2024，10：1655–1658.

第五章

小儿视网膜疾病失治

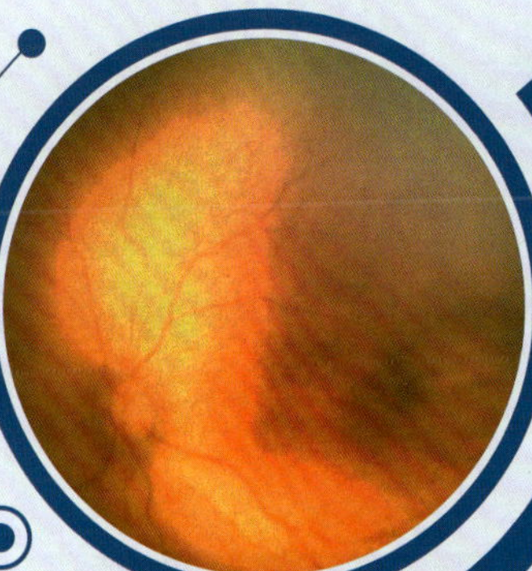

病例19　玻璃体积血诊治不佳

例1：

一、病历摘要

患儿女性，1岁。

主诉：患儿摔伤后6个月家长发现左眼斜视近5个月。

诊断：左眼玻璃体积血，左眼睑清创粘合术后。

手术史：患儿1年前外院急诊行眼部皮肤粘合术。

二、诊疗经过

患儿半年前不慎摔伤，仅行眼部皮肤粘合术，未复查。眼部检查：左眼内眼角及鼻梁处皮肤瘢痕，双眼前房周边浅，眼底不配合。于我院行左眼玻璃体切除＋双眼眼底荧光血管造影术（病例19图1至病例19图4）。

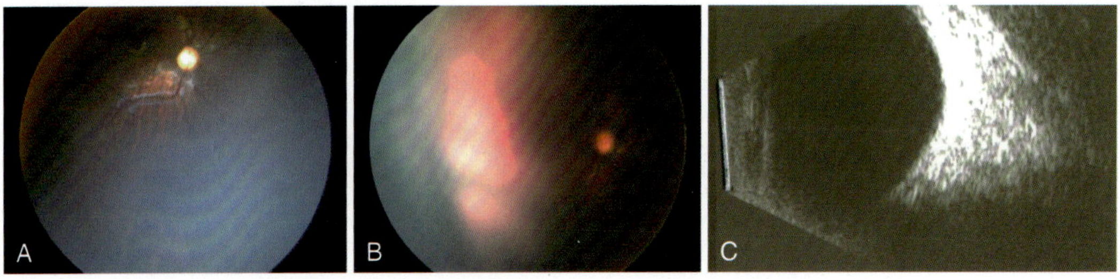

病例19图1　术前双眼RetCam及左眼B超检查

A.右眼未见明显异常；B.左眼玻璃体前部局部积血、混浊，视盘界清色淡红，视网膜平伏；C.术前左眼B超未见明显异常。

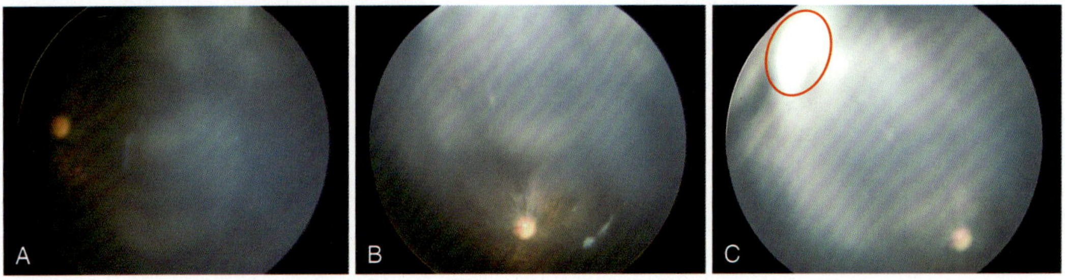

病例19图2　术中RetCam检查示：左眼（A～C）玻璃体积血明显减轻

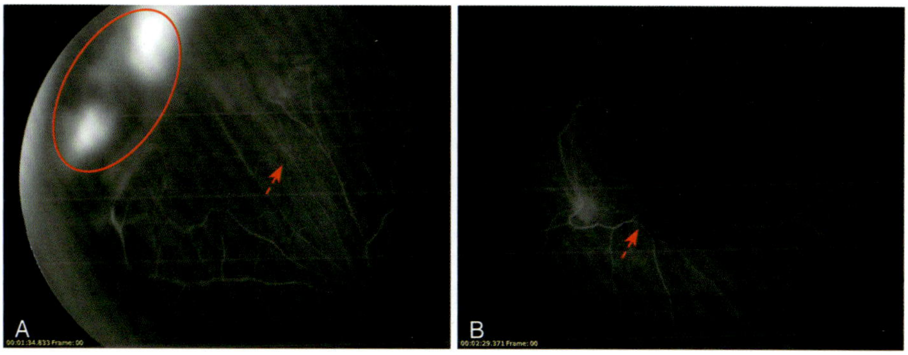

病例19图3　术中FFA

左眼FFA示血管充盈尚可，发育至周边，未见无血管区。血管鼻侧走行直（图A红箭头），颞侧血管迂曲（图B红箭头），晚期鼻上方荧光渗漏（图A椭圆形标注区）。右眼未见异常。

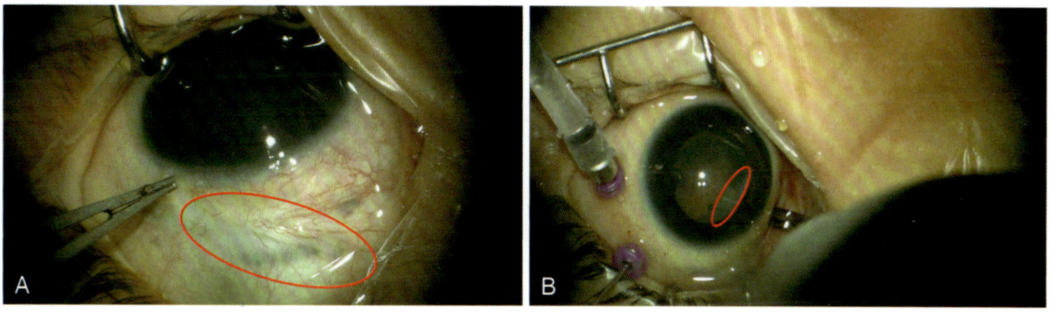

病例19图4　术中所见

左眼上方可见结膜巩膜瘢痕（图A椭圆形标注区），周边睫状体可见白色纤维增生膜（图B椭圆形标注区）。

三、诊治沉思

眼外伤是导致儿童玻璃体积血的主要原因（占73.1%），分为局部眼外伤和全身外伤（如Terson综合征）。由于患儿检查配合困难，极易延误，全面细致的检查是诊断和处理的核心。患儿在外院就诊时，处理皮肤伤口时未仔细探查锐器刺伤角度、伤口是否为贯穿伤，仅对局部皮肤损伤（左眼内眼角及鼻梁处被玻璃划伤）进行粘合处理，亦未思考锐器贯穿皮肤组织刺穿巩膜组织的可能性。对于外伤导致的眼部损伤要仔细检查眼内损伤，尤其是对存在哭闹不止、睁眼困难者应高度警惕，即使眼部B超、眼眶CT未见明显异常者，在与家属充分沟通的基础上，对眼球变软的患儿做进一步镇静散瞳检查。

例2:

一、病历摘要

患儿女性，1个月。孕周27^{+1}周，出生体重1100 g。

主诉：外院诊断双眼ROP 2天。

诊断：双眼ROP。

手术史：患儿RetCam检查示ROP Ⅱ区Ⅲ期，附加病变（plus）（+），晶状体混浊。于我院行双眼玻璃体腔抗VEGF注药术。

二、诊疗经过

初诊：左眼后极部血管极度扩张、扭曲，周边见异常血管吻合（病例19图5 A）。处理：左眼抗VEGF眼内注射。左眼抗VEGF治疗后2天复诊：左眼后极部血管扩张、扭曲明显好转（病例19图5 B）。建议2周后复诊，但患儿家长拖至左眼抗VEGF治疗后2个月复诊：左眼玻璃体积血（病例19图5 C），给予左眼间接眼底镜下视网膜激光光凝。左眼间接眼底镜下视网膜激光光凝术后3周复诊：左眼玻璃体积血明显好转，周边见激光光凝斑（病例19图5 D）。左眼间接眼底镜下视网膜激光光凝治疗术后7个月复诊：左眼后极部未见明显异常，颞侧周边见激光光凝斑（病例19图5 E）。

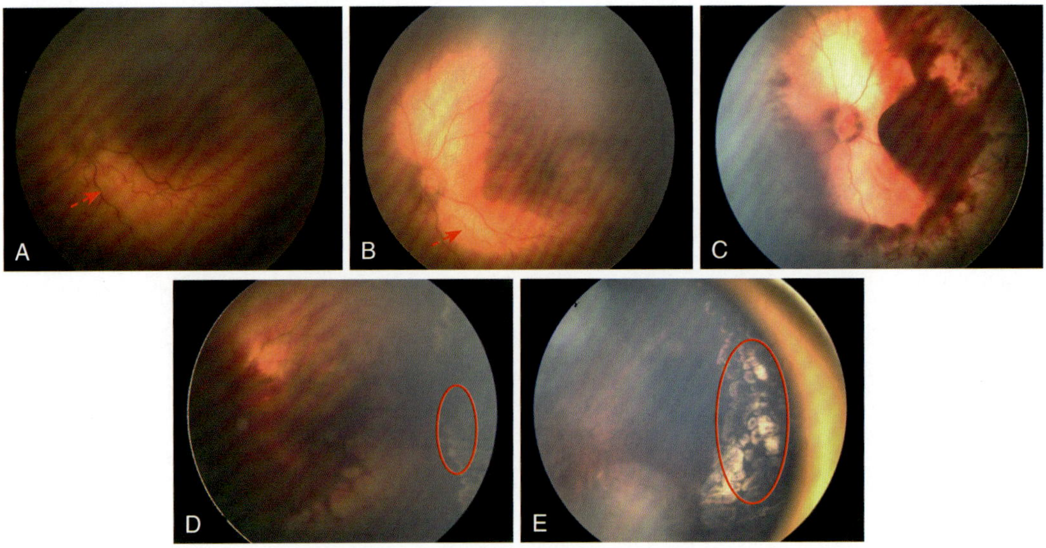

病例19图5　不同治疗时期的RetCam检查

三、诊治沉思

患儿病情严重，ROP Ⅱ区Ⅲ期，plus（+），为阈值前病变1型（高危阈值前ROP），此型需密切临床随访及积极治疗（抗VEGF治疗）。急进型早产儿视网膜病变，病变进展快速，除需要及时治疗外还需密集随访（随访间期不得超过1周），防止病变再活化。本病例左眼抗VEGF 2天后复诊提示好转，建议：2周后复诊。但患儿家长因其他原因延误至抗VEGF术后2个月复诊，导致病情明显加重而错过早期干预治疗的时机。

例3:

一、病历摘要

患儿女性，2岁。

主诉：右眼被铁片扎伤1年，术后眼压高1个月。

诊断：右眼继发性青光眼，右眼玻璃体积血，右眼Norrie综合征。

手术史：患儿7个月前于外院全身麻醉下行右眼小梁切除术。

二、诊疗经过

家长诉患儿1年前右眼不慎被铁片扎伤，当时家属未重视，未及时就诊。7个月前，患儿突然出现高眼压（35.8 mmHg），眼部B超示右玻璃体中后段中大量点状回声，局部滴眼液降眼压控制差。于外院行右眼小梁切除术，术后1个月眼压再次升高。

我院首诊，眼压：指测眼压T+1（眼压轻度升高），玻璃体腔大量积血，眼底窥不见。眼部B超示右眼玻璃体可见“V”形带状回声，视网膜脱离？（病例19图6）。欧堡眼底像结果见病例19图7。父母FFA（–），于我院行右眼玻璃体切除术。基因检测示患儿及母亲*KIF7*基因杂合突变，诊断：右眼Norrie综合征。

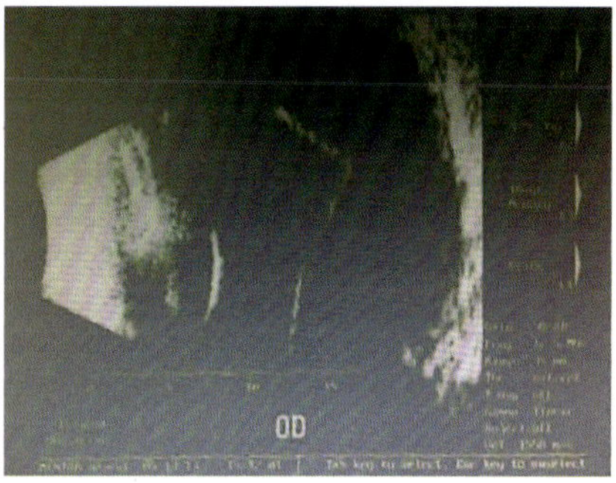

病例19图6　术前眼部B超示：右眼玻璃体可见“V”形带状回声，视网膜脱离？

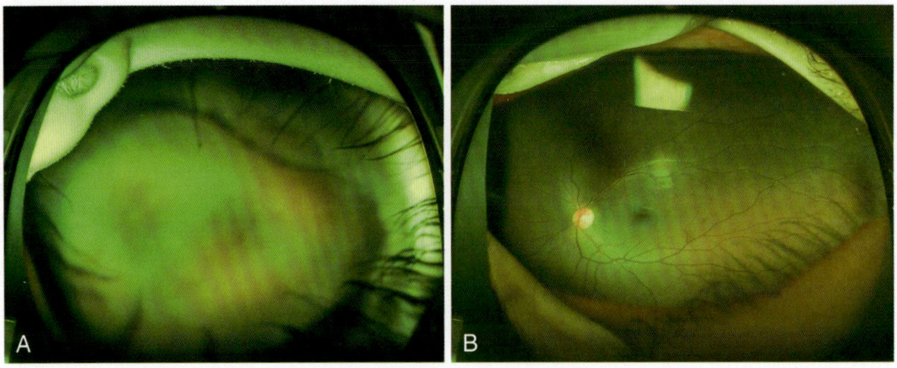

病例19图7　欧堡眼底像

右眼（图A）屈光间质欠清，隐见视网膜平伏；左眼（图B）正常。

三、诊治沉思

玻璃体积血是体征诊断，非病因诊断，大量玻璃体积血会阻碍最终诊断；诊断复杂，需要我们详细的鉴别诊断。本案例存在明显的外伤史，通过我们在术中的所见高度怀疑右眼Norrie病变，最终通过基因检测确诊。提示我们有时候外伤史只是一层迷雾，会误导我们的诊断。在熟知各种导致玻璃体积血的病因基础上，根据术中所见大胆假设，进一步术中标本或其他血液学或血清学检测，最终拨开迷雾确诊。因此我们建议：①要熟知导致小儿玻璃体积血的常见原因；②在结合相关眼部检查及全身检查的基础上（病例19图8），综合进行鉴别诊断。尤其是存在恶性肿瘤（如视网膜母细胞瘤）导致的玻璃体积血时，及时鉴别诊断对于挽救患儿生命至关重要。

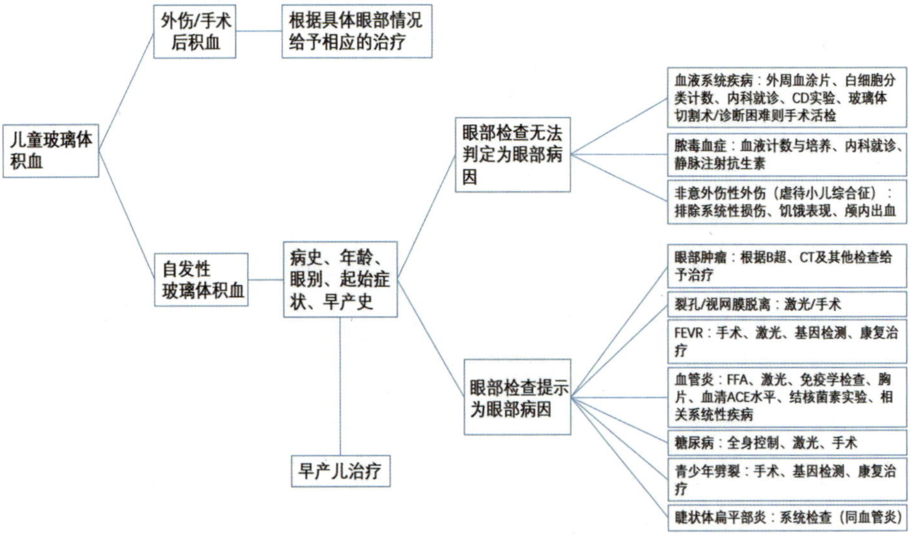

病例19图8　玻璃体积血的诊疗流程

患儿右眼存在明显的外伤病史（右眼被铁片扎伤），本案例除了存在类似于例1的明显检查不彻底外，3个月后右眼眼压：35.8 mmHg，外院右眼B超示：右眼玻璃体中后段中大量点状回声，提示玻璃体积血的可能。外院选择行右眼小梁切除术，未能及时去除导致继发性青光眼的根本病因，玻璃体腔内的积血可能形成血影细胞持续损伤小梁网，致使手术降压失败，同时玻璃体积血持续机化，可导致牵拉性视网膜脱离的发生。因此手术方式选择不当，应及时行玻璃体切除术，从根源上解决问题。

（病例提供者：刘正伟　复旦大学附属中山医院吴淞医院
赵培泉　上海交通大学医学院附属新华医院）

参考文献

[1] Aksu-Ceylan N，Turgay Ozbilen K，Karakiraz A.Characteristics of pediatric open globe injuries in preschool-aged and school-aged children[J].Can J Ophthalmol，2023，58（6）：559-564.

[2] Hsu HT.Late vitreoretinal complications of regressed retinopathy of prematurity：retinal break，Vitreous hemorrhage，and retinal detachment[J].Ophthalmol Retina，2023，7（1）：72-80.

[3] Naik AU，Rishi E，Rishi P.Pediatric vitreous hemorrhage：A narrative review[J].Indian J Ophthalmol，2019，67（6）：732-739.

[4] Daniel E，Ying GS，Siatkowski RM，et al.Intraocular hemorrhages and retinopathy of prematurity in the telemedicine approaches to evaluating acute-phase retinopathy of prematurity（e-ROP）study[J].Ophthalmology，2017，124（3）：374-381.

[5] Yonekawa Y，Wu WC，Kusaka S，et al.Immediate sequential bilateral pediatric vitreoretinal surgery：An international multicenter study[J].Ophthalmology，2016，123（8）：1802-1808.

病例20　家族性渗出性玻璃体视网膜病变合并永存原始玻璃体增生症仅诊为先天性白内障

一、病历摘要

患儿男性，8个月。

主诉：3月龄时发现患儿左眼瞳孔区发白。

诊断：左眼永存原始玻璃体增生症，双眼家族性渗出性玻璃体视网膜病变，左眼无晶状体眼。

手术史：患儿2个月前于外院行左眼白内障囊外摘除术。

二、诊疗经过

眼部检查，视力：双眼不配合；眼压：右眼7 mmHg，左眼6 mmHg。双眼眼轴：右眼23.3 mm，左眼20.5 mm。左眼晶状体缺如。双眼RetCam检查示右眼周边血管多，平直，左眼晶状体后见白色增生组织，眼内窥不见（病例20图1 A、病例20图1 B）。眼部B超提示右眼未见明显异常，左眼晶状体缺如，玻璃体腔细条带状回声自视盘连至晶状体后，双眼视网膜平伏。

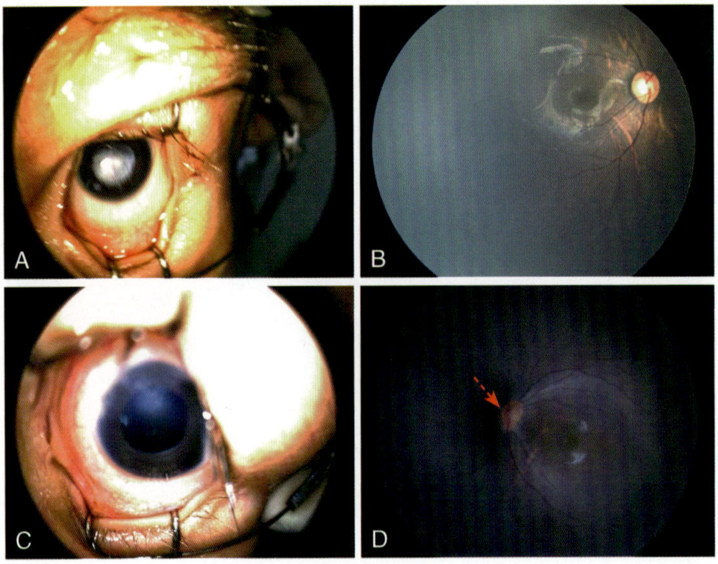

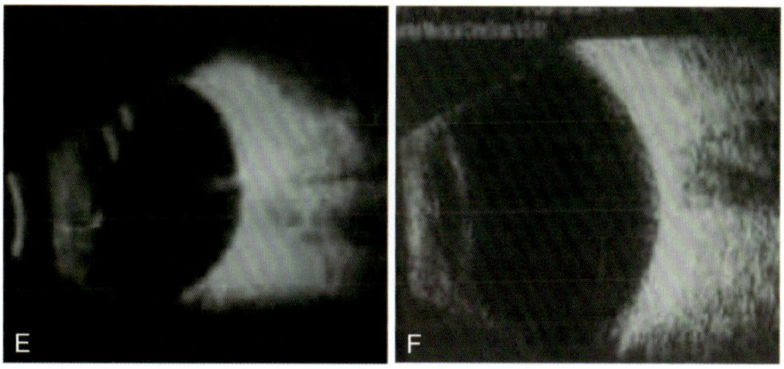

病例20图1　术前、后眼部彩照及B超

A.首诊时左眼眼前节照相示晶状体后白色增生，眼内窥不见；B.首诊时右眼眼底像；C.左眼术后1个月眼前节照相；D.左眼术后1个月眼底像，视盘前可见极细带状增生条索（红箭头）；E.左眼术前B超示玻璃体腔细条带状回声自视盘连至晶状体后；F.左眼术后1个月B超。

患儿于我院行左眼前部玻璃体切除＋右眼眼底荧光血管造影。术后1个月眼前节及眼底照片见病例20图1 C、病例20图1 D。术前及术后眼部B超对比见病例20图1 E、病例20图1 F。患儿右眼FFA示周边视网膜血管分支增多，见无血管区。其父FFA示周边视网膜血管分支较多，其母FFA未见异常（病例20图2）。

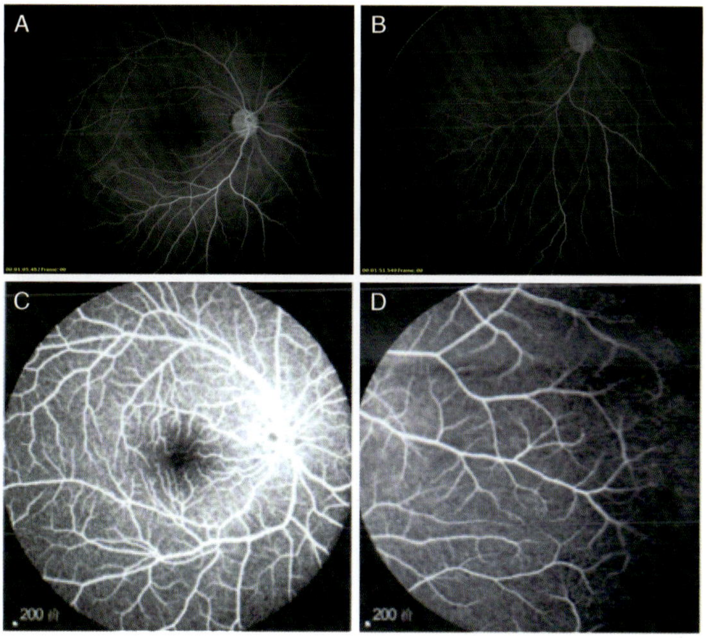

病例20图2　患儿及父亲FFA

A、B.患儿右眼FFA示血管分支增多，周边见无血管区；C、D.其父眼底荧光血管造影显示血管分支较多。

PHPV根据病变累及部位，可分为前部型、后部型和混合型。近期，编者团队在临床工作中遇到两种非传统类型的永存原始玻璃体增生症（persistent hyperplastic primary vitreous，PHPV）：即前前部型PHPV（病例20图3）。现大多数人使用“永存胎儿血管”术语，特殊的前前部型永存胎儿血管被命名为前前部型PFV（anterior-anterior type of persistent fetal vasculature，AAPFV）。

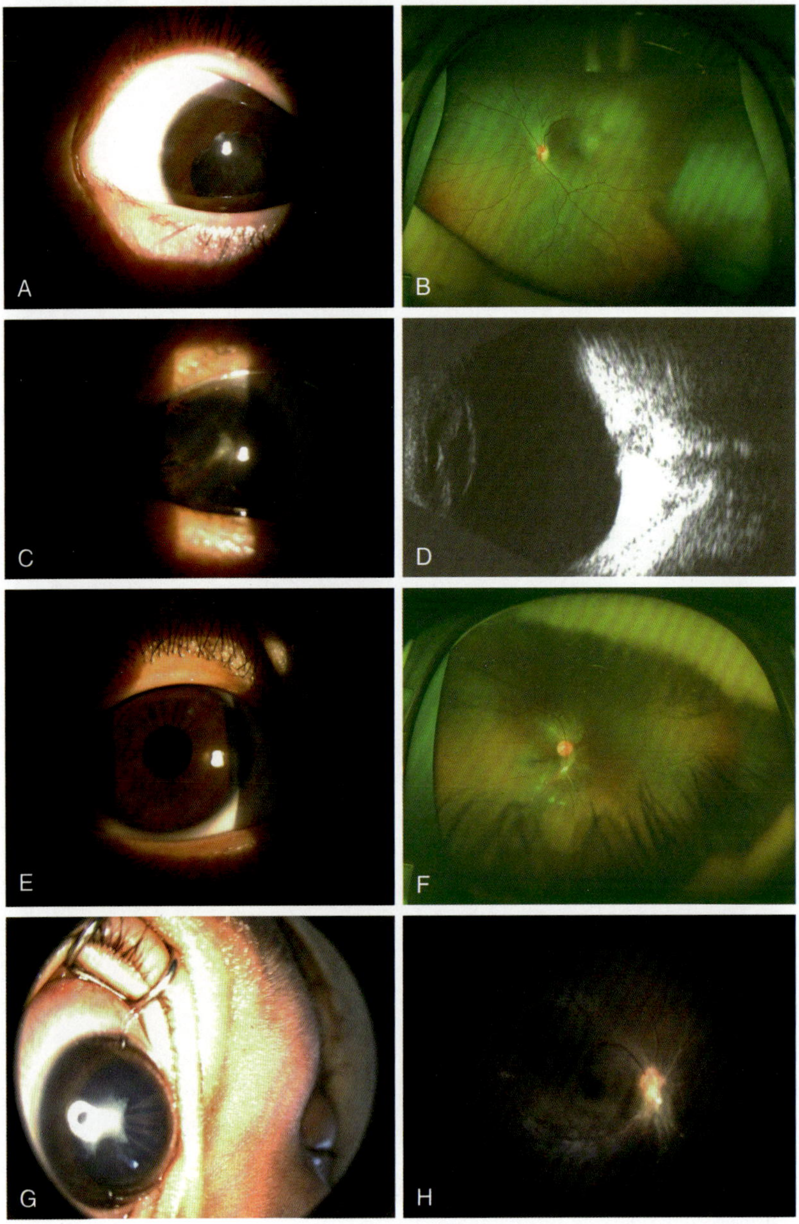

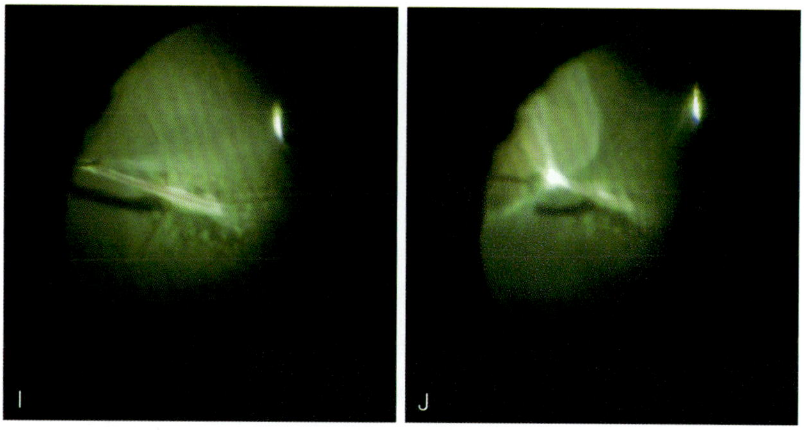

病例20图3　各类型PHPV

A、B.前前部型PFV。虹膜后粘连，晶状体前囊膜局部有增生膜，晶状体轻度混浊。眼底未见明显异常；C、D.前部型PFV。眼前节照相示左眼角膜透明，前房深，晶状体后囊混浊，鼻下方睫状突拉长。B超显示晶状体回声增强，玻璃体腔未见明显异常；E、F.后部型PFV。眼前节照相见右眼晶状体后囊正中白色混浊。RetCam眼底彩照见自视乳头起白色纤维条索连至晶状体后囊；G、H.混合型PFV。眼前节照相见右眼睫状突拉长，后囊白色混浊。右眼玻璃体腔内见视乳头起纤维条索连至晶状体后；I、J.特殊类型PFV。

三、诊治沉思

1．本患儿在诊断不明确的情况下，对其进行了白内障囊外摘除术，术中发现眼底疾病，被迫结束手术，建议转上级医院进一步治疗。

2．即使对于先天性白内障，也不建议单纯行囊外白内障摘除术。这种手术方式术后几乎所有病例均发生后囊膜混浊而需要再次手术干预。目前，比较理想的手术方式是晶状体切除术联合后囊膜环形切开，可以有效预防后囊膜混浊。

儿童晶状体异常的病因学包括宫内感染、代谢性疾病、眼部发育异常、外伤、中枢神经系统发育异常以及自身免疫性疾病等。临床上白瞳症常见的疾病有早产儿视网膜病变（病例20图4）、FEVR（病例20图5）、PFV、眼弓蛔虫病等（病例20图6）。对于这些疾病的鉴别诊断，临床医生要详细地问诊，重点包括患儿的出生史、吸氧史、家族史、猫狗接触史、外伤史，以及对侧眼的情况。FEVR的临床表现具有多样性，可出现无症状个体，甚至无周边视网膜血管异常，也可出现视网膜脱离而致失明。在编者专家门诊中经常遇到形形色色的FEVR（病例20图7）：合并视网膜色素变性、牵牛花综合征、上睑下垂、外伤、血管炎等。因此，对于晶状体异常的患儿，临床医生的诊断思路要开阔，除详尽的问诊之外，从眼前节到眼后节、从局部到全身、从患儿到家系，都要尽可能考虑到。避免误诊、漏诊，导致诊治不当，影响患儿的视力预后。

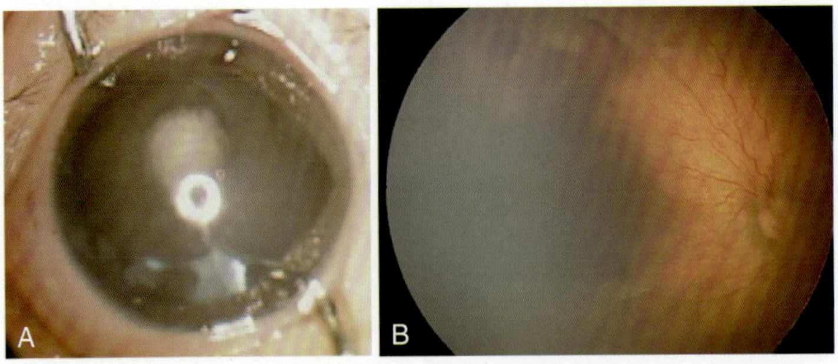

病例20图4　早产儿视网膜病变所见

患儿男性，矫正胎龄28^{+3}周，出生体重：1000 g。有吸氧史。A.右眼晶状体局部混浊；B.双眼RetCam眼底彩照，示双眼后极部血管迂曲扩张，视网膜前出血。诊断为双眼急进型早产儿视网膜病变。

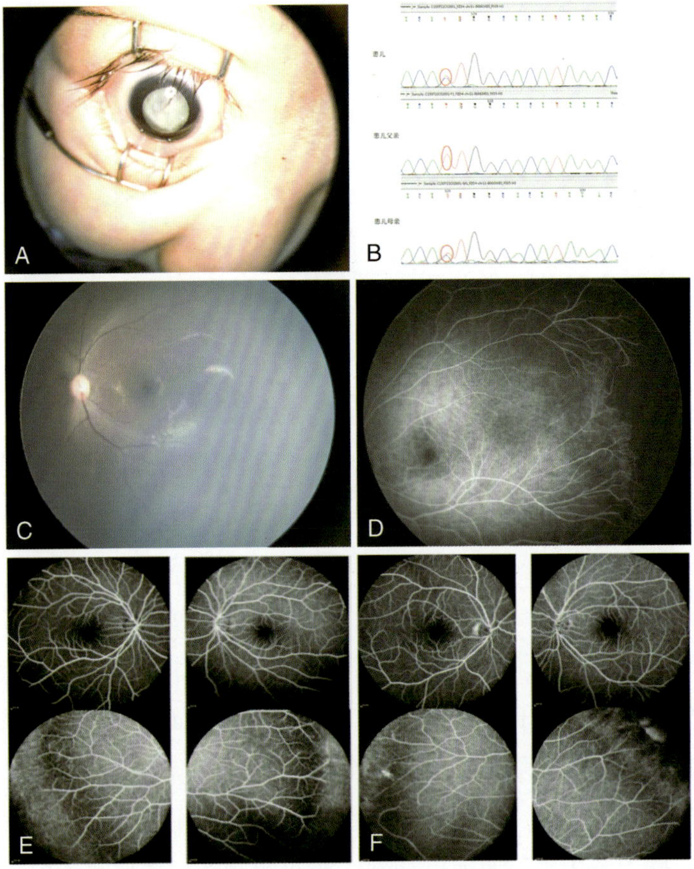

病例20图5　家族性渗出性玻璃体视网膜病变所见

患儿男性，6个月，足月，出生体重3450 g。主诉：发现患儿右眼瞳孔发白。A.右眼晶状体混浊；B.*FZD4*基因c.313位点出现A>G突变，母源；C.左眼眼底像；D.左眼FFA示血管末梢分支增多融合伴无血管区，晚期未见渗漏；E、F.父母FFA示父母眼底血管稍多，母亲右眼颞侧周边血管可见LOOP改变。诊断为双眼FEVR。

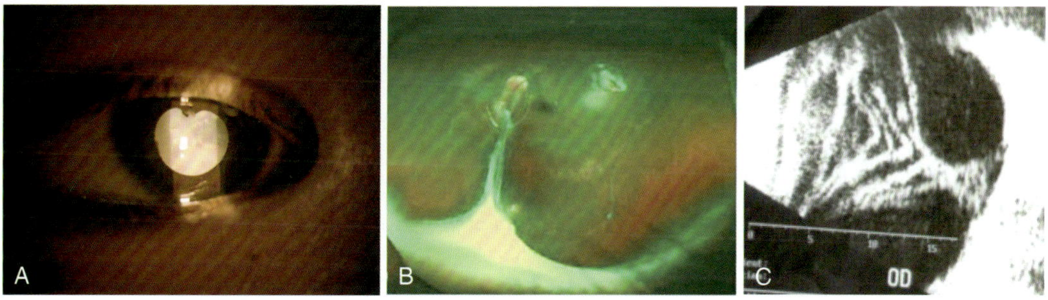

病例20图6　眼弓蛔虫病所见

患儿女性，3岁。主诉：发现患儿右眼发白。B超右眼全视网膜脱离。A.右眼眼前节像；B.欧堡眼底像示右眼下方周边肉芽肿样改变；C.眼部B超显示纱膜样改变，为眼弓蛔虫病的典型眼内改变。血及房水犬弓蛔虫抗体：（+），猫狗接触史（+）。诊断为右眼犬弓蛔虫病。

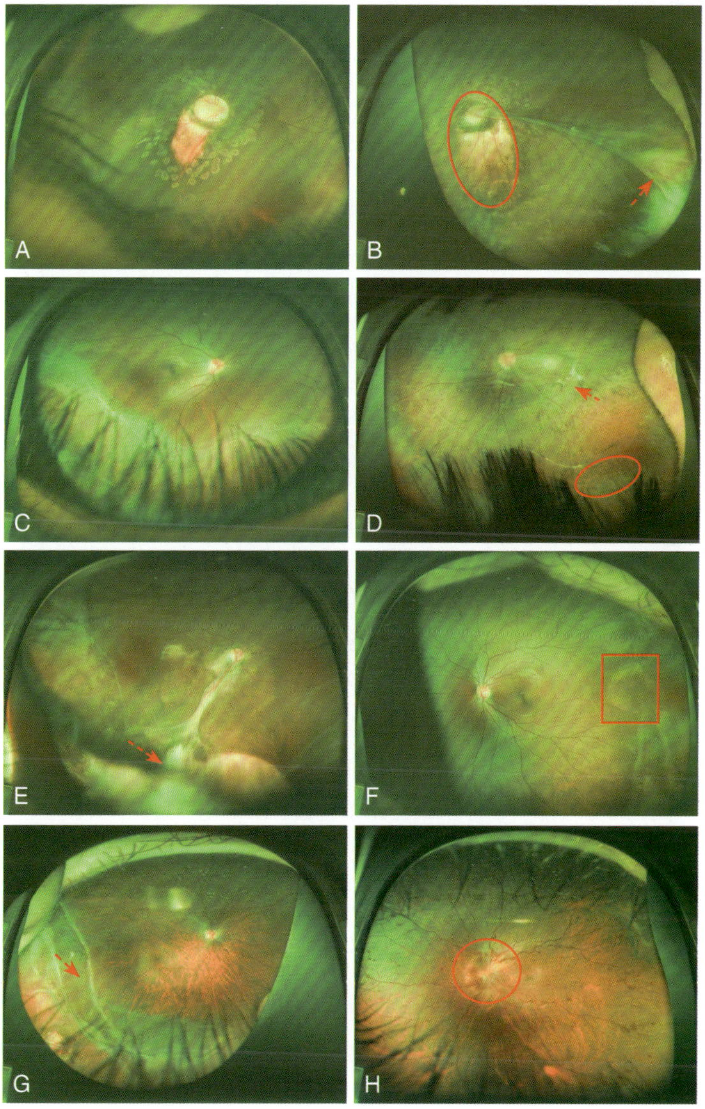

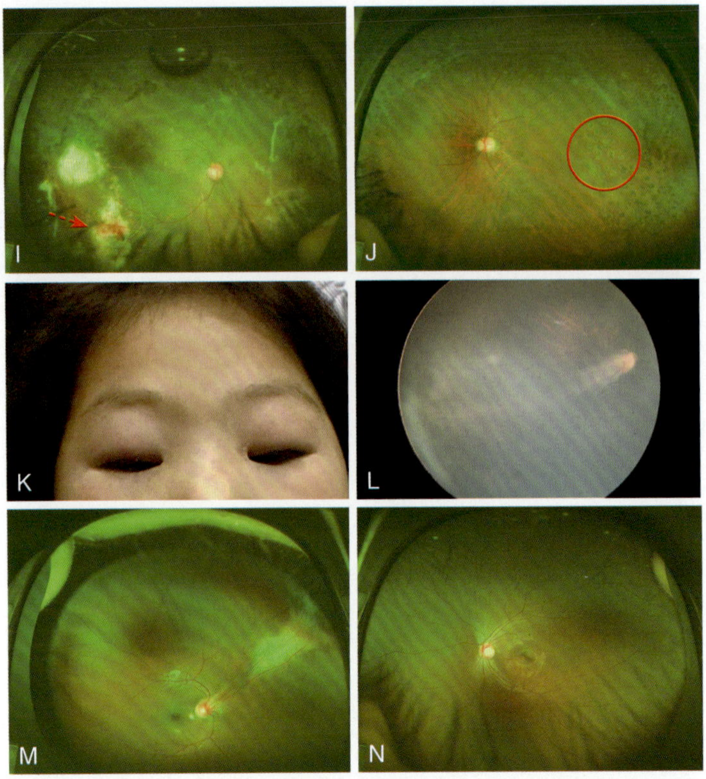

病例20图7　采用手机拍照、RetCam检查及欧堡眼底像示不同眼部疾病合并FEVR的眼底改变

A、B.患儿男性，4岁，双眼牵牛花综合征（morning glory syndrome，MGS）并眼缺损（coloboma）、FEVR，图B标记处为典型表现，右眼周边无血管区，左眼见镰状皱襞牵拉视盘连至周边视网膜，父源LRP5杂合突变；C、D.患者男性，17岁，左眼色素性视网膜炎（RP）并双眼FEVR，右眼因视网膜脱离行巩膜外加压术，左眼夜盲，图D标记处为典型表现，基因证实为母源的ZNF408杂合突变；E、F.患儿女性，6岁，右眼鞭炮炸伤后视物不见1个月，诊断为右眼玻璃体积血（vitreous hemorrhage，VH），母源，诊断为双眼FEVR，图E为玻璃体腔积血吸收后；G、H.患者男性，17岁，因右眼视网膜脱离行右眼巩膜环扎术，图G标记处为典型表现；左眼1个月前突然视力下降，FFA证实双眼FEVR并左眼视盘血管炎，图H标记处为典型表现；I、J.患者男性，31岁，因左眼视网膜脱离行左眼PPV，FFA示双眼FEVR并右眼Coats-like，图I标记处为典型表现（典型Coats为异常血管扩张呈梭形、囊状或者球形，葡萄簇样的血管瘤。Coats-like，表现为伴黄色渗出及异常血管出血等）；K、L.患儿女性，4岁，2014年因双眼上睑下垂于外院行双眼上睑下垂矫正术，患儿为双眼上睑下垂并双眼FEVR；M、N.患儿男性，8岁，单眼FEVR，该患儿基因证实为父源的LRP5的杂合突变。且该患儿的视盘牵引方向为反向，即反向drag-disk。

（病例提供者：田　恬　赵培泉　上海交通大学医学院附属新华医院）

参考文献

[1] Tian T，Chen C，Zhang X，et al.Clinical and genetic features of familial exudative vitreoretinopathy with onlyunilateral abnormalities in a chinese cohort[J].JAMA Ophthalmol，2019，137（9）：1054–1058.

[2] Tian T，Zhang X，Zhang Q，et al.Variable reduction in norrin signaling activity caused by novel mutations in FZD4 identified in patients with familial exudative vitreoretinopathy[J]. Molecular Vision，2019，25：60–69.

[3] Ren J，Lyu J，Ye H，et al.Secondary glaucoma caused by a special type of persistent fetal vasculature[J].Int Ophthalmol，2022，42（9）：2871–2879.

[4] Albaroudi N，Tijani M，Lezrek O，et al.Persistent hyperplastic primary vitreous（PHPV）[J].J Fr Ophtalmol，2017，40（10）：e389–e390.

[5] Chen C，Xiao H，Ding X.Persistent fetal vasculature[J].Asia Pac J Ophthalmol（Phila），2019，8（1）：86–95.

病例21　永存原始玻璃体增生症仅诊为先天性白内障

一、病历摘要

患儿女性，8岁。

主诉：右眼白内障术后瞳孔区仍发白1年。

诊断：右眼永存原始玻璃体增生症，右眼人工晶状体眼。

手术史：患儿3年前于外院行右眼白内障超声乳化吸除＋人工晶状体植入术。

二、诊疗经过

眼科检查，视力：右眼FC/50 cm，左眼1.0。右眼人工晶状体位正，晶状体后囊可见白色增生膜（病例21图1）。右眼眼底可见一粗纤维条索自视盘连至晶状体后囊，视网膜平伏（病例21图1）。左眼前后节未见明显异常。患儿于我院行右眼玻璃体切割术。

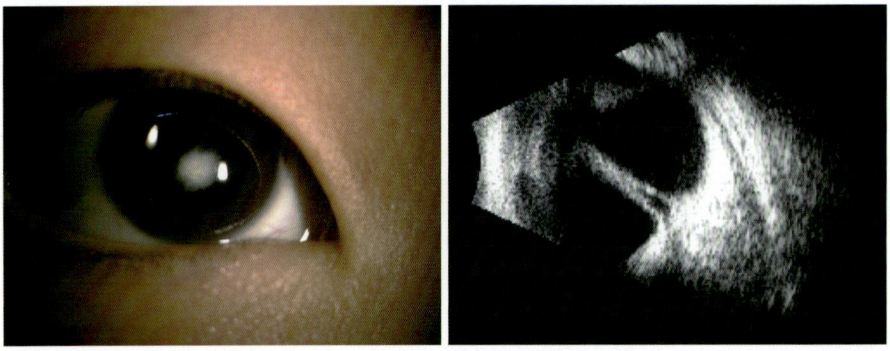

病例21图1　患儿眼前节照片及眼部B超

患儿在我院首诊时右眼前节照相，IOL在位，晶状体后囊见纤维增生膜位于瞳孔区；眼部B超可见自视盘起有一粗条索连至眼前节。

三、诊治沉思

患者外院初诊仅诊为先天性白内障，单纯行右眼白内障超声乳化吸除和人工晶状体植入术。永存原始玻璃体增生症（PHPV）是由原始玻璃体动脉未退化或退化不全引起。典型患者可见小眼球、白内障、睫状突拉长、晶状体后纤维组织或持续存在的玻璃体动脉。根据病变部位，可分为前前部型（病例21图2）、前部型（病例21图3）、后部型（病例21图4）和混合型（病例21图5至病例21图7）及特殊类型（病例21图8）。

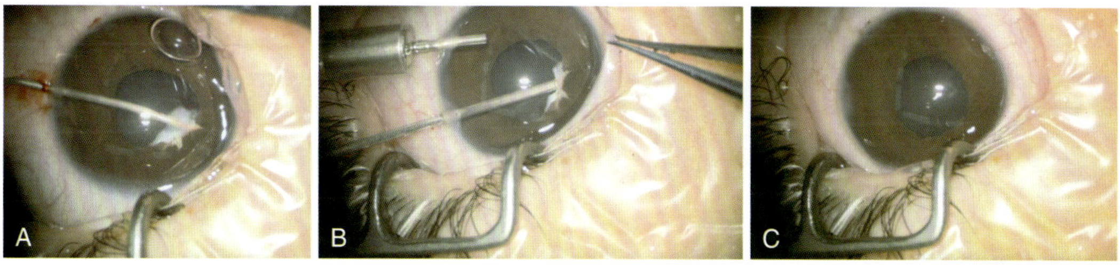

病例21图2　前前部型PHPV所见

患儿女性，9个月，家长发现右眼自出生后瞳孔发白。RetCam检查示右眼瞳孔边缘白色纤维增生膜，眼底正常。诊断为右眼前前部型PHPV。A.术中用钝针头小心分离纤维增生膜与晶状体前囊；B.利用玻璃体切割头切除纤维膜；C.术毕瞳孔圆，晶状体保留。

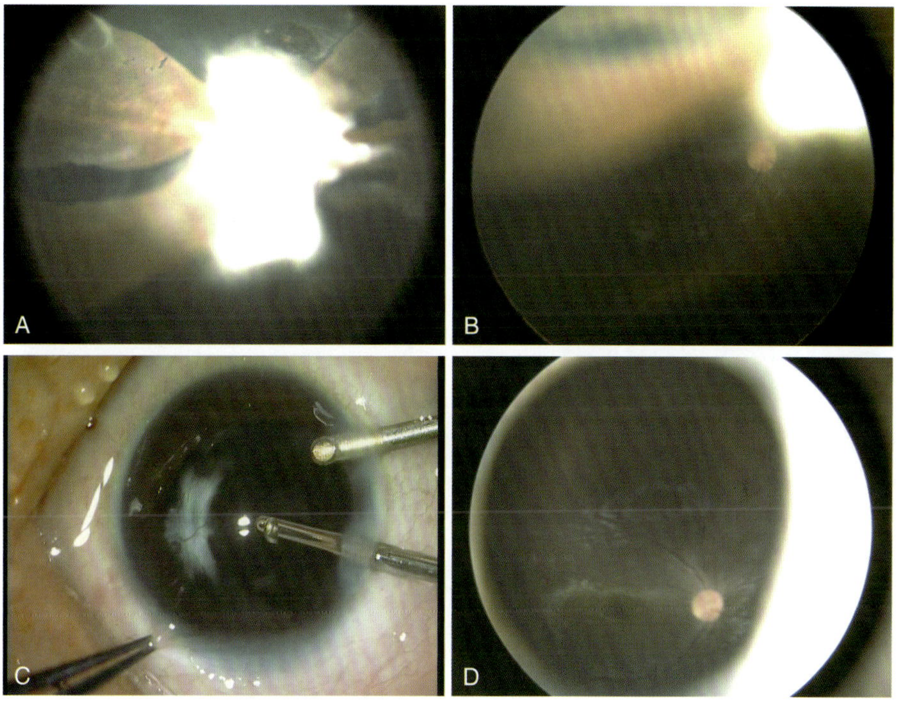

病例21图3　前部型PHPV所见

患儿男性，29个月，自幼觉右眼斜伴震颤。A.见右眼晶状体后囊正中白色混浊，睫状突拉长与之相连；B.隐见眼底视网膜平伏，未见玻璃体动脉残留；C.行右眼晶状体切除术，晶状体后囊白色纤维膜上见血管。诊断为前部型PHPV。

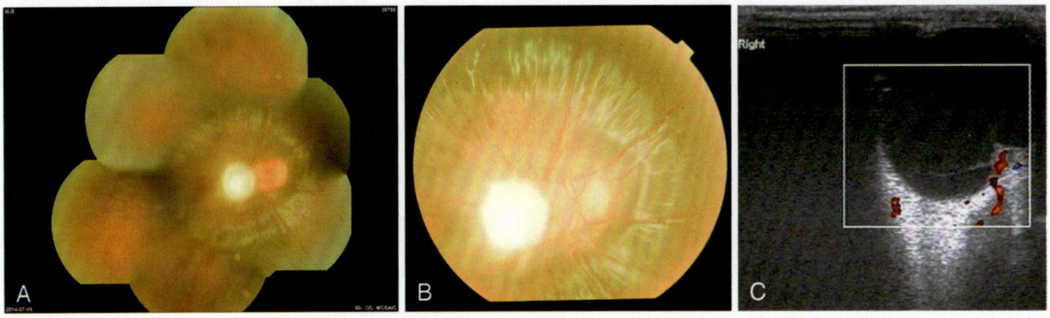

病例21图4　后部型PHPV所见

患儿女性，6岁，家长发现右眼视力差1个月。右眼视力0.05，眼前节检查未见异常。A、B.视盘及黄斑前白色团块纤维组织；C.眼部彩色多普勒B超示视盘前组织团块，其内见血流信号。诊断为后部型PHPV。

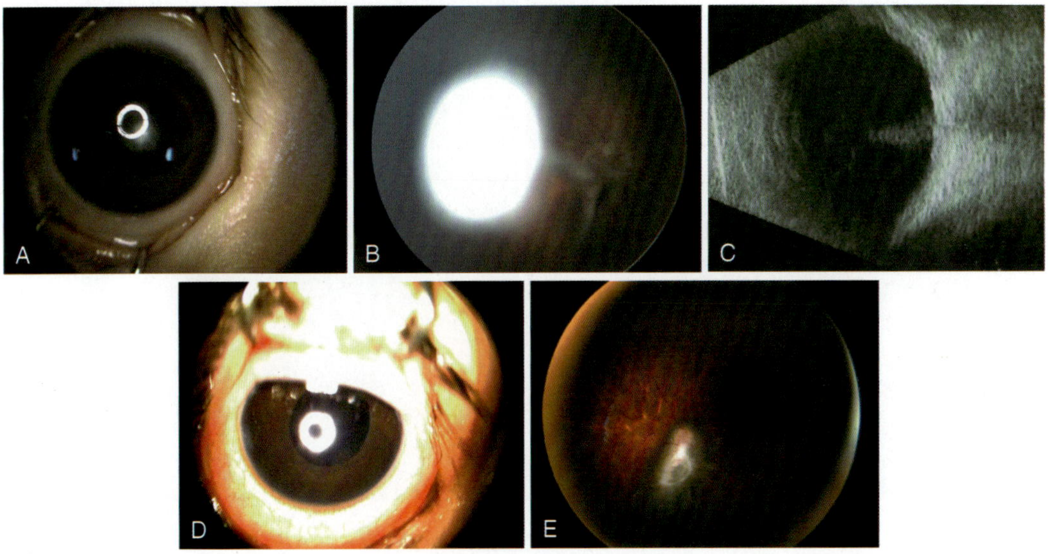

病例21图5　混合型PHPV所见

患儿男性，7个月，1个月时被发现右眼内斜。A.右眼晶状体后囊正中白色混浊；B.见自视盘起白色纤维条索连至晶状体后；C.眼部B超示视盘前粗带状回声连至晶状体后。诊断为混合型PHPV。

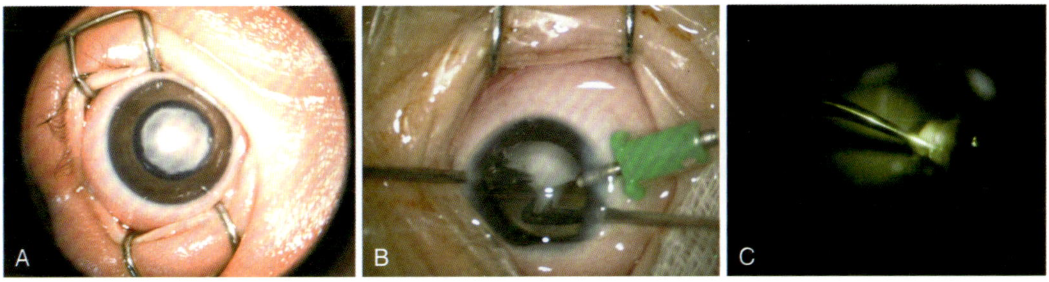

病例21图6　右眼混合型PHPV所见1

患儿女性，4个月。家长发现患儿生后右眼发白就诊。诊断为右眼混合型PHPV。A.晶状体后白色增生膜，增生膜上可见血管；B.晶状体切除后借助剪刀剪断白色纤维条索；C.电凝纤维条索残蒂止血。

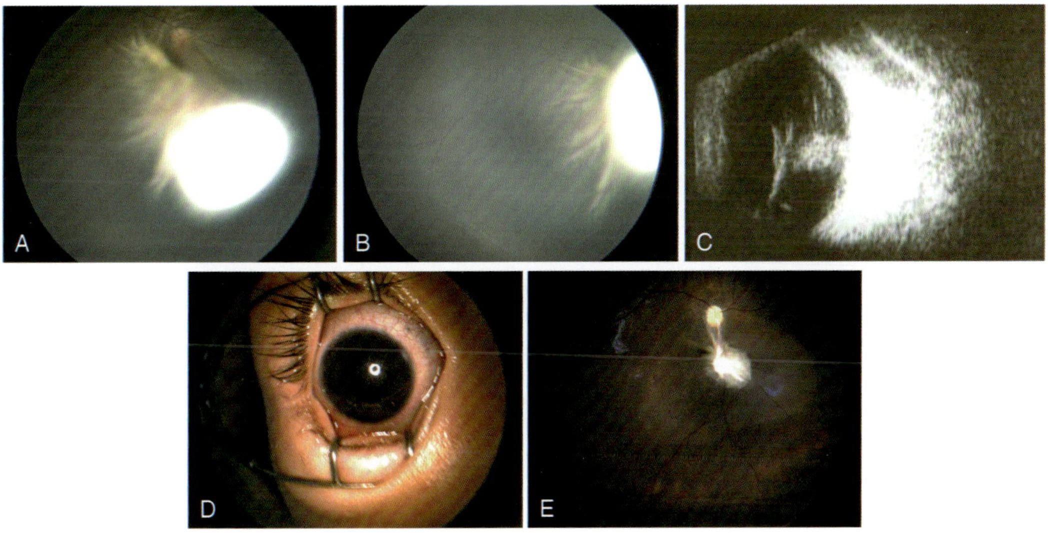

病例21图7　右眼混合型PHPV所见2

患儿女性，5个月，家长发现患儿出生后右眼发白。A.纤维条索自视盘连至晶状体后，视盘周围视网膜皱褶样隆起；B.见视盘颞侧及下方视网膜脱离；C.眼部B超示视盘前增生条索连至晶状体后。诊断为右眼混合型PHPV，右眼牵拉性视网膜脱离（tractional retinal detachment，TRD）；D.行右眼晶状体切除＋玻璃体切除术，术后复查右眼角膜透明，无晶状体；E.示纤维条索去除后仅余一纤维残蒂。

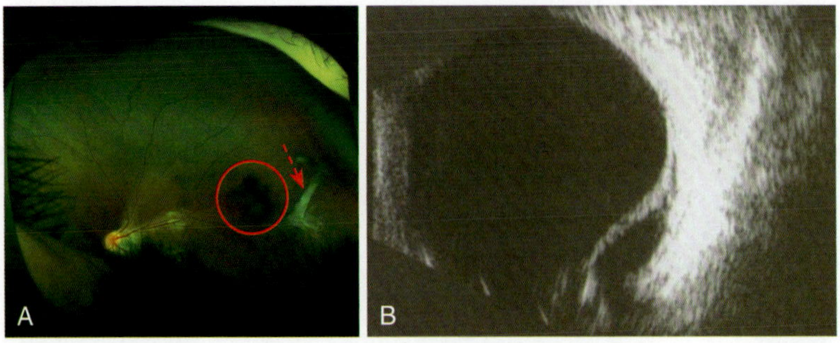

病例21图8　特殊类型PHPV所见

患儿女性，9岁，发现左眼视力差2年。视力：左眼0.1，右眼1.0。A.晶状体后囊点状混浊（圆圈内），有一白色柱状纤维条索自颞上方连至赤道部（红箭头）；B：眼部B超示纤维条索连至赤道部。诊断为PHPV（特殊类型）。

（病例提供者：田　恬　赵培泉　上海交通大学医学院附属新华医院）

参考文献

[1] Ren J，Lyu J，Ye H，et al.Secondary glaucoma caused by a special type of persistent fetal vasculature[J].Int Ophthalmol，2022，42（9）：2871-2879.

[2] Cerón O，Lou PL，Kroll AJ，et al.The vitreoretinal manifestations of persistent hyperplasic primary vitreous（PHPV）and their management[J].Int Ophthalmol Clin，2008，48（2）：53-62.

[3] Albaroudi N，Tijani M，Lezrek O，et al.Persistent hyperplastic primary vitreous（PHPV）[J].J Fr Ophtalmol，2017，40（10）：e389-e390.

[4] Chen C，Xiao H，Ding X.Persistent fetal vasculature[J].Asia Pac J Ophthalmol（Phila），2019，8（1）：86-95.

[5] Zigler JS Jr，Valapala M，Shang P，et.al. β A3/A1-crystallin and persistent fetal vasculature（PFV）disease of the eye[J].Biochim Biophys Acta，2016，1860（1 Pt B）：287-298.

病例22　Coats病误诊为视网膜母细胞瘤

一、病历摘要

患儿男性，11岁。

主诉：右眼视力下降半年余，左眼眼球摘除术后。

诊断：右眼Coats病，左眼义眼。

手术史：患儿3年前外院全身麻醉下左眼眼球摘除＋义眼台植入＋异体巩膜植入。

二、诊疗经过

患儿左眼自出生后即表现为白瞳，8岁时因左眼胀痛于外院就诊。视力：右眼0.7，左眼无光感。左眼角膜鼻侧带状混浊，前房消失，角膜缘一周巩膜葡萄肿，混合充血，眼底窥不清，右眼检查未见异常。眼部CT示左眼球壁见钙化，玻璃体内可见增高密度影。眼球摘除术后病理诊断为：左眼眼球萎缩，化脓性眼内炎，玻璃体积血，无肿瘤细胞。

术后2年外院复查，发现右眼眼底颞侧周边有陈旧性出血伴增生膜，渗出及血管扩张。

术后3年外院复查，右眼见玻璃体大量纤维增生膜，新生血管密集扩张，伴TRD。

术后4年首诊我院，右眼视力：HM/10 cm，眼压：15 mmHg；右眼虹膜新生血管，视网膜隆起伴周边血管扩张及广泛视网膜下黄白色渗出。诊断：右眼Coats病，左眼义眼。于我院行右眼晶状体切除＋玻璃体切除＋激光光凝＋硅油注入术，8个月后行右眼硅油取出＋C3F8注气术。

末次随访，欧堡眼底像示右眼视网膜平伏（病例22图1），右眼视力：0.25，眼压：20 mmHg。OCT示：右眼视网膜平伏，结构紊乱，中心凹结构不明显（病例22图2）。

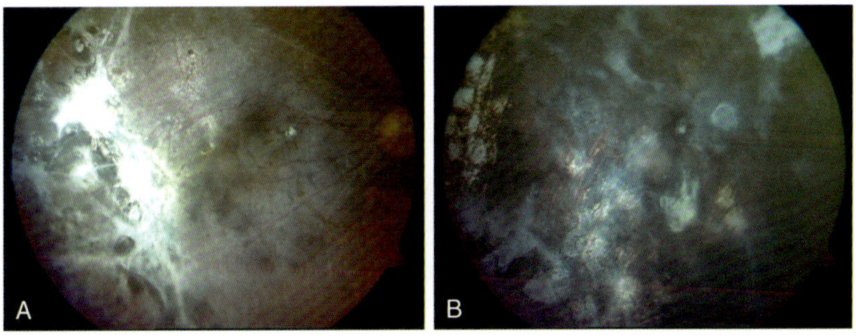

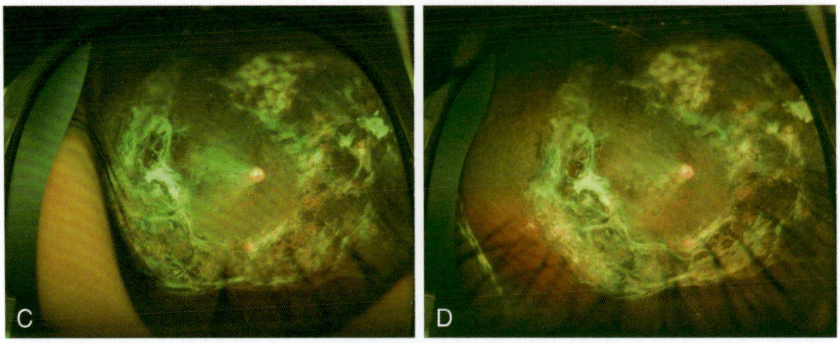

病例22图1 患儿术后随访眼底广角照相

A.我院术后3年患儿右眼视网膜平伏，视网膜周边见陈旧性激光光凝斑伴增生，未见异常血管及明显渗出；B.术后5年患儿欧堡示右眼视网膜平伏，360° 视网膜见陈旧激光光凝斑，未见异常血管及渗出；C.末次随访患儿欧堡示右眼病情同前。

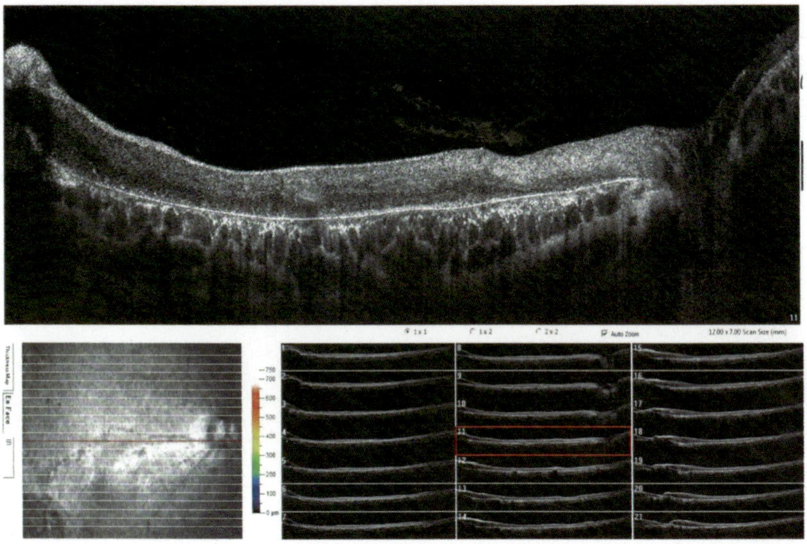

病例22图2 末次随访患儿右眼OCT示视网膜平伏，结构紊乱，中心凹结构不明显

三、诊治沉思

1. 正如本例患儿，早期无任何不适主诉，直至首次外院就诊左眼时，已继发青光眼，因CT中所见的钙化影，而怀疑为左眼视网膜母细胞瘤（retinoblastoma，RB）行眼球摘除。因此，晚期Coats与视网膜母细胞瘤的鉴别要点，要结合详细的家族史、患儿发病史、眼部B超、磁共振，以及必要时的细针穿刺活检，以防将Coats病误诊为RB行眼球摘除，影响患儿一生。

2. 双眼Coats病发病率极低，正如本例患儿，在左眼眼球摘除后的随访过程中，外院发现右眼眼底异常，遗憾的是，虽查见异常血管扩张及渗出，但因对Coats病的不了解，仅仅给予随访观察，未能及时行激光光凝治疗，至我院就诊时，已发生视网膜脱离及虹膜红变，给予右眼体切除+激光光凝+硅油填充，以挽救患儿的独眼。

Coats病合并视网膜全脱离及大量视网膜渗出，极易与RB相混淆，且陈旧性渗出可形成B超可见的钙化，而RB也可继发Coats-like病变，因此增加了与RB相鉴别的难度（病例22图3）。

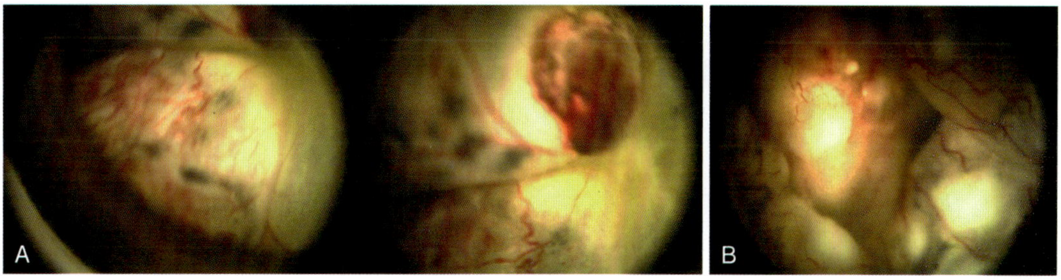

病例22图3　Coats病与RB眼底表现

A.3B期Coats病，视网膜全脱离，视网膜下黄白色渗出，视网膜上见大量网状团状异常迂曲扩张血管。B.RB，视网膜下大量白色实性团块。

RB是婴幼儿最常见的眼内恶性肿瘤，发病率为1：15 000～28 000，2/3的患儿在3岁前发病，约30%的患儿双眼受累。全球每年约有8000例新增RB患儿，中国约占1000例。按临床病程，RB分为眼内期、青光眼期、眼外期和全身转移四期（病例22图4）。早期年幼患儿往往无主诉，直到家长发现其白瞳、斜视，甚至到眼红、眼痛等病情严重时才被发现。正因大多数患儿往往在3岁前发病，凸显了应用RetCam行新生儿普筛的重要意义，可以直观、全面地观察到眼底其前节瘤体情况。

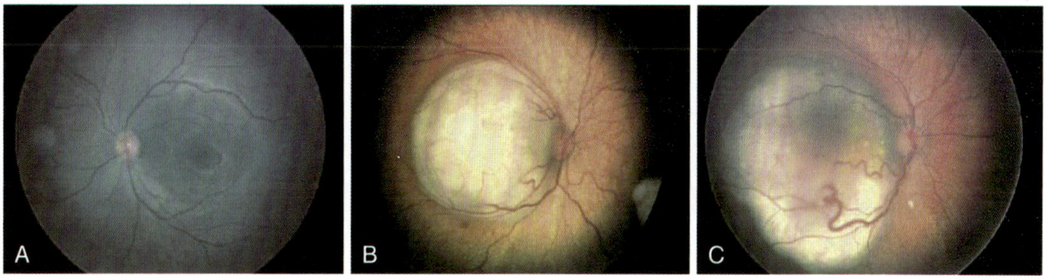

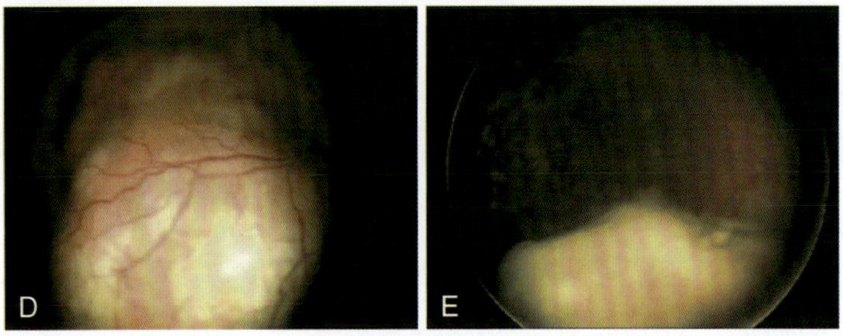

病例22图4　不同分期RB RetCam检查

A.A期：所有肿瘤局限在视网膜内，均≤3 mm，并远离黄斑中心＞3 mm，视盘＞1.5 mm，治愈率可达100%；B.B期：无种植的局限于视网膜的肿块，可有清亮的视网膜下液（snbretinal fluid。SRF），但距肿块边缘≤6 mm，治愈率可达95%；C.C期：有局限性玻璃体或（和）视网膜下种植（距肿块边缘≤3 mm），可有≤1象限的SRF，治愈率近70%；D.D期：弥漫性玻璃体或（和）视网膜下种植（距肿块边缘≤3 mm），可有＞1象限的SRF，治愈率仅30%～50%；E.E期：无恢复视功能的可能，包括下列任一项：累及眼前节（包括达晶状体或超过玻璃体前界膜）、累及睫状体、新生血管性青光眼、眼球痨、眶蜂窝组织炎。

（病例提供者：崔雪皓　天津医科大学眼科医院
赵培泉　上海交通大学医学院附属新华医院）

参考文献

[1] Helmi HA，Jammah A，Maktabi AM，et al.Clinicopathological correlations in enucleated globes of late-stage coats disease with a review of the literature[J].J Epidemiol Glob Health，2022，12（4）：496-503.

[2] Banerjee M，Nayak S，Kumar S，et al.Adult-onset coats disease[J].Surv Ophthalmol，2023，68（4）：591-600.

[3] Abramson DH，Cruz-Abrams R，Francis JH.Coats disease and premature telomere shortening[J].J Pediatr Ophthalmol Strabismus，2022，59（4）：280.

病例23　家族性渗出性玻璃体视网膜病变误诊为犬弓蛔虫病

例1:

一、病历摘要

患儿男性，2岁。

主诉：家长发现患儿左眼发白。

现病史：患儿足月儿，右眼前后节检查未见异常，左眼眼球萎缩，角膜带状变性，瞳孔区黄白色机化膜（病例23图1）。患儿有猫、狗接触史，抗犬弓蛔虫抗体IgG，呈阳性，诊断“左眼犬弓蛔虫病”。

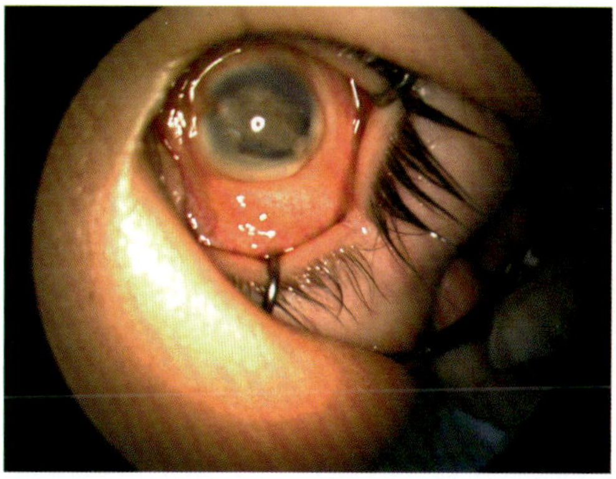

病例23图1　患儿左眼RelCam检查，角膜带状变性，瞳孔区机化膜，眼内不见

二、诊疗经过

外院FFA示：右眼视盘及血管充盈时间正常，视盘界清，视网膜血管走行迂曲。颞侧周边疑似无血管区，见异常血管网。诊断：左眼犬弓蛔虫病。

我院RetCam检查示右眼颞侧周边血管渗出（病例23图2）。

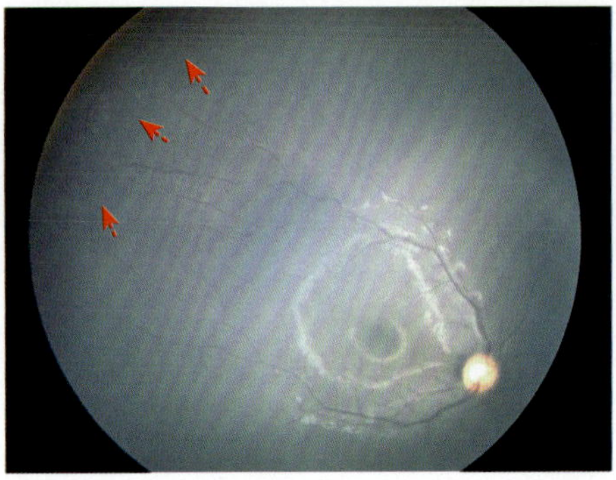

病例23图2　患儿右眼RetCam检查，见颞侧周边白色渗出（红箭头）

即刻予患儿父母行FFA。其父FFA未见明显异常，其母FFA示后极部血管迂曲，颞侧周边血管末梢分支增多，见异常网状吻合（病例23图3）。

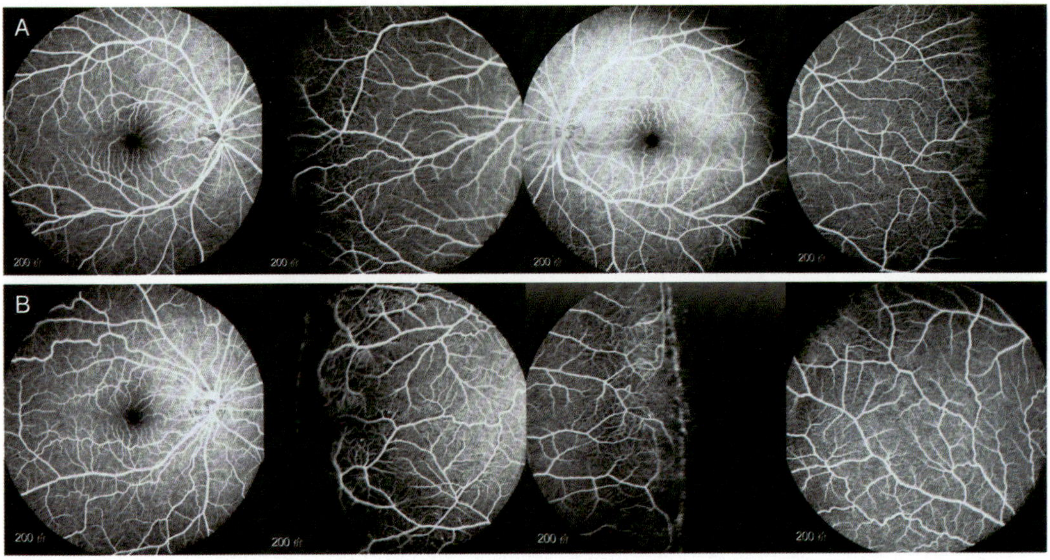

病例23图3　患儿父母FFA

A.患儿父亲，未见明显异常；B.患儿母亲，示后极部血管迂曲，颞侧周边血管末梢分支增多，见异常网状吻合。

再次全身麻醉下患儿FFA示右眼视盘及血管充盈时间正常，视网膜血管走行迂曲。颞侧周边见无血管区，血管末梢分支多，见异常网状吻合，部分血管末端膨大，晚期血管末梢荧光渗漏，即行间接眼底镜下视网膜激光光凝（LIO）渗漏血管末梢（病例23图4）。术后定期随访并建议查*FEVR*基因。

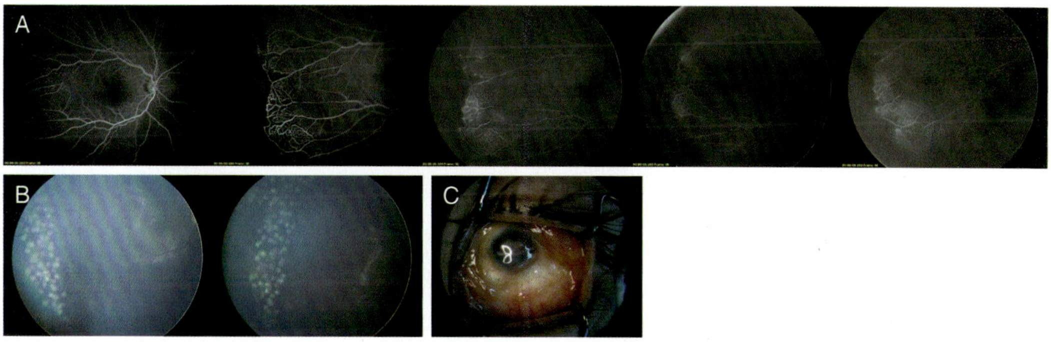

病例23图4　患儿FFA

A.视网膜周边无血管区伴分支多及异常网状吻合，部分血管末端膨大，晚期渗漏；B.LIO光凝渗漏血管末梢；C.左眼角膜带状变性，瞳孔区机化。

末次随访，视力：右眼0.4，眼压：指测正常眼压（Tn），眼底视网膜平伏，颞侧见激光光凝斑（病例23图5）。基因检测：患儿*KIF11*基因（常显）发现一杂合突变。诊断：双眼家族性渗出性玻璃体视网膜病变（FEVR）。

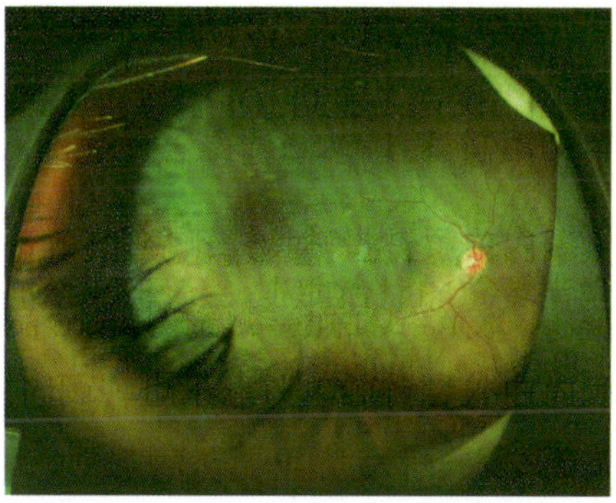

病例23图5　末次随访患儿右眼欧堡眼底像示眼底视网膜平伏，颞侧见激光光凝斑

三、诊治沉思

本例患儿，呈现为单眼白瞳症，渗出性视网膜脱离，外院首次FFA仅见颞侧周边血管异常吻合，无血管区不明显，且患儿血清IgG阳性，诊断“犬弓蛔虫病”。但是没有关注患儿的对侧眼，且没有考虑全面白瞳症的鉴别，如FEVR、PHPV、先天性白内障、Coats病、RB、色素失禁症等全身疾病相关眼病，以及外伤等因素。但随着病程进展，右眼出现渗出性病变，予我院再次行FFA，观察到明确的无血管区，末梢血管分支增多与膨大以及晚期荧光渗漏等典型FEVR表现，且其母FFA见血管吻合，较为可疑，结合基因检测，最终明确诊断FEVR。但也有一种例外，就是左眼在FEVR的基础上合并犬弓蛔虫病。

例2:

一、病历摘要

患儿男性，8岁。

主诉：右眼视力下降2年。

眼部检查，视力：右眼FC/BE，左眼1.0；右眼玻璃体腔少量炎性细胞。欧堡眼底像示右眼颞侧视网膜形成皱襞，视盘颞侧牵拉，玻璃体腔形成机化膜（病例23图6）。

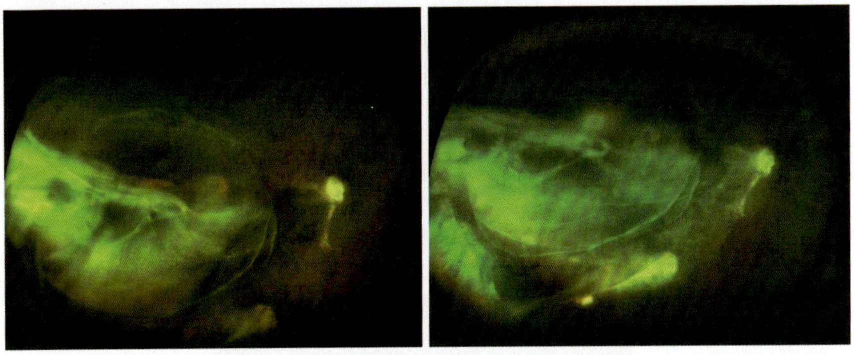

病例23图6　右眼欧堡眼底像示颞侧视网膜形成皱襞，视盘颞侧牵拉，玻璃体腔形成机化膜

右眼眼部B超示玻璃体腔线状回声，颞下方牵拉性视网膜脱离（病例23图7）。患儿有猫、狗接触史，查血抗犬弓蛔虫抗体IgG，呈阳性，患儿不合作，未能抽取房水样本。外院诊断“右眼犬弓蛔虫病”，予局部激素滴眼液及口服激素抗炎治疗，定期随访。

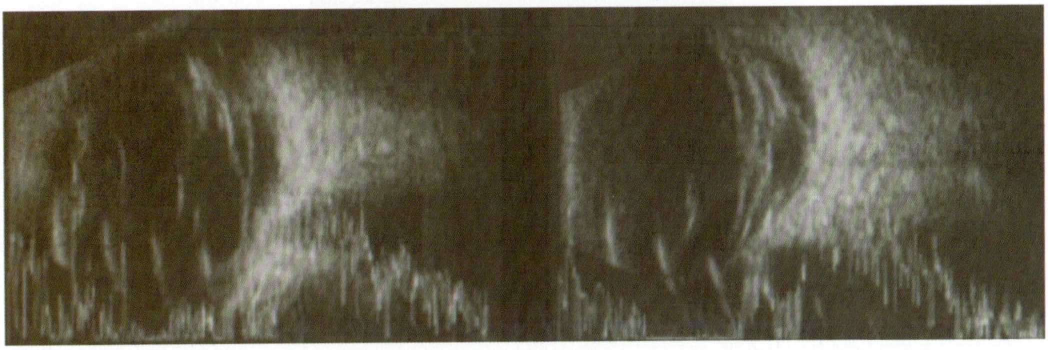

病例23图7　右眼眼部B超示玻璃体腔线状回声，颞下方牵拉性视网膜脱离

二、诊疗经过

首诊我院右眼颞侧视网膜皱襞牵拉视盘，玻璃体腔炎性细胞减少，玻璃体机化呈纱

膜状，病情稳定（病例23图8）。眼部B超示玻璃体腔细带状回声，颞侧牵拉性视网膜脱离（病例23图9）。

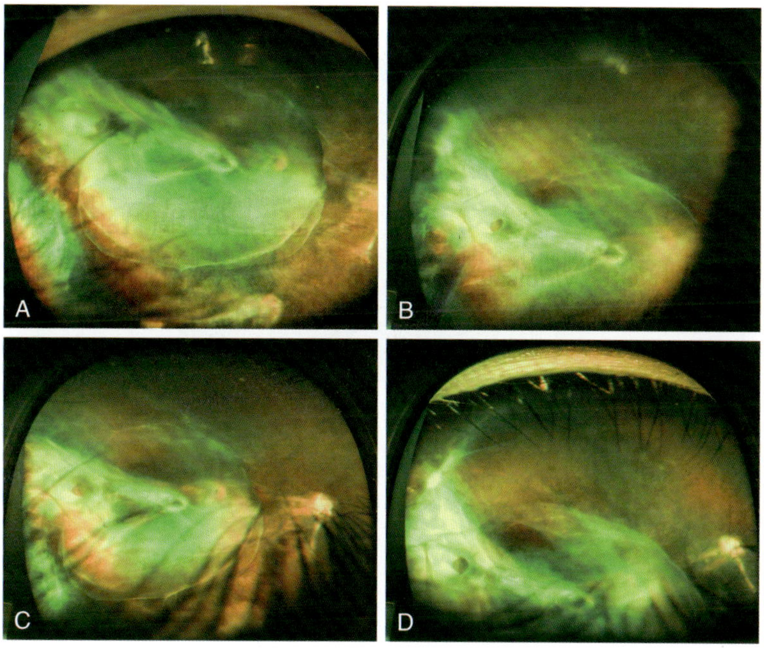

病例23图8　患儿欧堡眼底像

从A～D依次为不同时间随访右眼眼底像。颞侧形成皱襞牵拉视盘，玻璃体腔机化呈纱膜状。

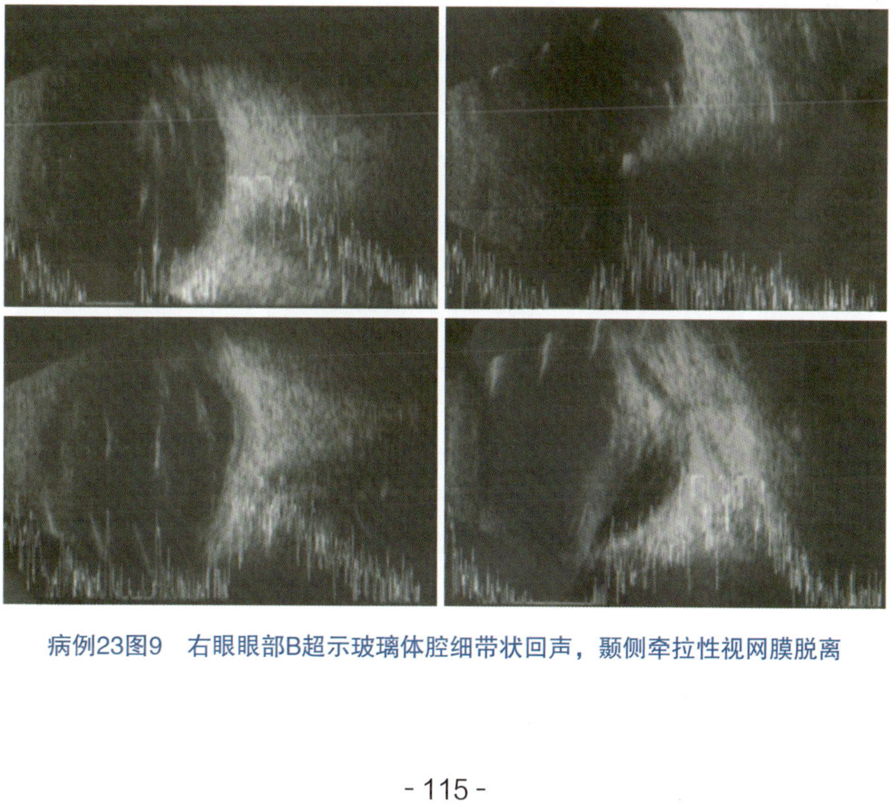

病例23图9　右眼眼部B超示玻璃体腔细带状回声，颞侧牵拉性视网膜脱离

1年后复查，视力：右眼FC/20 cm，眼压：10 mmHg，右眼眼底病变同前，左眼视网膜平伏，颞侧见“V”形无血管区，血管末梢分支增多，呈树枝状，走行僵直（病例23图10）。即刻嘱患儿及其父母行FFA，三人抽血查基因。

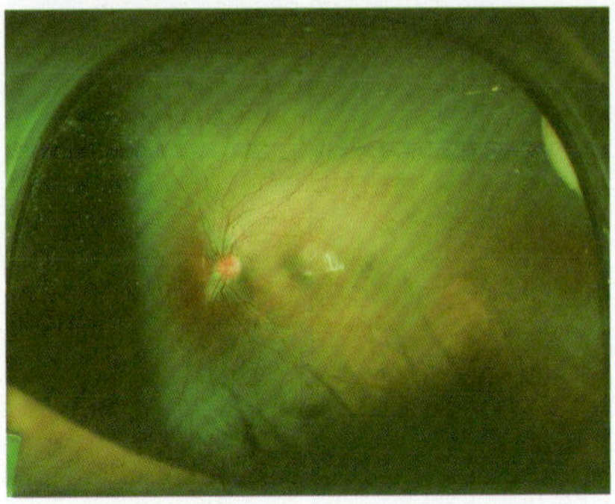

病例23图10　患儿左眼颞侧见“V”形无血管区，血管末梢分支增多，呈树枝状，走行僵直

患儿父母FFA未见异常，患儿FFA示：右眼颞侧形成皱襞，双眼颞侧见无血管区，血管末梢走行僵直，分支增多呈树枝状，末端膨大，晚期渗漏（病例23图11）。基因检测：患儿*LRP5*基因发现2个杂合突变位点，分别来自其父其母。诊断：双眼FEVR。

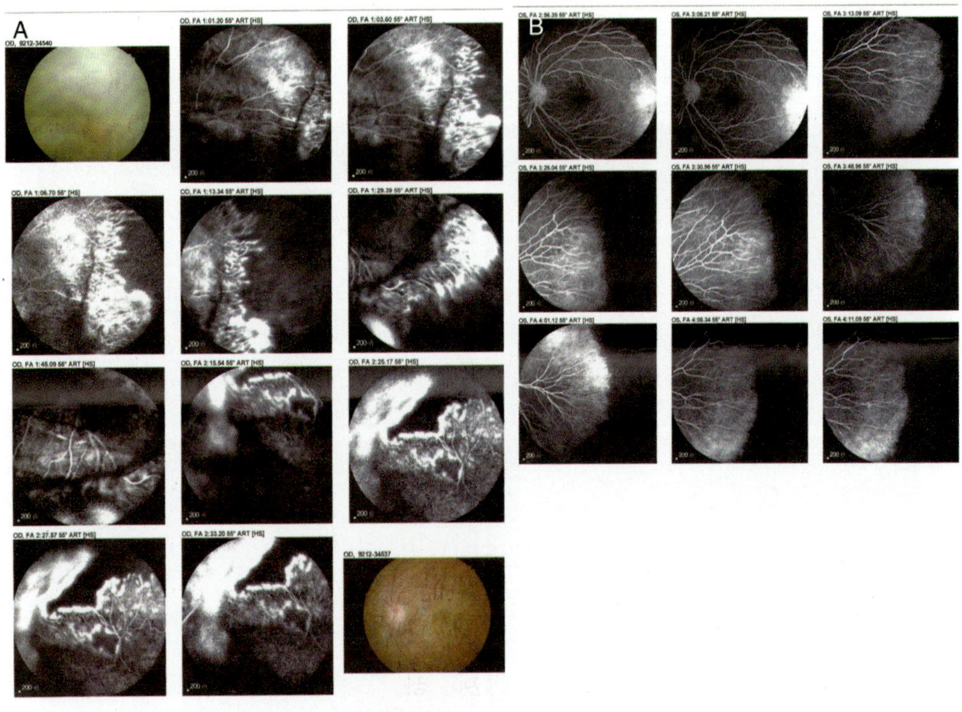

病例23图11　患儿FFA

A.右眼颞侧形成皱襞，周边视网膜见无血管区及末梢分支增多；B.左眼颞侧见无血管区，末梢走行僵直且分支增多呈树枝状，末端膨大。晚期渗漏。

三、诊治沉思

此病例诊断值得所有医者反省和重视，即必须详查对侧眼，完善病史及临床检查。患者初诊时眼内炎症表现，有猫、狗接触史，以及血清IgG阳性使得眼犬弓蛔虫病成为先入为主的诊断。周边肉芽肿型犬弓蛔虫病因周边机化牵拉可形成与FEVR相似的镰状皱襞，需要详细鉴别，包括家族史、患儿及父母FFA、对侧眼表现，仍难以鉴别时可行基因检测。最终，患儿FFA及基因检测确诊FEVR。对于表现为白瞳症的患儿，不可忽视眼犬弓蛔虫病的可能，但对于高度怀疑眼犬弓蛔虫病的患儿，也不可忽视合并遗传性疾病和全身疾病的可能。尤其不可忽视对对侧眼的检查，需做到详尽、全面、细心。

眼犬弓蛔虫病的临床特点是葡萄膜炎反应、眼内肉芽肿组织和眼部B超典型表现。其中眼部B超具有其典型且独特的表现，呈现为玻璃体腔纱膜样细带状回声，或树枝状带状回声（病例23图12），提示玻璃体炎症。根据临床表现，眼犬弓蛔虫病可分为后极部肉芽肿型、周边部肉芽肿型、慢性眼内炎型和不典型类型。但也有一种例外，就是右眼在FEVR的基础上合并犬弓蛔虫病。

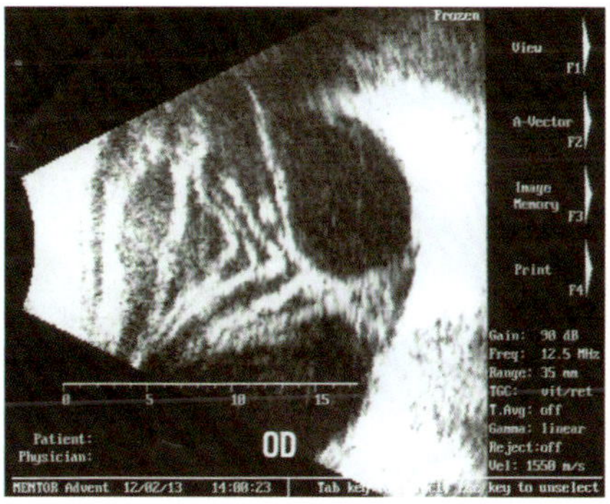

病例23图12　眼部B超眼犬弓蛔虫病典型树枝状表现

（病例提供者：崔雪皓　天津医科大学眼科医院
赵培泉　上海交通大学医学院附属新华医院）

参考文献

[1] De Silva SR，Arno G，Robson AG，et al.The X-linked retinopathies：Physiological insights，pathogenic mechanisms，phenotypic features and novel therapies[J].Prog Retin Eye Res，2021，82：100898.

[2] Le V，Abdelmessih G，Dailey WA，et al.Mechanisms underlying rare inherited pediatric

retinal vascular diseases: FEVR, Norrie disease, Persistent fetal vascular syndrome[J]. Cells, 2023, 12 (21) : 2579.

[3] Tao T, Xu N, Li J, et al.Ocular features and mutation spectrum of patients with familial exudative vitreoretinopathy[J].Invest Ophthalmol Vis Sci, 2021, 62 (15) : 4.

病例24　视网膜母细胞瘤误诊为眼球内异物

一、病历摘要

患儿男性，5岁。

主诉：右眼自行车撞伤后视力下降半年。

诊断：右眼视网膜母细胞瘤，右眼玻璃体积血，右眼视网膜脱离。

既往史：足月顺产儿，外伤史，否认吸氧史，否认家族史，否认猫、狗接触史。

二、诊疗经过

患儿外伤后家长发现右眼视力下降伴外斜，无眼红、眼痛。眼部CT示右眼玻璃体内异物伴积血（病例24图1）；眼部B超示右眼玻璃体混浊，视网膜脱离可能，右眼球内异物可能（病例24图1）。

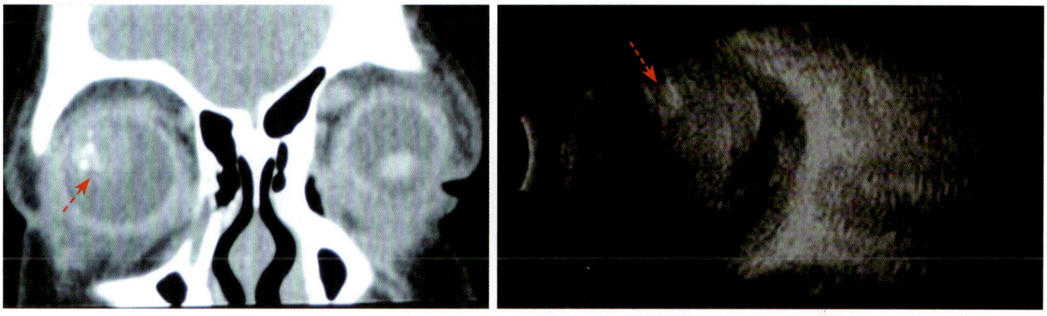

病例24图1　眼部CT及B超所见

患儿眼部CT诊断右眼玻璃体内异物伴积血（肿块在眼球颞上方，见多个斑点状钙化）；眼部B超提示右眼玻璃体混浊，右眼视网膜脱离可能，右眼球内异物可能（如红色箭头所示）。

眼部检查，视力：右眼HM/BE，左眼1.0；右眼角膜映光法外斜15°，眼球运动正常。右眼晶状体轻微混浊，玻璃体可见血性及黄白色混浊。于全身麻醉下行右眼晶状体切除＋玻璃体切除＋激光光凝＋肿物切除＋硅油注入术。术后见周边视网膜新鲜激光光凝斑及颞侧周边黄白色病灶伴出血（病例24图2）。术后体液细胞学示：右眼玻璃体腔液见恶性肿瘤细胞（病例24图3）。病理示视网膜母细胞瘤未分化型（病例24图4）。

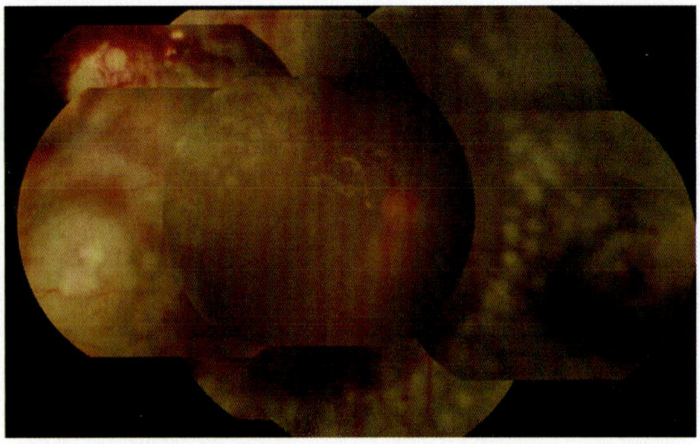

病例24图2 患儿术后眼底像

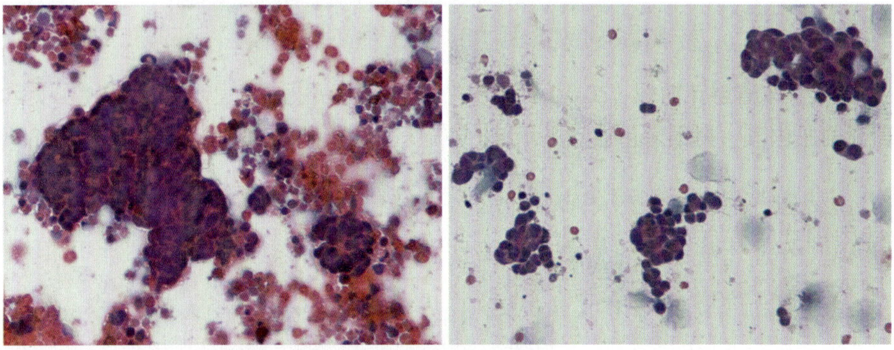

病例24图3 右眼玻璃体腔液见恶性肿瘤细胞

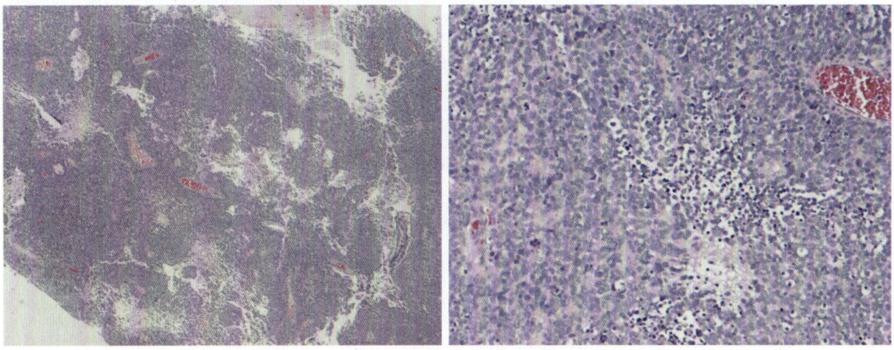

病例24图4 病理检查

肿瘤组织弥漫成片，部分肿瘤组织围绕血管腔排列，可见数个菊形团结构，瘤细胞较小，胞质少，核大深染，核浆比例失调，异型性明显，伴大片坏死及多灶钙化。

三、诊治沉思

患儿首次就诊时家长诉半年前自行车撞伤后右眼视力下降，并携带外院眼部CT示右眼球晶状体外上缘小片状高密度影显示眼内异物，复查眼部CT仍示右眼玻璃体内异物伴积血，以致先入为主认为视力下降是由外伤引起的眼球内异物并发玻璃体积血所致，被病史和其他体征掩饰后误判；术前未仔细研读复查的眼部CT片及CT值，进行PPV术中发现视网膜灰白色肿物，术后病理诊断为视网膜母细胞瘤。本病例中眼部CT和B超中的钙化灶较为典型，但由于患儿的外伤史掩盖了病情，失去了早期治疗的时机。因此即使有明确外伤史，且辅助检查提示眼球内异物，也不能忽视视网膜母细胞瘤的可能；对眼部CT有钙化斑者，应进行详细的体格检查且多专科联合会诊，以降低视网膜母细胞瘤的误诊率。

（病例提供者：胡旭颋　温州医科大学附属眼视光医院
宋宗明　河南省人民医院/河南省立眼科医院）

参考文献

[1] 刘玥，李永平.视网膜母细胞瘤临床误诊的原因及病理特点[J].眼科学报，2021，36（8）：615-622.

[2] 赵红姝，魏文斌，史季桐，等.误诊行玻璃体切割手术的视网膜母细胞瘤临床处理[J].中华眼底病杂志，2021，37（5）：344-347.

[3] Fang Y，Li Q，Zhang C，et al.Incidental detection of retinoblastoma from accidental trauma in children[J].BMC Ophthalmol，2023，23（1）：81.

[4] Chen R，Ye H，Liu S，et al.Head and eye trauma before retinoblastoma diagnosis[J].Cancer Manag Res，2019，11：10269-10274.

[5] Zhou M，Tang J，Fan J，et al.Recent progress in retinoblastoma：Pathogenesis，presentation，diagnosis and management[J].Asia Pac J Ophthalmol（Phila），2024，13（2）：100058.

病例25　Coats病仅诊为先天性白内障

一、病历摘要

患儿男性，3岁。

主诉：右眼白内障术后半年视力恢复差。

诊断：右眼Coats病（3期），右眼IOL眼。

手术史：半年前于外院行右眼白内障超声乳化吸除＋人工晶状体植入术。

二、诊疗经过

眼科检查，视力：右眼光感，左眼0.8；右眼人工晶状体位正，后囊膜混浊，视网膜周边见异常扩张血管，鼻上方为主，后极部渗出性视网膜脱离。左眼未见明显异常。眼部B超示：右眼球壁回声增厚、斑驳，鼻侧周边球壁前球形隆起（提示视网膜脱离），隆起高度约3.5 mm。于我院行右眼玻璃体切除＋激光光凝＋液/气交换＋C3F8注入＋玻璃体腔抗VEGF注药术。

术后2个月复查颞上方仍见异常血管（病例25图1），遂行右眼人工晶状体取出＋激光光凝＋液/气交换＋C3F8注入＋玻璃体腔抗VEGF注药术，术后复查异常血管消退（病例25图2）。

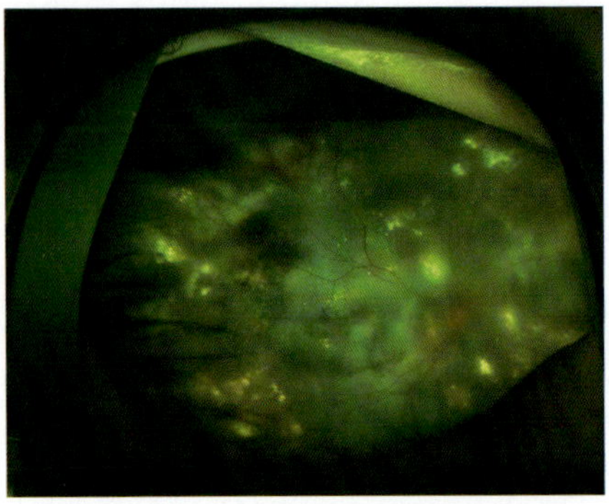

病例25图1　术后2个月复查时右眼欧堡眼底像示视网膜下黄白色渗出，颞上方仍可见异常血管

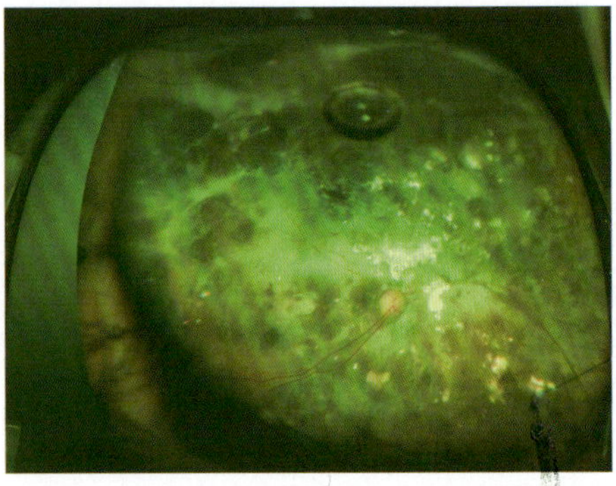

病例25图2　二次术后2个月复查时右眼欧堡眼底像示渗出较前减少，颞上方的异常血管消退

三、诊治沉思

针对该病例，患儿最早的临床表现是家长发现右眼瞳孔区发白，进而发现患儿右眼视力较差。在当地医院就诊时，医生并未对患儿进行全面眼部检查，特别是眼底检查，因此未发现眼底病变表现，误诊为先天性白内障，单纯进行了白内障摘除术和人工晶状体植入术，未能及时针对眼底病变进行治疗，以至于漏诊Coats病。该病经典Shields分期分为5期，其中Ⅰ期：异常扩张的视网膜血管（病例25图3）；Ⅱ期：异常扩张的视网膜血管伴渗出［Ⅱa：未累及黄斑（病例25图4）；Ⅱb累及黄斑（病例25图5）］；Ⅲ期：视网膜脱离［Ⅲa：部分脱离（病例25图6）；Ⅲb：全脱离（病例25图7、病例25图8）］；Ⅳ期：全视网膜脱离伴继发性青光眼（病例25图9）；Ⅴ期：终末期。

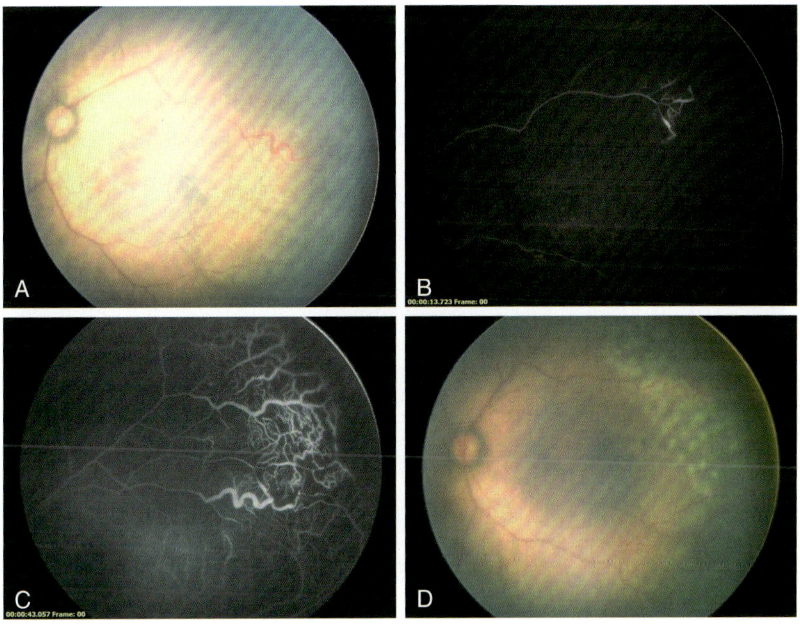

病例25图3　Coats病Ⅰ期

患儿男性，7天，筛查发现左眼颞上方异常血管。A.左眼颞上方异常扩张的粗大血管；B.FFA 13秒见颞上方血管末梢充盈，迂曲扩张；C.FFA 43秒见颞上方大量血管迂曲扩张，异常吻合及无血管区，诊断为Coats病Ⅰ期；D.FFA指导下行间接眼底镜下视网膜激光光凝治疗异常血管及无血管区。

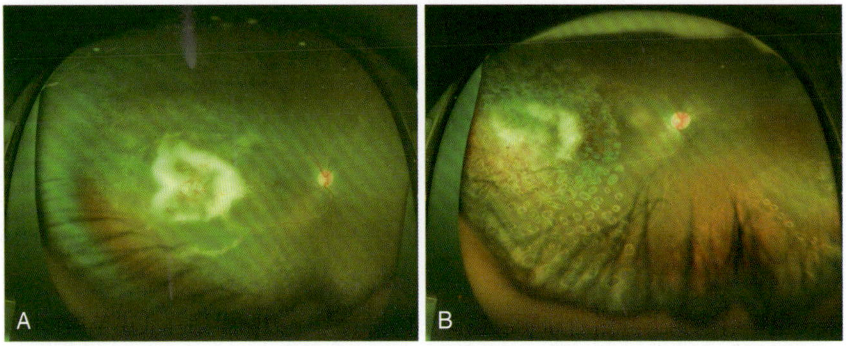

病例25图4　Coats病Ⅱa期

患儿女性，6岁，右眼视力下降2个月余，右眼视力0.2。A.后极颞侧异常扩张的血管伴大量黄白色渗出，未累及黄斑，诊断为Coats病Ⅱa期；B.经过多次激光后异常血管消退，渗出逐渐吸收。

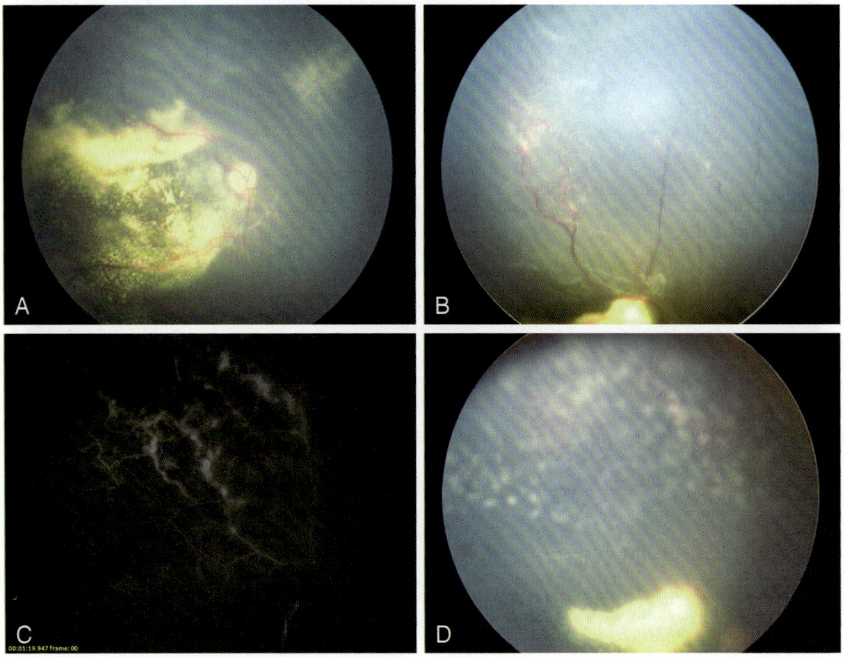

病例25图5　Coats病Ⅱb期

患儿男性，2岁，发现右眼斜视1年。A.后极部大量渗出，累及黄斑；B.颞上方大量异常扩张的血管；C.FFA示颞上方大量迂曲扩张的异常血管，伴无血管区，诊断为Coats病Ⅱb期；D.FFA指导下激光光凝包绕异常血管和无血管区。

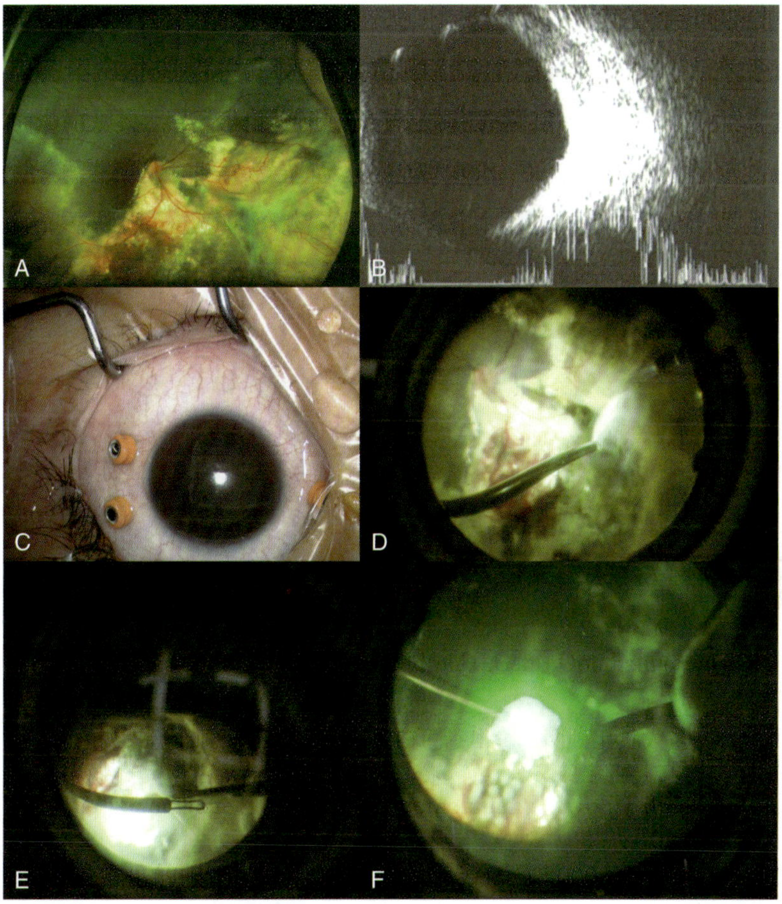

病例25图6　Coats病Ⅲa期

患儿女性，6岁，家长发现左眼瞳孔发白1个月。A.左眼颞侧及下方异常血管，视网膜下大量黄白色渗出及出血，颞下方视网膜隆起，视网膜前白色增生膜；B.眼部B超示左眼颞下方渗出性视网膜脱离。诊断为Coats病Ⅲa期；C.常规23 G巩膜三通道切口；D、E.使用玻璃体切除头和显微镊剥离视网膜前增生；F.眼内激光光凝异常血管。

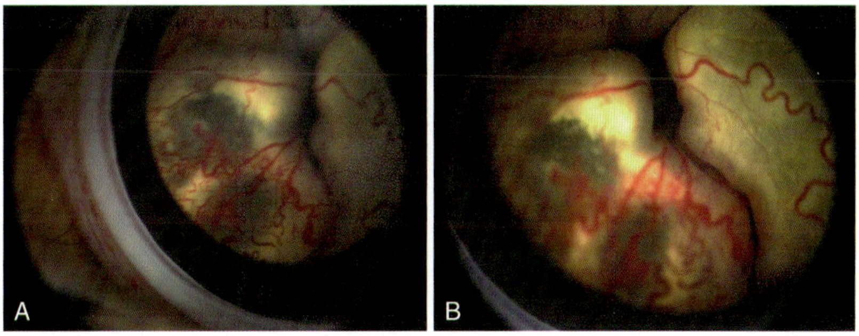

病例25图7　Coats病Ⅲb期1

患儿男性，8个月，发现左眼瞳孔发白3周。A、B.视网膜全脱离，视网膜血管迂曲扩张，视网膜下大量黄白色渗出。诊断为Coats病Ⅲb期。

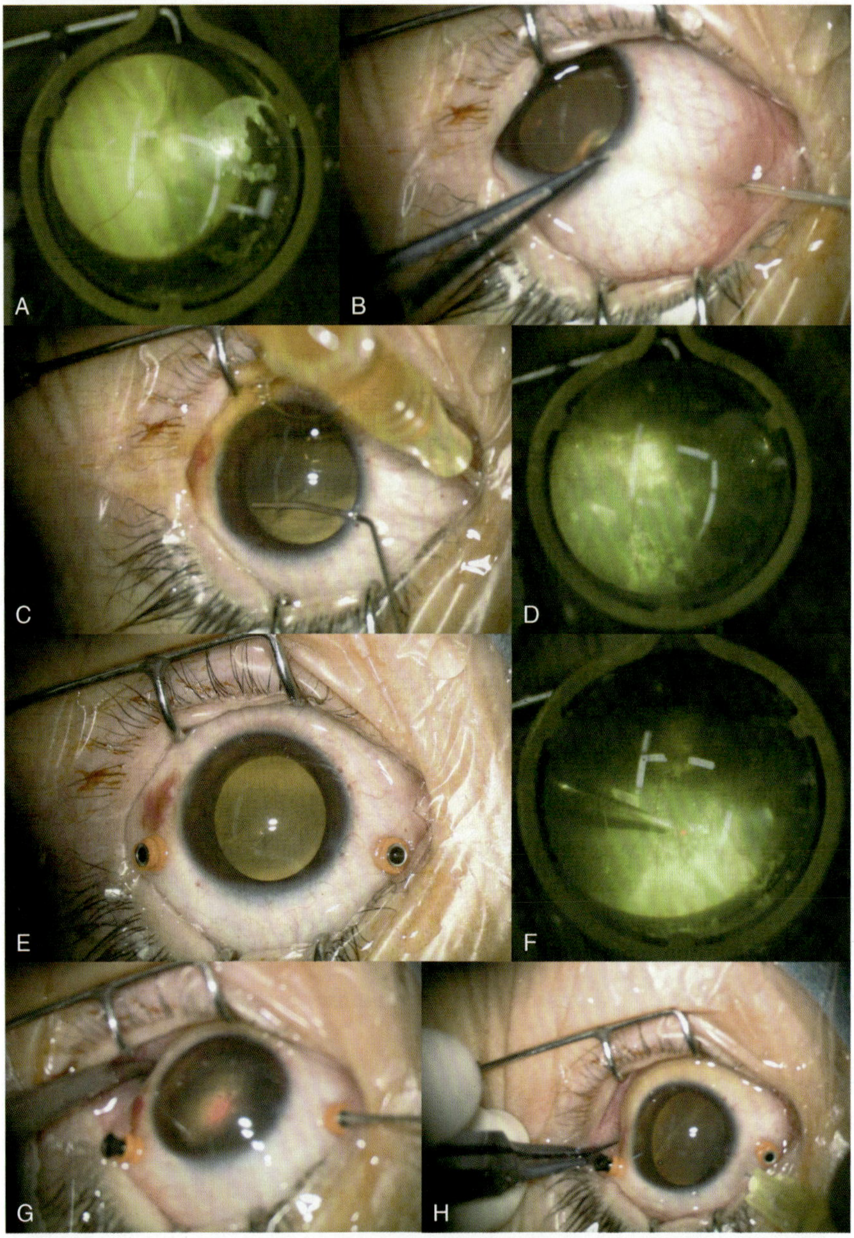

病例25图8 Coats病Ⅲb期2

患儿女性，7岁，因视力下降半年就诊。就诊1个月前于外院诊断为左眼Coats病，予以玻璃体腔抗VEGF注药术。术前检查视网膜全脱离，为Ⅲb期。A.术中检查发现鼻上鼻下视网膜脱离隆起较高；B.使用麻醉24 G套管针于鼻上方进针于视网膜下，随后拔出针芯；C.淡黄色视网膜下液自套管针中流出；D.分别于鼻上方和鼻下方行视网膜下液引流后视网膜基本平伏；E.两切口位置，分别为激光和照明进口；F.眼内激光光凝异常血管；G.配合顶压激光光凝周边视网膜异常血管；H.抗VEGF球内注射。

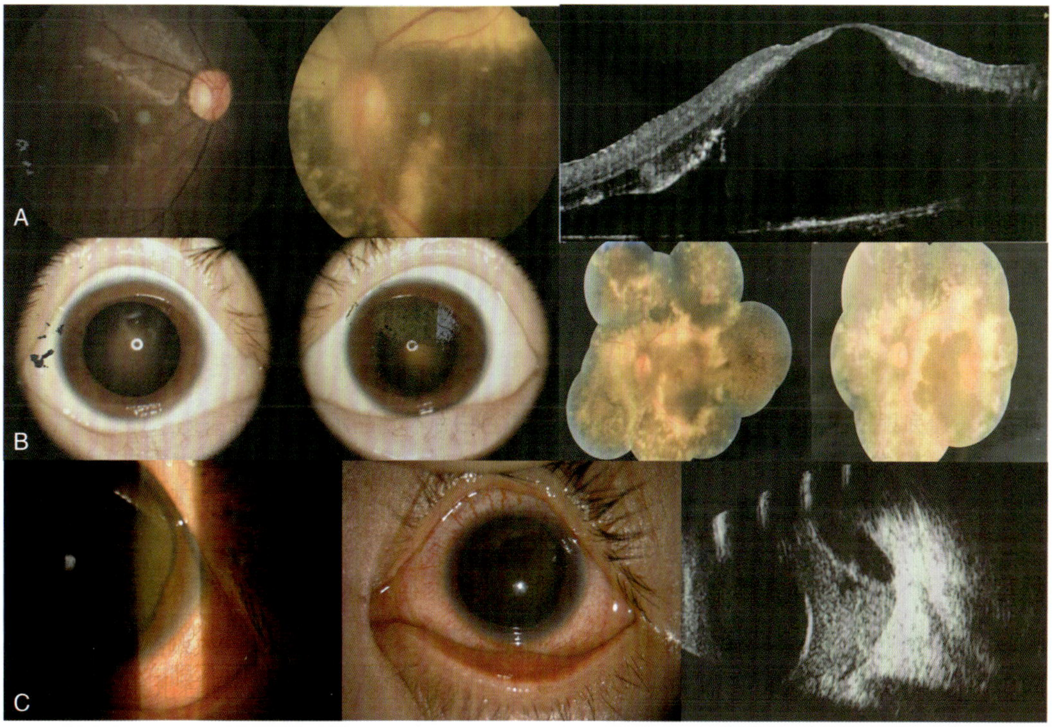

病例25图9　Coats病Ⅳ期

患儿男性，13岁。左眼红，胀痛流泪1周。A.初诊时眼底像及OCT；B.左眼患儿眼底渗出加重；C.患儿眼前节像及眼部B超。左眼混合充血，角膜水肿，瞳孔散大，虹膜色素领外翻，其上新生血管，眼内玻璃体血性混浊。眼部B超示左眼玻璃体积血，鼻侧渗出性视网膜脱离。诊断为Coats病Ⅳ期。

近年来，赵培泉教授提出二切口激光这一治疗Coats的新理念，使用玻璃体手术中的眼内激光光纤有效克服了眼外激光无法针对性消除合并视网膜脱离的异常血管；对于存在大量视网膜下液的患儿，联合引流视网膜下液，并在最后予以抗VEGF注射，大大减少了传统玻璃体切除术、注硅油术对患儿的创伤，提高了疗效。

（病例提供者：崔雪皓　天津医科大学眼科医院
赵培泉　上海交通大学医学院附属新华医院）

参考文献

[1] Sigler EJ，RandoLPh JC，Calzada JI，et al.Current management of Coats disease[J].Surv Ophthalmol，2014，59（1）：30–46.

[2] Kusaka S.Surgical management of coats disease[J].Asia Pac J Ophthalmol（Phila），2018，7（3）：156–159.

[3] Sen M，Shields CL，Honavar SG，et al.Coats disease：An overview of classification，management and outcomes[J].Indian J Ophthalmol，2019，67（6）：763–771.

[4] Daruich A，Munier FL.Phenotype of coats disease in females[J].BMJ Open Ophthalmol，2022，7（1）：e000883.

[5] Tingyi Liang，Jie Peng，Qi Zhang，et al.Management of stage 3B coats disease：presentation of a combined treatment modality and long–term follow–up[J].Graefe' s Archive for Clinical and Experimental Ophthalmology，2020，258：2031–2038.

病例26　双眼牵牛花综合征未能及时行眼底检查

一、病历摘要

患儿女性，3岁10个月。

主诉：1岁时发现右眼视物向外偏斜。

诊断：右眼牵牛花综合征。

二、诊疗经过

患儿于1岁时被家长发现右眼视物向外偏斜，但当时未行眼底检查即推荐至上级医院就诊，再次就诊时患儿已3岁延误病情。首诊我院眼部检查：右眼瞳孔直接对光反射迟钝，视盘扩大，视盘中央胶质增生，视网膜血管自视盘处呈车轮状放射发出，走行较直，全视网膜脱离（病例26图1）。

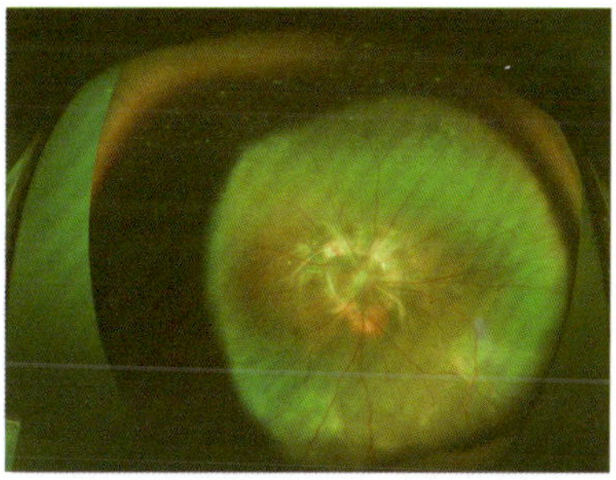

病例26图1　右眼欧堡眼底像示视盘扩大伴中央胶质增生，血管自视盘处呈车轮状放射发出，全视网膜脱离

右眼OCT示：所探及处均见视网膜脱离条带，未发现明显视网膜裂孔（病例26图2）。

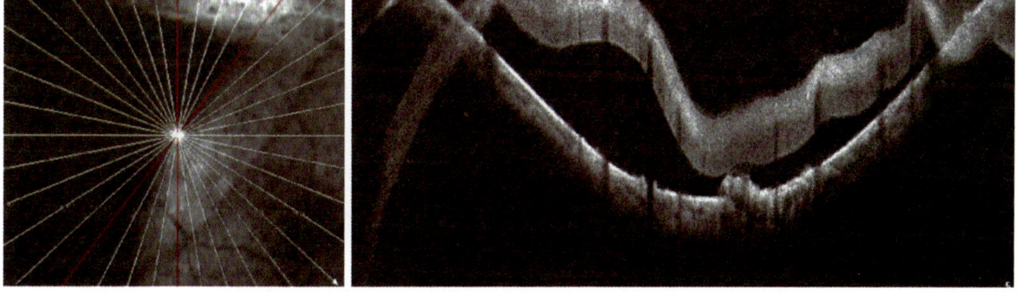

病例26图2　患儿右眼OCT示视神经上皮层脱离条带

三、诊治沉思

由于患儿初诊症状为斜视，忽略了眼底检查，未能及时正确诊断，以致患儿至我院检查时已经出现右眼视网膜脱离。对于婴幼儿，尤其是出现斜视的婴幼儿，应当进行扩瞳下眼底检查以排除眼底疾病。

牵牛花综合征（MGS）是先天性视神经发育异常，致病基因不明。常单眼发病，典型表现为视盘异常扩大，呈粉色或橘黄色，漏斗状深凹，中央见灰白色的胶质样组织，视盘周围一圈隆起的嵴，其上脉络膜视网膜色素紊乱，纤细的视网膜血管通常呈放射状自视盘边缘发出，数量增多，走行笔直似车轮样，动静脉难以区分，在FFA中常能发现周边无灌注区（病例26图3）。可伴其他眼部异常，包括瞳孔残膜或AAPFV（病例26图4）、前部玻璃体动脉残留、混合型PHPV（病例26图5）、小角膜等。也可并全身系统异常，包括颅面部异常、中枢神经系统异常、脑血管异常。颅面部异常主要包括唇腭裂、眼距过宽；中枢神经系统异常最常见的是基底脑膨出和胼胝体发育不良，也可能出现垂体发育不良相关的内分泌异常；脑血管异常主要累及大脑前动脉，其中最严重的是Moyamoya病，以颅内主要动脉进行性狭窄为特征。

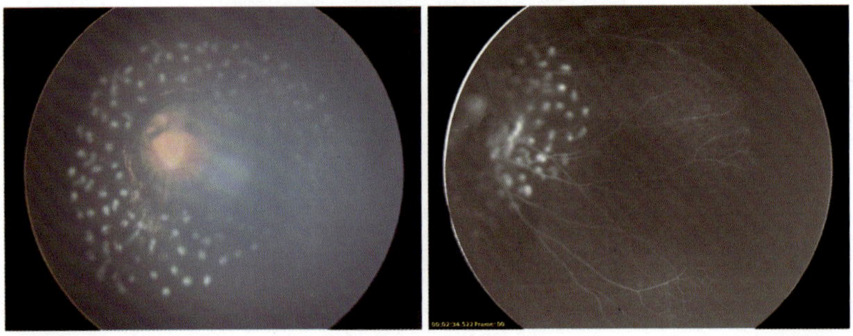

病例26图3　左眼预防性间接眼底镜下视网膜激光光凝+眼底荧光血管造影

见3～4排激光光凝斑包绕异常扩大的视盘，周边无灌注区。

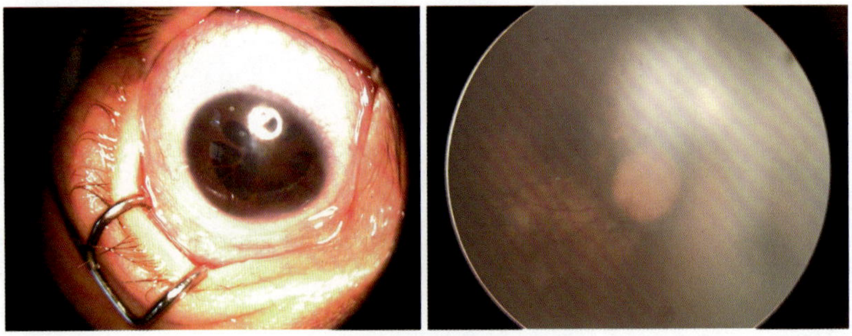

病例26图4　MGS合并瞳孔残膜

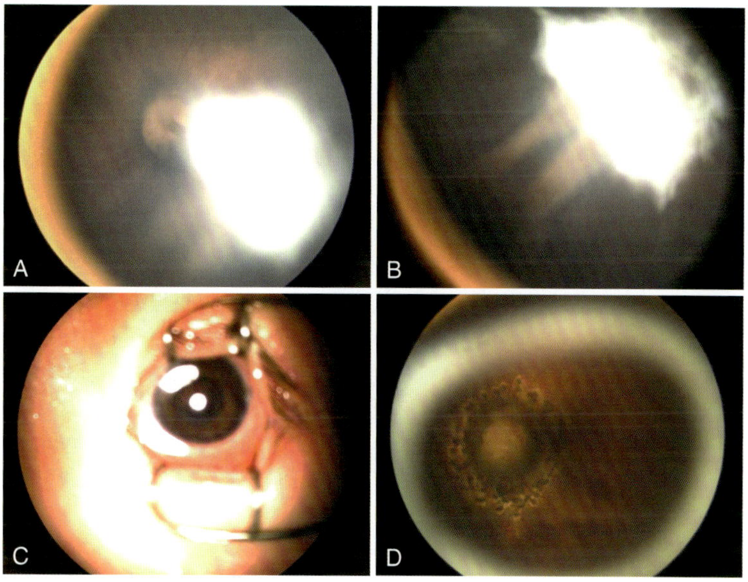

病例26图5　MGS合并混合型PHPV患儿

A.扩大的视盘前纤维条索连至晶状体后；B.晶状体后白色增生膜以及拉长的睫状突。行患眼晶状体切除术＋玻璃体切除术＋视盘旁视网膜激光光凝术；C.术后眼前节像；D.扩大的视盘周围见陈旧激光光凝斑。

MGS并视网膜脱离可采取玻璃体切除术联合惰性气体填充及激光光凝治疗封闭裂孔（病例26图6）。但手术成功率低，需多次手术，多数术者强调彻底的玻璃体切除和视盘中央纤维胶质组织的剥除，以解除对视网膜组织的牵拉。由于裂孔常位于异常的视盘边缘，常用激光光凝治疗包绕。

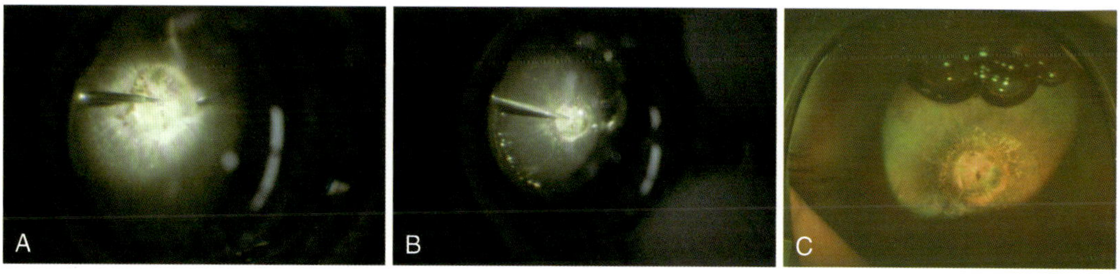

病例26图6　MGS患儿合并全视网膜脱离和并发性白内障术中所见

行晶状体切除＋玻璃体切除＋C3F8＋视盘旁激光光凝术。A.术中见视网膜浅脱离；B.视盘中央胶质组织完全切除，液/气交换后笛针伸至视盘中央，将视网膜下液吸出，考虑裂孔位于视盘内；C.术后见视盘旁激光光凝斑，气体残留。

（病例提供者：佘凯芩　四川大学华西医院

赵培泉　上海交通大学医学院附属新华医院）

参考文献

[1] 佘凯芩，张琦，赵培泉.牵牛花综合征诊断治疗与遗传和发病机制的研究现状及进展[J].中华眼底病杂志，2017，33（5）：557-560.

[2] Zou Y，She K，Hu Y，et al.Clinical and echographic features of morning glory disc anomaly in children：A retrospective study of 249 chinese patients[J].Front med（Lausanne），2022，8：800623.

[3] Pavanello M，Fiaschi P，Accogli A，et al.A rare triad of morning glory disc anomaly，moyamoya vasculopathy，and transsphenoidal cephalocele：pathophysiological considerations and surgical management[J].Neurol Sci，2021，42（12）：5433-5439.

[4] See AP，LoPresti MA，Treiber J，et al.Morning glory disc anomaly and its implications in moyamoya arteriopathy：a retrospective case series[J].J Neurosurg Pediatr，2023，（17）：1-7.

[5] Wang YY，Zhou KY，Ye Y，et al.Moyamoya disease associated with morning glory disc anomaly and other ophthalmic findings：A mini-review[J].Front Neurol，2020，15（11）：338.

病例27　先天性视网膜劈裂症仅诊为斜视

一、病历摘要

患儿男性，5岁。

主诉：家长发现患儿左眼斜视3年。

诊断：双眼先天性视网膜劈裂症。

手术史：患儿2年前因左眼斜视于外院行左眼斜视矫正术。

二、诊疗经过

眼部检查：患儿双眼前节检查未见异常；眼底：左眼玻璃体混浊，双眼下方视网膜劈裂脱离（病例27图1）。父母行眼底荧光血管造影检查未见异常。患儿于我院全身麻醉下行双眼间接眼底镜视网膜激光光凝＋双眼FFA。定期随访。

末次随访（病例27图1）：双眼视力0.1，OCT示双眼视网膜层间劈裂（病例27图2）。双眼视网膜电图（electroretinogram，ERG）示双眼暗视b波振幅重度下降，最大反应波平坦；明视b波振幅重度下降。

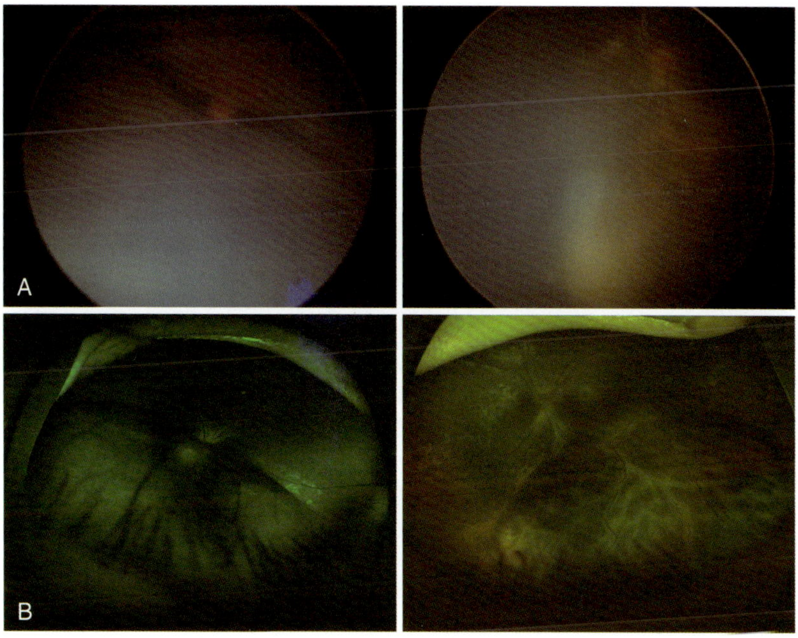

病例27图1　患儿初诊RetCam检查（A）与末次随访欧堡眼底像（B）

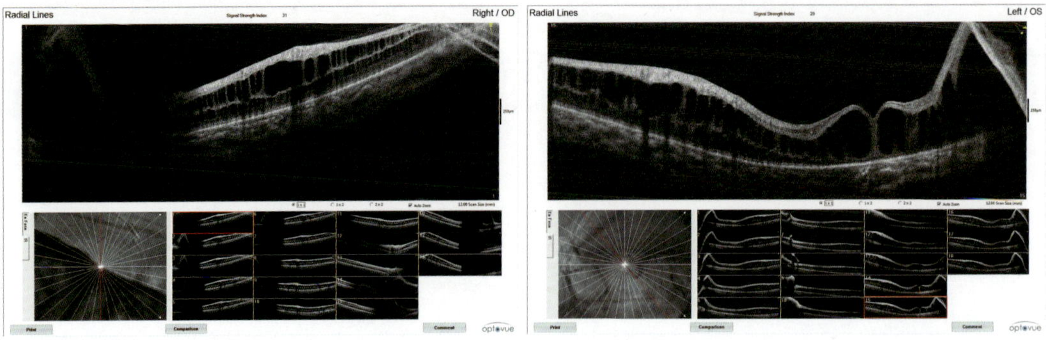

病例27图2　双眼OCT示全视网膜层间劈裂，右眼内层劈裂视网膜遮挡黄斑，左眼黄斑劈裂

三、诊治沉思

患儿首次于外院就诊时，没有详细检查双眼眼底情况，仅诊断左眼斜视，行斜视矫正术。儿童斜视病因复杂，在行斜视诊断和治疗前，首先应排除眼底器质性病变。

先天性视网膜劈裂症是一种X连锁的隐性遗传性视网膜退变性疾病，致病基因是位于Xp22.1的*RS1*基因，其临床特征是程度不一的视力下降，黄斑中心凹劈裂引起的辐轮放射状改变（病例27图3），周边部内层视网膜劈裂（病例27图4）。需与视网膜脱离、FEVR等相鉴别。以往认为行预防性间接眼底镜下激光光凝，封闭劈裂腔，可有效防止劈裂进展（病例27图5），预防并发症。我们曾对一组病例长期随访后发现，预防性激光光凝并不能减少并发症的发生，其有效性仍有待进一步探讨。先天视网膜劈裂症最常见的并发症包括玻璃体积血、劈裂腔出血、视网膜脱离、并发性白内障，黄斑裂孔、黄斑板层孔（病例27图6）等，需进行长期密切随访，一旦出现严重影响视力的并发症则需积极手术干预。

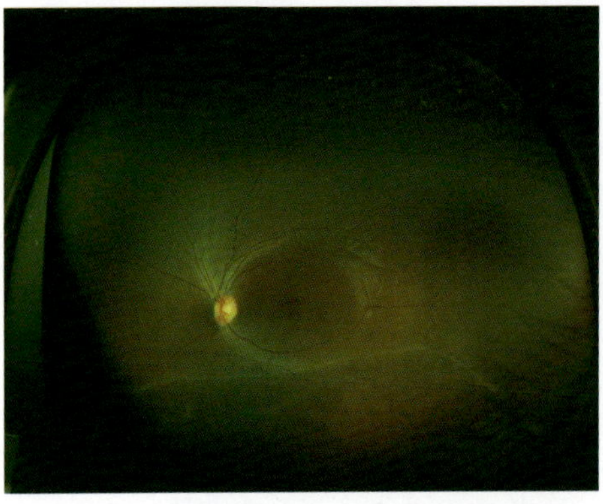

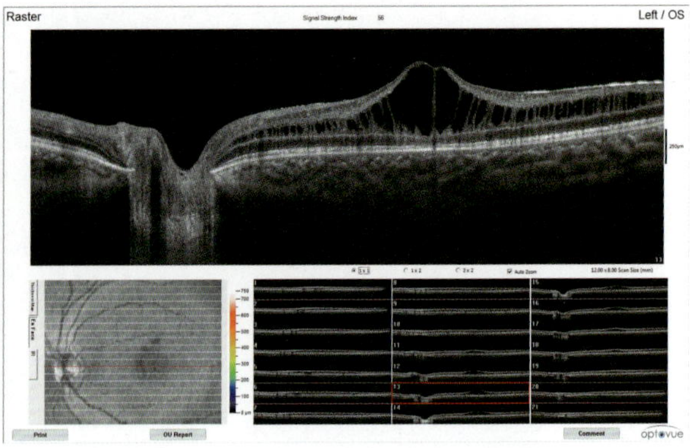

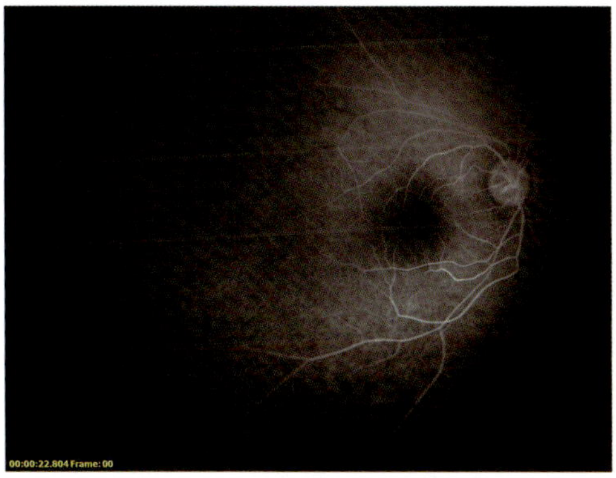

病例27图3　先天性视网膜劈裂症的典型表现

左眼黄斑劈裂，伴下方视网膜劈裂，OCT示黄斑区高度劈裂隆起伴外从状层劈裂；右眼在眼底荧光血管造影中，黄斑区呈花瓣样暗区。

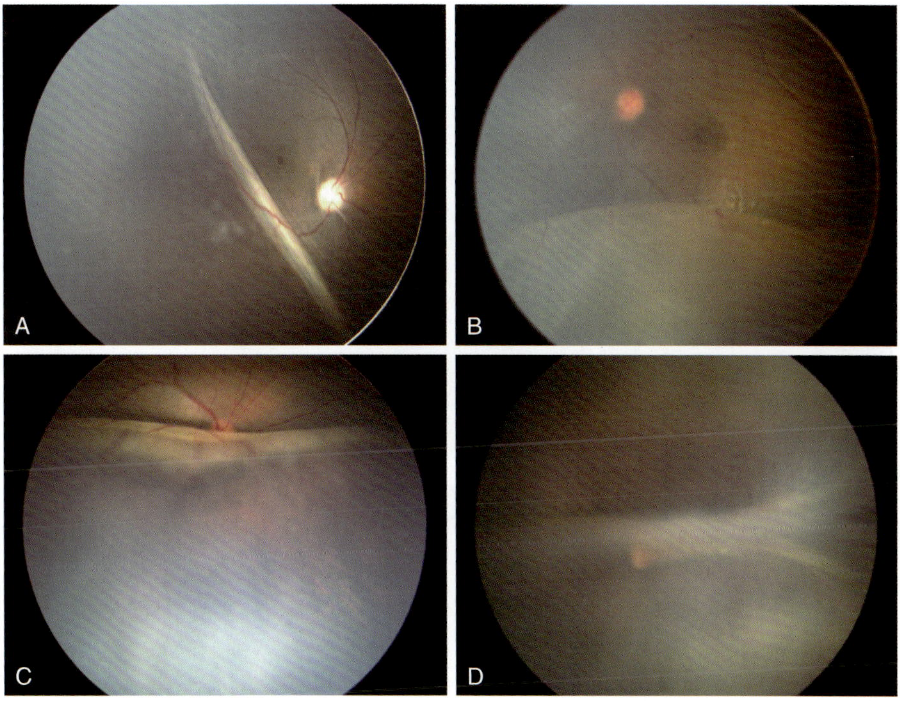

病例27图4　先天性视网膜劈裂症常见临床表现

A.黄斑劈裂伴颞下方视网膜劈裂形成皱褶；B.黄斑劈裂伴下方视网膜劈裂，内层视网膜隆起；C.下方视网膜劈裂累及黄斑，内层视网膜隆起遮蔽视盘；D.全视网膜劈裂，上方及下方劈裂腔高度隆起，对吻。

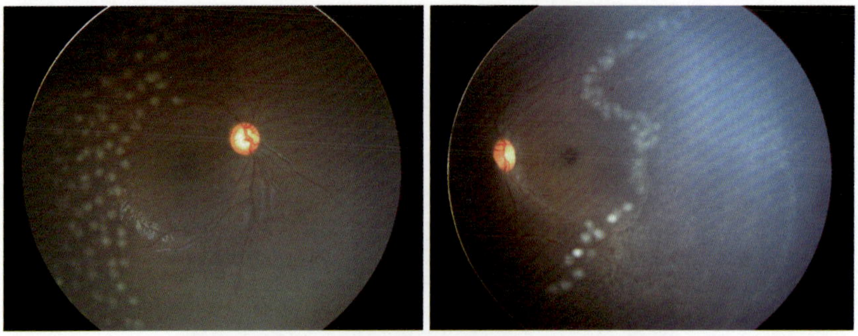

病例27图5　全身麻醉下行间接眼底镜下视网膜激光光凝

沿周边视网膜劈裂腔边界激光光凝治疗

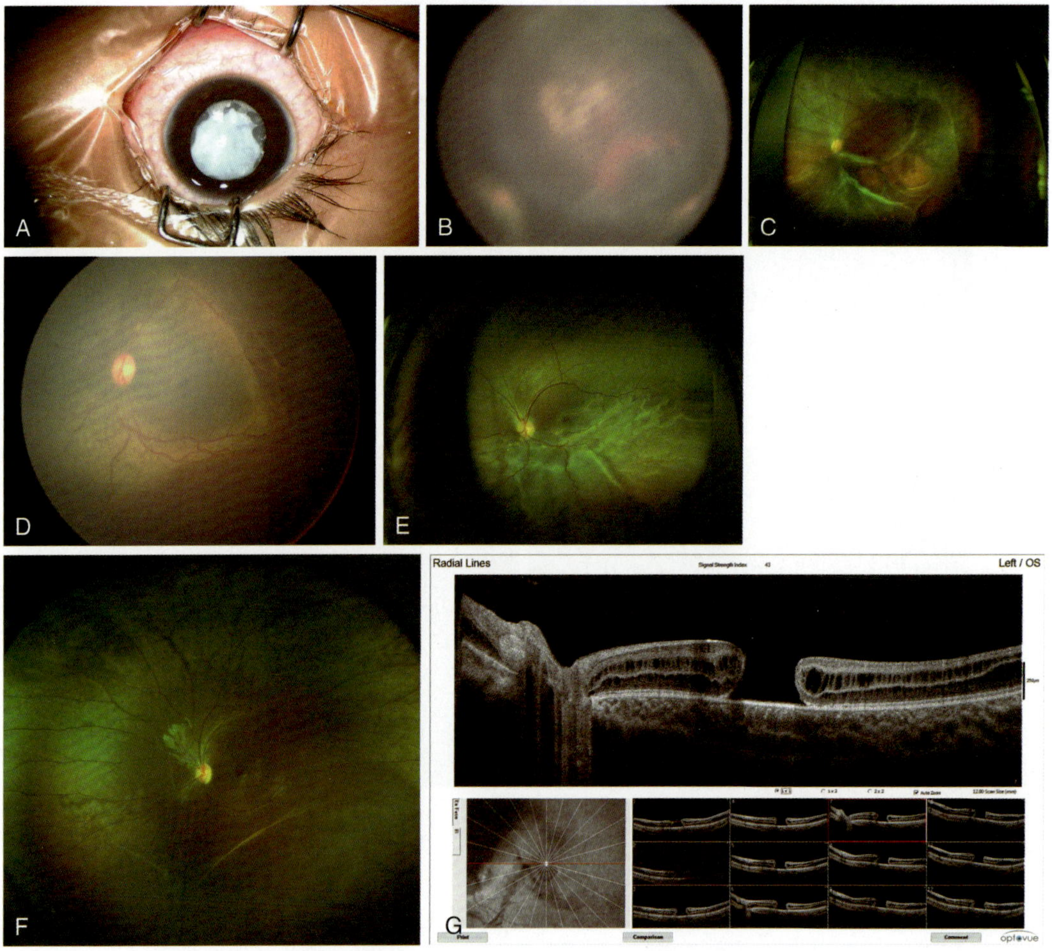

病例27图6　先天性视网膜劈裂症常见并发症

A.并发性白内障；B.玻璃体积血；C.内层视网膜孔；D.劈裂腔出血；E.视网膜脱离；F.全层黄斑裂孔；G.黄斑裂孔。

（病例提供者：李　鑫　赵培泉　上海交通大学医学院附属新华医院）

参考文献

[1] Huang KC，Wang ML，Chen SJ，et al.Morphological and molecular defects in human three-dimensional retinal organoid model of X-linked juvenile retinoschisis[J].Stem Cell Rep，2019，13（5）：906-923.

[2] Chen C，Xie Y，Sun T，et al.Clinical findings and RS1 genotype in 90 chinese families with X-linked retinoschisis[J].Mol Vis，2020，26：291-298.

[3] Rahman N，Georgiou M，Khan KN，et al.Macular dystrophies：clinical and imaging features，molecular genetics and therapeutic options[J].Br J Ophthalmol，2020，104（4）：451-460.

[4] De Silva SR，Arno G，Robson AG，et al.The X-linked retinopathies：physiological insights，pathogenic mechanisms，phenotypic features and novel therapies[J].Prog Retin Eye Res，2021，82：100898.

[5] Gao FJ，Dong JH，Wang DD，et al.Comprehensive analysis of genetic and clinical characteristics of 30 patients with X-linked juvenile retinoschisis in china[J].Acta Ophthalmol，2021，99（4）：e470-e479.

病例28　斜视术后发现眼底疾病

一、病历摘要

患儿男性，3岁。

主诉：双眼斜视矫正术后2年追物不佳。

诊断：双眼家族性渗出性玻璃体视网膜病变，双眼斜视矫正术后。

手术史：患儿因斜视于外院行双眼斜视矫正术。

二、诊疗经过

眼部检查，视力：双眼不配合；RetCam检查示双眼晶状体后表面轻度混浊，双眼眼底血管走行直，周边视网膜见嵴样改变，未见明显活动性病变（病例28图1）。双眼眼轴：右眼23.5 mm，左眼23.2 mm。眼部B超检查双眼未见明显异常。根据患儿就诊时病情，选择保守治疗，密切随访。必要时全身麻醉下行FFA，指导进一步治疗。建议患儿及父母三人抽血查基因，进一步明确诊断。

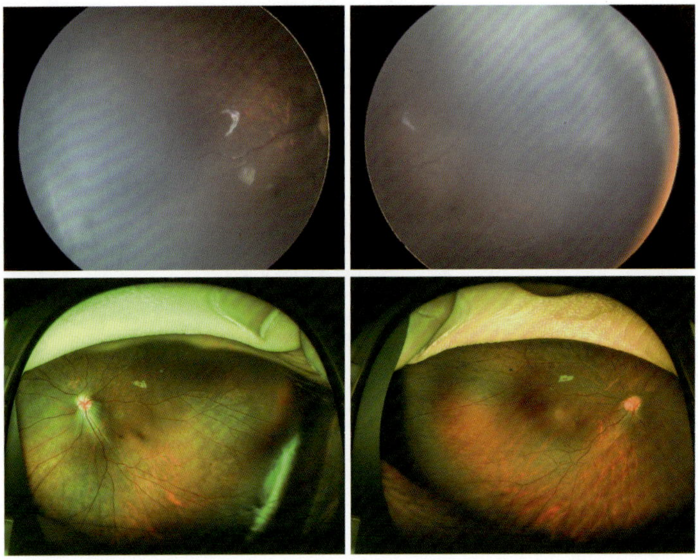

病例28图1　双眼眼底血管走行直，周边视网膜见嵴样改变，未见明显渗出活动性病变

三、诊治沉思

因患儿年龄小配合差，双眼斜视就诊时未详细检查眼底。引起儿童斜视的原因多

种多样，除单纯的斜视外，有一定比例的斜视是由眼底疾病引起的，常见的因合并斜视造成漏诊的眼底疾病包括：永存原始玻璃体增生症、FEVR、先天性视网膜劈裂、先天性黄斑发育不良、视神经发育不良、视网膜色素变性、色素失禁症、Norrie病、Coats病等。如本案例中患儿是由FEVR引起。因此，在临床中遇到儿童斜视的病例，首先应该扩瞳详细检查眼底，对于怀疑遗传性玻璃体视网膜疾病的患儿，必要时检查患儿父母眼底情况或者基因检测辅助诊断，避免漏诊误诊。

FEVR的临床表现具有多样性，可出现无症状个体，甚至FFA下周边视网膜异常血管无渗漏，也可出现视网膜脱离而致失明。根据疾病的严重程度，分为5期：1期：周边无血管区；2期：视网膜新生血管形成，2A期：不伴渗出，2B期：伴渗出；3期：不累及黄斑的视网膜脱离，3A期：不伴渗出，3B期：伴渗出；4期：累及黄斑的次全视网膜脱离。4A期：不伴渗出，4B期：伴渗出；5期：全视网膜脱离（病例28图2）。对本病的筛查是早期发现患者的重要途径。如病变停止于第1期，视功能尚可保持。如继续发展，玻璃体视网膜损害严重，则预后多不良。FEVR常有一个相对较长的发展过程，故需终身随访。病变未经治疗或即使治疗后，部分患者的病情仍可能再活化。一旦发现需及时治疗，以免视功能丧失。

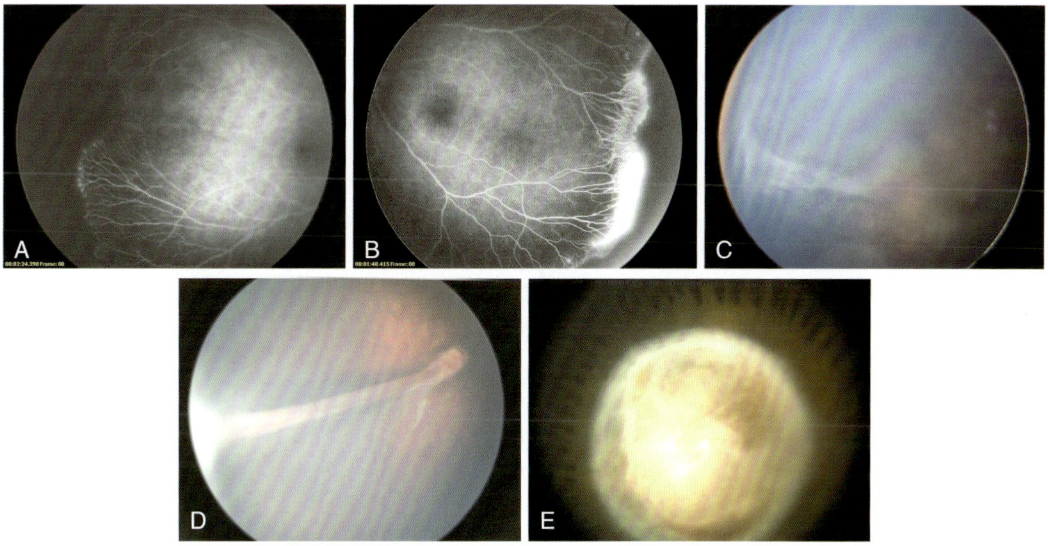

病例28图2　FEVR的不同分期

A.FEVR 1期周边无血管区；B.2期视网膜新生血管形成；C.3期不累及黄斑的视网膜脱离；D.4期累及黄斑的次全视网膜脱离；E.5期全视网膜脱离。

（病例提供者：陈春丽　首都医科大学附属北京同仁医院

赵培泉　上海交通大学医学院附属新华医院）

参考文献

[1] Liu H，Peng J，Zhang W，et al.Anatomic outcomes of lens–sparing vitrectomy for stage 3 or 4 familial exudative vitreoretinopathy[J].Retina，2024，44（9）：1538–1545.

[2] Chunli Chen，Yizhe Cheng，Zhihan Zhang，et al.Long–term clinical prognosis of 335 infant single–gene positive FEVR cases[J].BMC Ophthalmology，2022，22（1）：329.

[3] 陈春丽，赵培泉，李筱荣.家族性渗出性玻璃体视网膜病变34个家系的基因型与临床表型队列研究[J].中华眼底病杂，2020，36（3）：184–191.

[4] Tauqeer Z，Yonekawa Y.Familial exudative vitreoretinopathy：pathophysiology，diagnosis，and management[J].Asia Pac J Ophthalmol（Phila），2018，7：176–182.

[5] 陈春丽 赵培泉 李筱荣。家族性渗出性玻璃体视网膜病变（FEVR）患者临床表现的多样性及基因特点[J].眼科新进展，2020；40（6）：18–22.

第六章

麻醉相关意外或术中意外失治

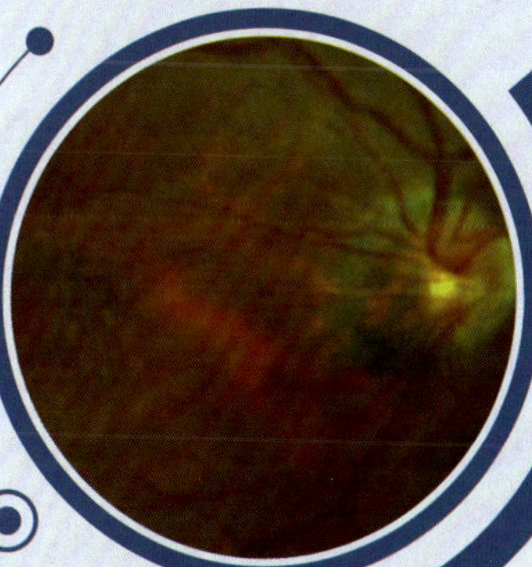

病例29　白内障术中黏弹剂注射针头脱落射出致眼后节严重损伤

一、病历摘要

患者男性，72岁。

主诉：右眼白内障摘除术后视物不清伴眼红胀痛半个月。

诊断：右眼玻璃体积血，右眼脉络膜视网膜裂伤，右眼继发性青光眼，双眼人工晶状体眼。

手术史：患者2年前行左眼白内障摘除手术。

二、诊疗经过

1．诊治过程　患者半个月前外院行右眼白内障手术，术中植入IOL前注入黏弹剂时，注射针头脱落射入玻璃体腔，术中取出针头，继续植入IOL，术后即视物不清。10天后出现眼红、眼胀，查右眼眼压35 mmHg，给予降眼压及对症处理。我院眼部检查，视力：右眼光感，左眼1.0；眼压：右眼16 mmHg，左眼11 mmHg。右眼混合充血（+），上方见水平角巩膜切口，缝线在位，角膜雾状水肿（+），前房深，房水血性混浊（+++），颞上方虹膜表面与上方角膜切口处有膜状粘连，瞳孔轻微上移，直接对光反射迟钝，IOL在位，玻璃体血性混浊，眼底窥不清（病例29图1）。左眼IOL在位。眼部B超提示右眼玻璃体不全后脱离伴积血（+++），后极部球壁回声不均匀增厚（病例29图2）。右眼明适应ERG重度异常（病例29图3），右眼闪光视觉诱发电位（flash visual evoked potential，F-VEP）中度异常，P波潜时较左眼延迟，振幅降低。局部麻醉下行右眼玻璃体切除＋人工晶状体取出＋激光光凝＋硅油注入术。

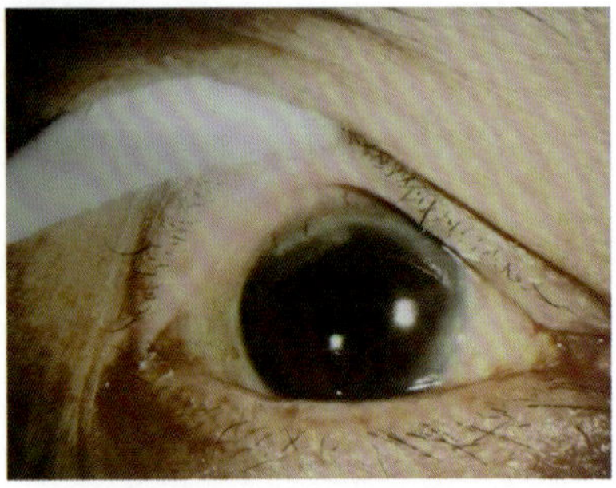

病例29图1　入院时右眼前节可见房水血性混浊，瞳孔轻微上移

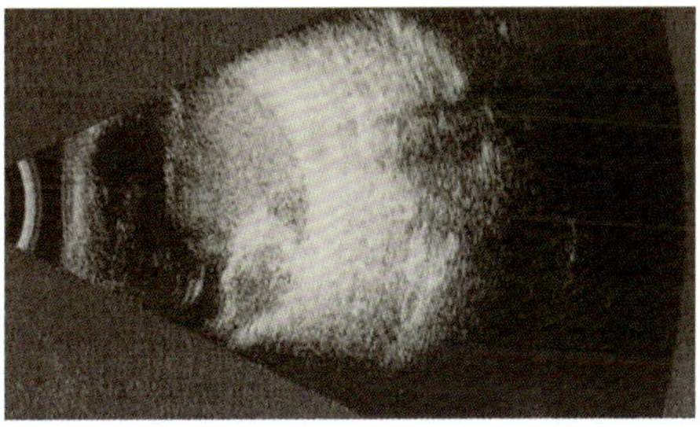

病例29图2　入院时右眼B超检查示后段玻璃体浓厚混浊，伴条索样增生；球壁增厚

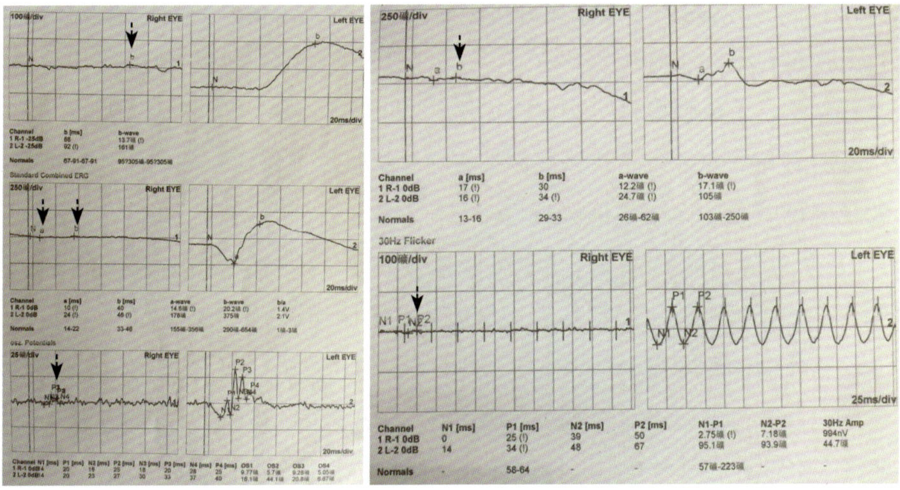

病例29图3　入院时双眼ERG，右眼5项反应均无典型波形，波幅下降近直线状（黑箭头）

2．手术要点

（1）上方扩大原角膜切口，取出IOL，10–0尼龙线对合缝合角膜切口，冲洗前房。

（2）标准三通道玻璃体切除术，术中见玻璃体腔大量泥沙样血性混浊，清除混浊玻璃体，于颞下方赤道部见视网膜裂孔（病例29图4），激光光凝病损区域，注入硅油5 mL。

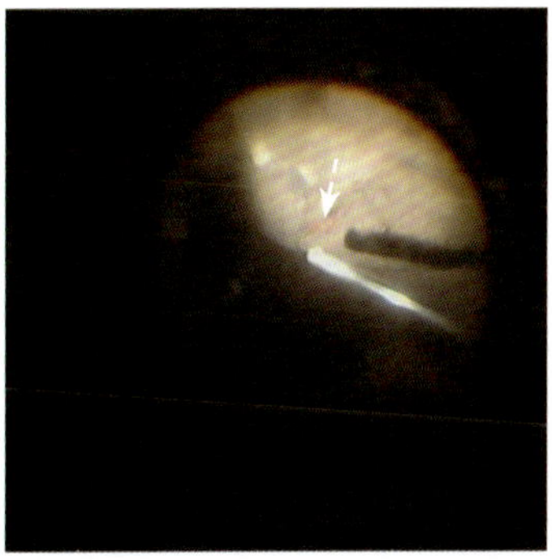

病例29图4　术中见颞下方赤道部视网膜裂孔（白箭头）

三、诊治沉思

本患者第一次行右眼白内障摘除手术时，黏弹剂注射针头意外脱落射入玻璃体腔。术中未及时检查与处理眼后节情况，而是贸然Ⅰ期植入IOL。术毕术眼即视物不见，眼科检查及B超检查提示重度玻璃体积血仍然未对症处理。患者第二次住院治疗时，术中见术眼颞下方赤道部视网膜裂孔，玻璃体积血。此病例教训深刻，我们应从中总结经验。

1. 注射针头脱落在内眼手术过程中偶有发生，常见原因有：①术者或助手在使用前未将注射针头拧紧；②对注射针施加了过大的压力；③罕见注射针的质量问题。可引起的相关并发症：①角膜损伤；②虹膜损伤；③前房出血；④晶状体脱位；⑤人工晶状体移位；⑥后囊膜破裂；⑦晶状体悬韧带离断，睫状体损伤；⑧玻璃体脱出；⑨玻璃体积血；⑩视网膜损伤。

2. 术中如发现黏弹剂注射针头意外脱落射入玻璃体腔，应及时停止手术，检查眼内损伤情况，如视网膜脉络膜损伤致大量玻璃体积血无法行眼底检查时，可台上行B超检查，及时行玻璃体视网膜手术。不主张Ⅰ期植入IOL，IOL对后续病情的观察及处理可能造成影响，若需行玻璃体切除术时，IOL影响术中观察和操作，存在IOL移位增加手术难度。此外，IOL还是细菌的附着体，易成为眼内感染源；严重的并发症则可能导致需要取出IOL，增加手术对眼球损伤风险。

（病例提供者：马大卉　张国明　曾　键　深圳市眼科医院）

参考文献

[1] Wilde C，Ross AR，Orr G，et al.Iatrogenic cannula-associated ocular injuries during anterior segment surgery：time to re-think luer-lock design[J]? Nature Publishing Group，2019，（2）.

[2] Ting DSJ，Vaideanu-Collins D，Ellerton C.Cannula-associated ocular injuries during cataract surgery：the North East England Study[J].Eye，2016，30（5）：764-765.

[3] Tong CM，Rudnisky CJ.Intrastromal cannula injury in cataract surgery[J].Journal of Cataract and Refractive Surgery，2020.

[4] Buys YM，Firat M，Brent MH.Posterior capsular rupture secondary to viscoelastic cannula and luer-lock release during phacotrabeculectomy[J].Canadian Journal of Ophthalmology / Journal Canadien d\"Ophtalmologie，2009，44（1）：102-103.

[5] Yonekawa Y，Thomas BJ，Lausickon LK，et al.Detection of pars plana rupture by ultrasound biomicroscopy after cannula dislodgement during cataract wound hydration[J]. Digital Journal of Ophthalmology Djo，2017，23（1）：23.

病例30　黄斑裂孔玻璃体切除术后新裂孔形成

一、病历摘要

患者女性，68岁。

主诉：右眼无痛性视力下降1年。

诊断：右眼黄斑裂孔，双眼老年性白内障。

二、诊疗经过

眼部检查，视力：右眼0.04，左眼0.1。双眼晶状体混浊，右眼视网膜平，呈豹纹状改变，黄斑区可见一圆形裂孔（病例30图1）。OCT示右眼黄斑区裂孔形成，大小约613 μm × 554 μm，孔周视网膜囊样水肿（病例30图2）。行右眼玻璃体切除＋白内障超声乳化吸除＋IOL植入＋剥膜（黄斑前膜、内界膜）＋自体血覆盖术。

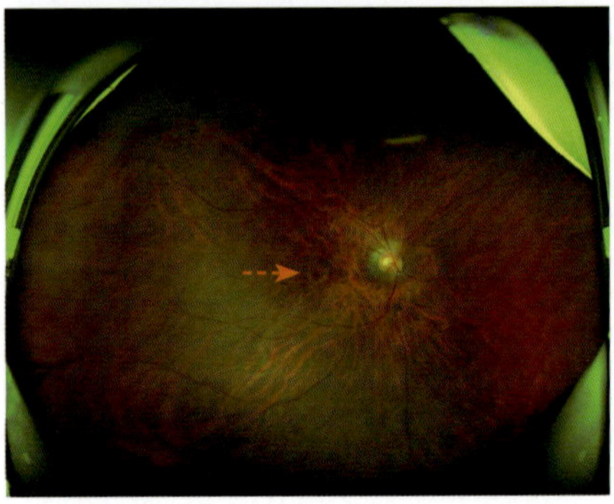

病例30图1　患者术前右眼底像，橙箭头示黄斑裂孔，黄斑颞上方未见明显裂孔

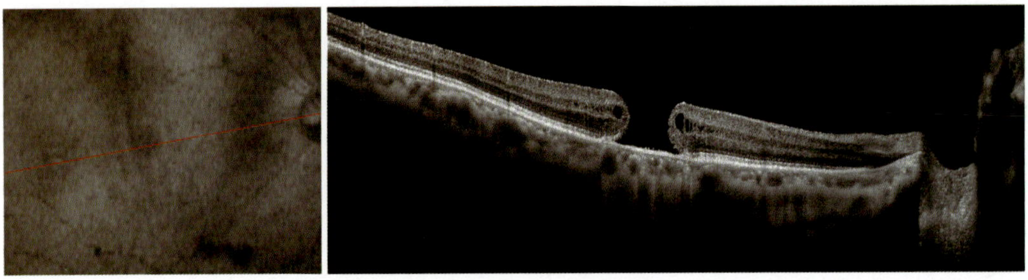

病例30图2　患者术前1个月右眼OCT示黄斑区裂孔

三、诊治沉思

本患者在进行吲哚菁绿辅助下剥除黄斑前膜及内界膜时，由于内界膜镊不合适，术者操作次数过多，内界膜镊触碰黄斑裂孔颞上方视网膜（病例30图3）致视网膜前出血，术者仅用内界膜镊推移该处视网膜，未进行其他特殊处理。

术者为经验丰富的玻璃体视网膜医师，因此术者需要进一步寻找自身原因，避免内界膜镊操作次数过多，导致类似情况再发生。

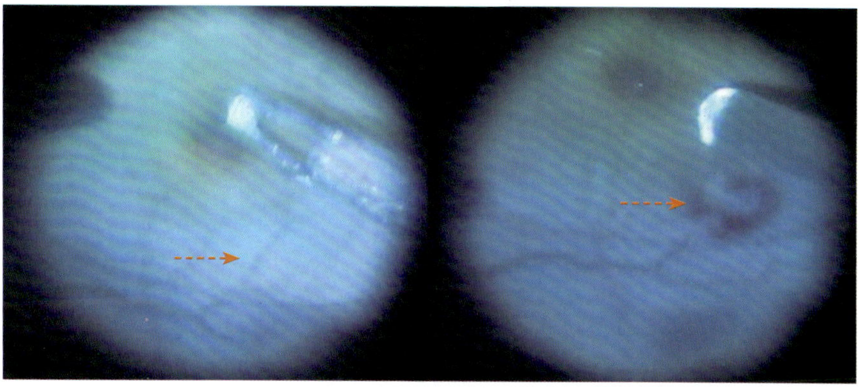

病例30图3　术中右眼平凹镜镜下所见

橙箭头处示内界膜镊触碰致视网膜前出血。

术后1个月复诊，OCT发现黄斑裂孔闭合可，但在内界膜镊触碰部位出现无症状性视网膜干性裂孔（病例30图4）。该医源性裂孔在术后2个月复诊时其周边视网膜未见脱离征象（病例30图5）。未对该裂孔周围进行视网膜激光光凝。

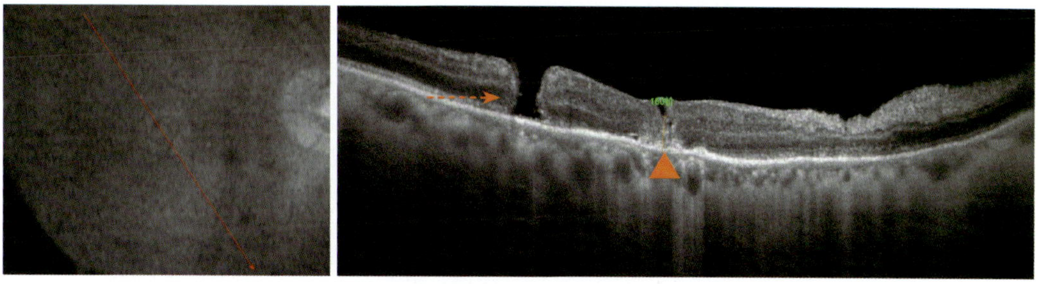

病例30图4　右眼OCT

橙箭头示新发裂孔，三角形示闭合的黄斑裂孔。

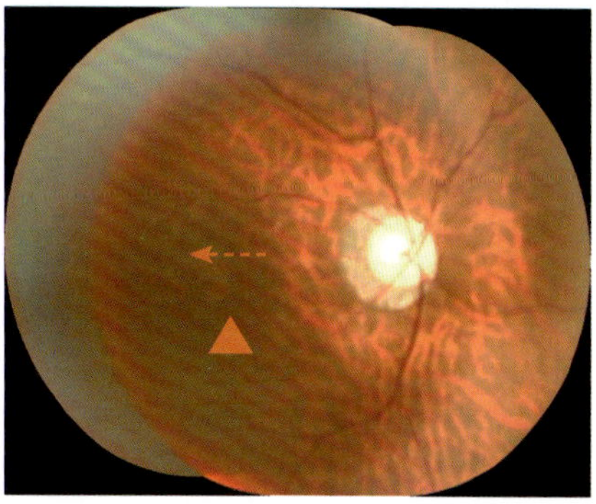

病例30图5　患者术后2个月右眼眼底像

橙箭头示新发裂孔，三角形示闭合的黄斑裂孔。

黄斑裂孔术后黄斑附近出现视网膜全层裂孔并非罕见。鲁宾斯坦（Rubinstein）等人于2005年首次对该并发症进行报道。根据该报道，这种并发症的发生率为1.7%（4/232）。后续多项研究也对该并发症进行了报道。目前认为术后黄斑附近视网膜裂孔（postoperative eccentric macular hole，ECMH）形成的可能的原因包括：①内界膜剥除（ILM peeling）操作本身的机械刺激；②内界膜镊在夹取内界膜时对夹取部位视网膜的直接损伤；③术后残留组织（如黄斑前膜和内界膜）的收缩等。值得注意的是，除黄斑裂孔手术外，黄斑前膜剥除术也可能引发类似并发症，原因亦类似。另外，在该例患者之后的2个月内作者所在的治疗组又出现2例类似病例（病例30图6、病例30图7）。

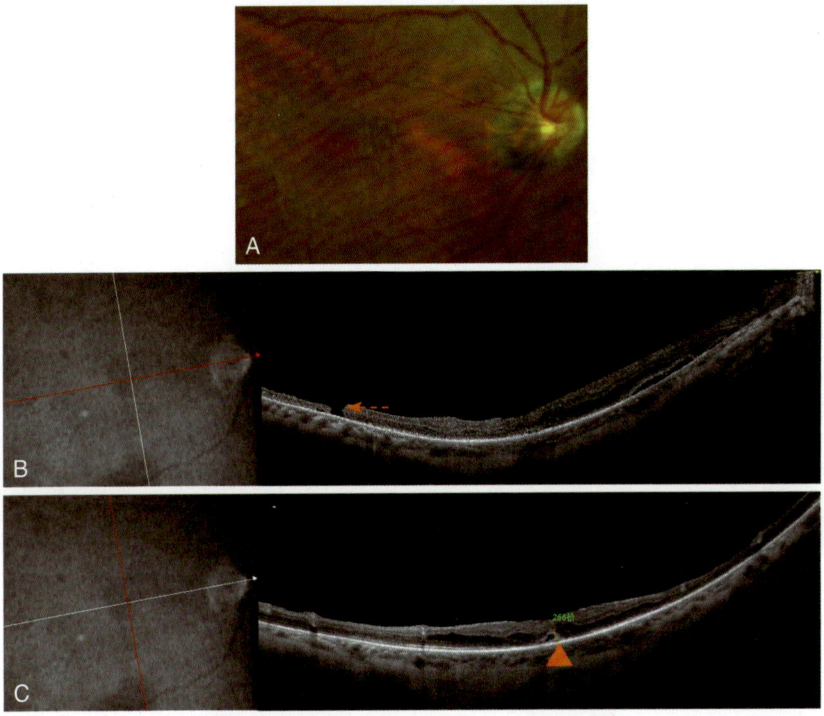

病例30图6　第2例黄斑裂孔玻璃体切除术新发黄斑中心凹附近视网膜裂孔患者眼底像及OCT表现

A.术前右眼眼底像；B.橙箭头示术后新发裂孔；C.三角示闭合的黄斑裂孔。

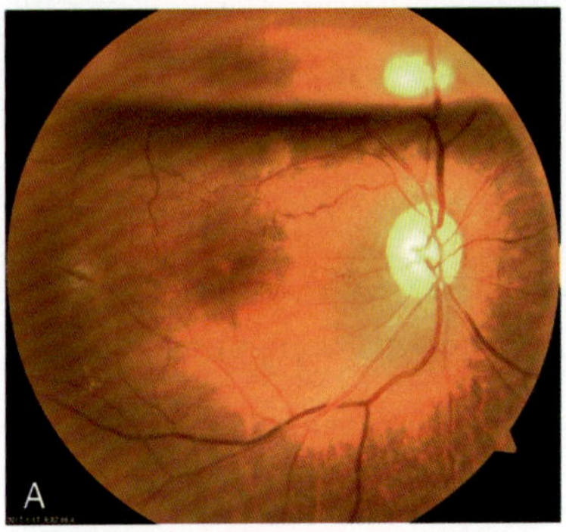

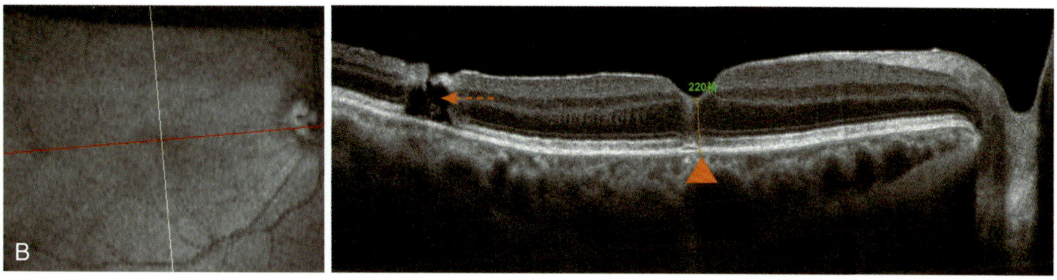

病例30图7　第3例黄斑裂孔玻璃体切除术新发黄斑中心凹附近视网膜裂孔患者眼底像及OCT表现

A.术前右眼眼底像；B.箭头示术后新发裂孔，三角示闭合的黄斑裂孔。

（病例提供者：周钟强　宋宗明　河南省人民医院/河南省立眼科医院）

参考文献

[1] Rubinstein A，Bates R，Benjamin L，et al.Iatrogenic eccentric full thickness macular holes following vitrectomy with ILM peeling for idiopathic macular holes[J].Eye（Lond），2005，19（12）：1333–1335.

[2] Yetkin E，Citirik M，Teke MY，et al.Postoperative eccentric macular holes after surgery for vitreomacular interface diseases[J].Int Ophthalmol，2020，40（3）：591–596.

[3] Mason JO，Feist RM，Albert MA.Eccentric macular holes after vitrectomy with peeling of epimacular proliferation[J].Retina，2007，27（1）：45–48.

[4] Brouzas D，Dettoraki M，Lavaris A，et al.Postoperative eccentric macular holes after vitrectomy and internal limiting membrane peeling[J].Int Ophthalmol，2017，37（3）：643–648.

[5] Zvorničanin J，Zvorničanin E，Husić D.Eccentric macular hole formation following successful macular hole surgery[J].Acta Med Acad，2019，48（3）：312–316.

病例31 球后神经阻滞麻醉导致眼球穿孔

例1：高度近视眼球后神经阻滞麻醉导致眼球穿孔1

一、病历摘要

患者女性，61岁。

主诉：右眼无痛性视力下降1年。

诊断：右眼黄斑裂孔？右眼并发性白内障，左眼人工晶状体眼，双眼高度近视。

手术史：2016年患者于外院行左眼白内障超声乳化吸除+人工晶状体植入术。

二、诊疗经过

眼部检查，视力：右眼FC/BE，左眼0.6。右眼晶状体混浊，左眼人工晶状体在位。右眼高度近视豹纹状眼底改变，后极部视网膜变性萎缩（病例31图1 A），OCT示可疑黄斑裂孔。左眼视网膜平伏。眼部B超示右眼后巩膜葡萄肿，眼轴31 mm。术前予以10 mL注射器抽取利多卡因+罗哌卡因6 mL+5号牙科针头（25 G，0.5 mm × 38 mm）进行球后阻滞麻醉（病例31图1 B），先由眶下缘中外1/3交界处平行眶底垂直向后进针至赤道部，然后转向球后，针尖斜面朝向眼球，注入麻药4 mL；再于眶上缘内中1/3交界处进针，此时患者眼球突然下转，明显感觉针尖有阻滞的感觉，立即拔出针头，此时患者无明显不适主诉。手术开始时可见眼球软，瞳孔较术前缩小，虹膜表面少量出血（病例31图1 C），判断眼球穿孔。术中先行玻璃体腔灌注升高眼压，完成白内障超声乳化吸除手术后，传统23 G玻璃体切除手术入路，可见后极部视盘颞侧视网膜圆孔并伴出血（病例31图1 D），明确了穿孔的位置，并行玻璃体切除手术切除了后极部的出血。

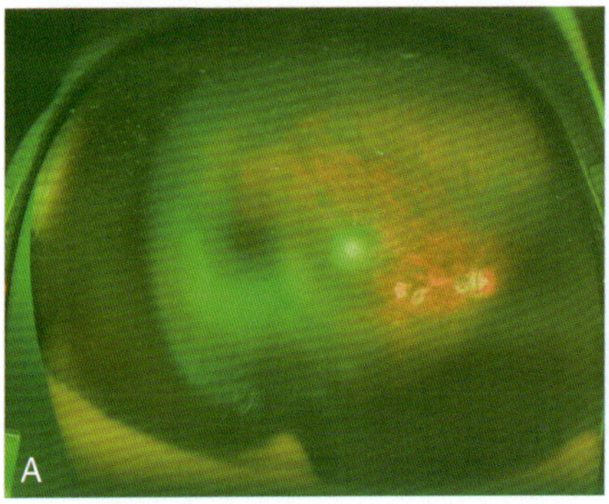

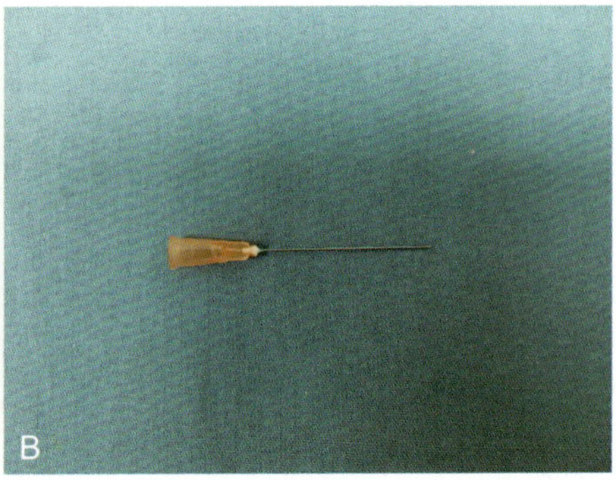

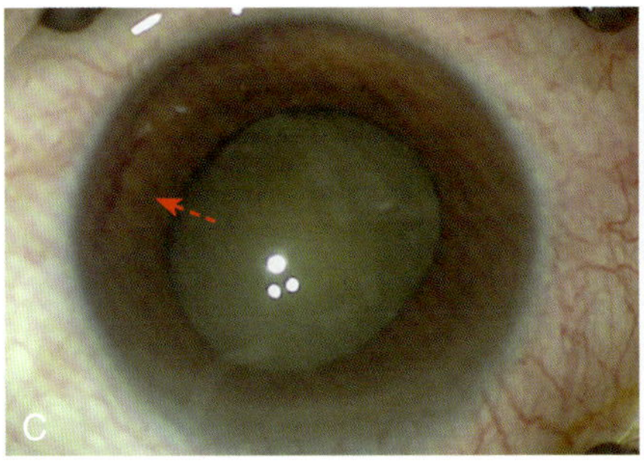

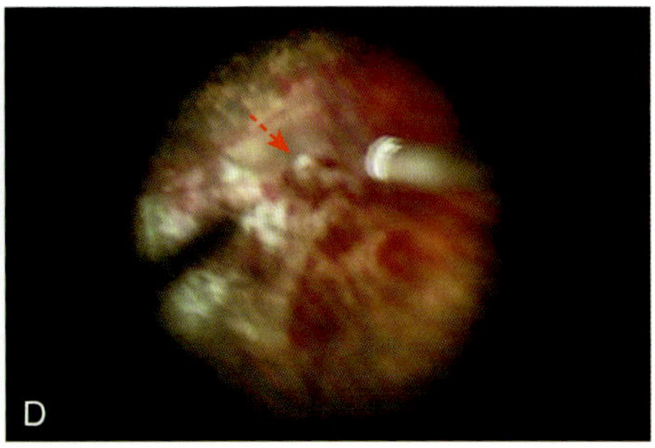

病例31图1　眼部检查及术中所见

A.右眼高度近视豹纹状眼底改变，视盘颞侧和黄斑周围见视网膜变性萎缩灶；B.球后麻醉使用的5号无菌牙科针头；C.手术开始发现虹膜表面少量出血（红箭头）；D.后极部出血并在黄斑镜下可见视盘颞下方的圆形裂孔（红箭头）。

三、诊治沉思

患者接受的仅是白内障手术，配合可且无全身特殊疾病，完全可以使用表面麻醉，而不应惯性地使用球后麻醉。患者麻醉过程中突然转动眼球，一定要提前和术者沟通好，保持一个稳定固定的眼位，防止意外的发生。笔者近年来对高度近视眼或病理性近视眼，如需球后麻醉，多采用术中球后灌注。

例2：高度近视眼球后神经阻滞麻醉导致眼球穿孔2

一、病历摘要

患者女性，54岁。

主诉：右眼视物变形1年。

诊断：右眼黄斑裂孔，双眼并发性白内障，双眼高度近视。

二、诊疗经过

眼部检查，视力：右眼FC/50 cm，左眼0.1；双眼晶状体核性混浊，右眼模糊见视盘边界不清色淡红，后极部巩膜露白伴葡萄肿样改变，黄斑区裂孔；左眼模糊见豹纹状眼底改变。术前麻醉方法同例1，同样在麻醉时患者眼球突然转动，麻醉者感觉针尖有阻力，立即拔出针头。手术开始时可见虹膜表面出血（病例31图2 A），眼压降低。进入玻璃体腔后可见视盘颞下方裂隙型裂孔伴出血（病例31图2 B），考虑为麻醉时眼球穿孔所致。

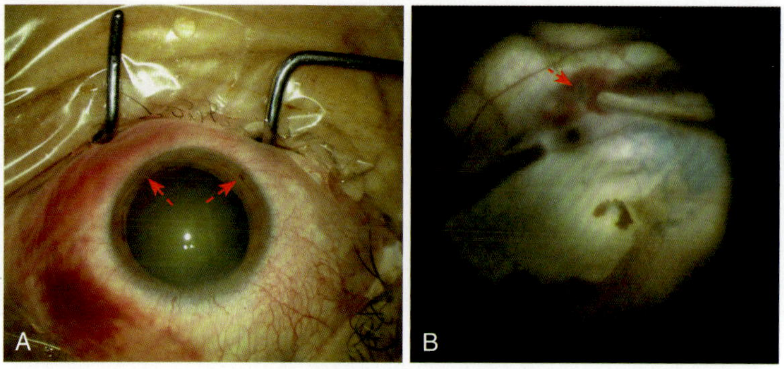

病例31图2　术中所见

A.虹膜表面出血（红箭头）；B.后极部出血，视盘颞下方裂隙样裂孔（红箭头）。

三、诊治沉思

术前术者应了解患眼的眼轴及眼底情况，选择相对安全、麻醉效果也同样很好的球周麻醉或筋膜下局部麻醉。且术前提前和患者做好沟通，避免眼球突然转动，发生意外。

例3：高度近视眼球后神经阻滞麻醉导致眼球穿孔3

一、病历摘要

患者男性，80岁。

主诉：左眼视力下降10年余，硅油注入术后2个月。

诊断：左眼复发性视网膜脱离，左眼黄斑裂孔，左眼硅油眼，双眼高度近视。

手术史：患者10年余前于外院行左眼巩膜外加压术、左眼白内障超声乳化吸除＋玻璃体切除＋硅油注入术；9年前外院行左眼玻璃体切除＋硅油取出术；2个月前外院行左眼玻璃体切除＋硅油注入术。

二、诊疗经过

眼部检查，视力：右眼HM/BE；眼压10 mmHg。左眼晶状体缺如，玻璃体腔硅油填充。鼻侧及下方视网膜隆起，黄斑区见白色裂孔。球后阻滞麻醉时无明显异常现象发生。术中发现后极部视网膜下方出血，出血对应视网膜处未见明显裂孔（病例31图3），考虑球后神经阻滞麻醉时眼球穿孔，但因为后极部视网膜本就脱离，所以未穿破视网膜形成裂孔。追问麻醉者，描述在球后麻醉时，曾2次向球后转向进针，考虑是在第一次时穿破眼球。

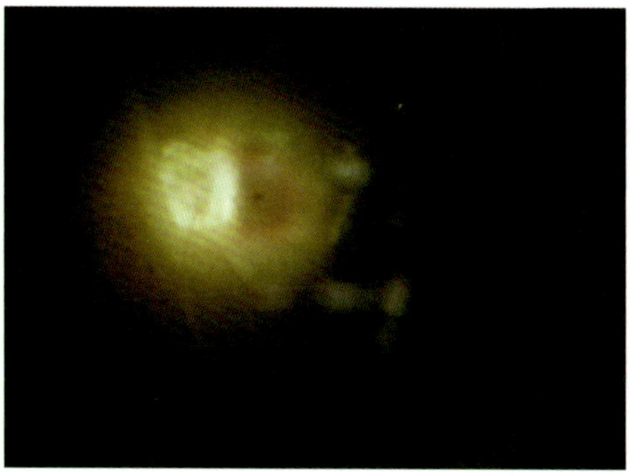

病例31图3　术中进入玻璃体腔发现后极部脱离的视网膜下出血

三、诊治沉思

研究发现当眼轴大于26 mm时，球后阻滞麻醉发生穿孔的概率约140例中发生1例。所以作为术者在术前一定要注意高度近视患眼的眼轴以及眼后节的情况，而选用合理的麻醉方法，避免出现意外。20世纪90年代起，筋膜囊下麻醉也逐渐开始广泛应用，将麻醉药物通过筋膜囊扩散到球周及球后间隙，浸润到睫状神经节周围而产生麻醉作用，也能在很大程度上避免了常见的球后、球周出血及眼球穿孔等并发症的发生。

例4：高度近视眼球后神经阻滞麻醉导致眼球穿孔4

一、病历摘要

患者女性，26岁。

主诉：右眼眼前黑影近半年，视物变形近4个月。

诊断：右眼孔源性视网膜脱离，双眼有晶状体眼后房型人工晶状体术后，双眼高度近视。

手术史：患者6年前外院行有晶状体眼后房型人工晶状体植入手术。

二、诊疗经过

眼部检查：双眼视力0.8；双眼晶状体眼前人工晶状体位正；右眼3：00～10：00位视网膜脱离，鼻上方激光光凝斑包绕裂孔。术前球后阻滞麻醉时无明显异常现象发生。术中发现后极部黄斑颞上方可见裂隙型裂孔（病例31图4 A），术前并未查见此孔（病例31图4 B），术中予以激光光凝封闭。

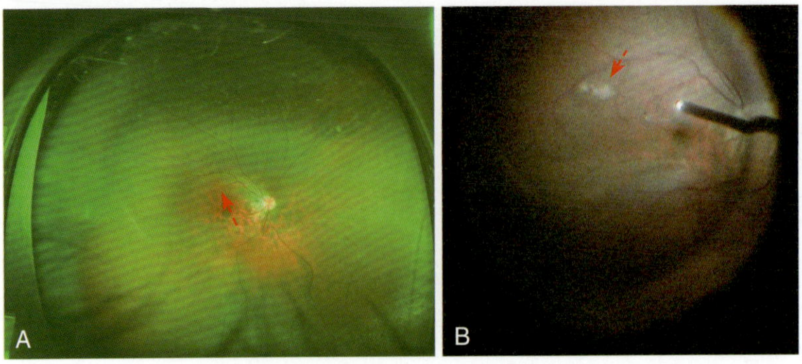

病例31图4　术中及手术前所见

A.术前未见此孔；B.术中在倒像镜下可见黄斑部颞上方裂隙型裂孔（红箭头）。

三、诊治沉思

球后穿孔事件的发生往往都是非故意的，容易被术者遗漏。Duker等人回顾了麻醉眼球穿孔的临床特点和转归，发现约50%的穿孔，术者在手术中都没有发现。该患者多次玻璃体手术病史，球后麻醉时，并没有明显不适，若进行的不是玻璃体手术，很可能发现不了球后麻醉穿孔。高度近视伴后巩膜葡萄肿是发生非故意球后穿孔事件的唯一显著危险因素。有学者提出当眼轴超过27 mm时就不该使用球后阻滞麻醉。所以作为术者在术前一定要注意高度近视患眼的眼轴以及眼后节的情况，而选用合理的麻醉方法，避免出现意外。

（病例提供者：李家恺　上海市第十人民医院

赵培泉　上海交通大学医学院附属新华医院）

例5：正视眼球后神经阻滞麻醉导致眼球穿孔

一、病历摘要

患者女性，61岁。

主诉：右眼视力下降1年。

诊断：右眼黄斑前膜，双眼年龄相关性白内障。

二、诊疗经过

眼部检查，视力：右眼0.25，左眼0.8。右眼人工晶体在位，黄斑区可见金箔样反光，膜状增生，血管扭曲变形，中心凹反光消失；左眼晶状体轻度混浊。OCT示右眼黄斑区视网膜前可见一高反射信号带，黄斑中心凹形态消失，视网膜增厚（病例31图5）。

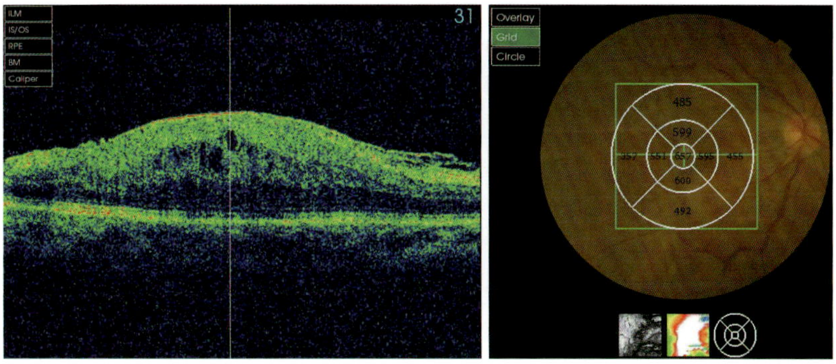

病例31图5　OCT示右眼黄斑区视网膜前一高反射信号带，中心凹形态消失，视网膜增厚

患者拟行右眼玻璃体切除＋黄斑前膜剥离手术，术中行球后麻醉，发现下方血管弓处有出血及视网膜损伤，立即电凝止血处理损伤部位，填充硅油，观察3个月后行第二次手术：右眼硅油取出术＋白内障超声乳化吸除＋人工晶状体植入＋剥膜术，术后复查：右眼视力0.3，右眼晶状体轻度混浊，下方视网膜见白色瘢痕及小圆灶巩膜外露（病例31图6），其周可见陈旧激光光凝斑，视网膜平伏，术后2个月OCT示右眼黄斑区视网膜略增厚，伴有轻度水肿（病例31图7）。

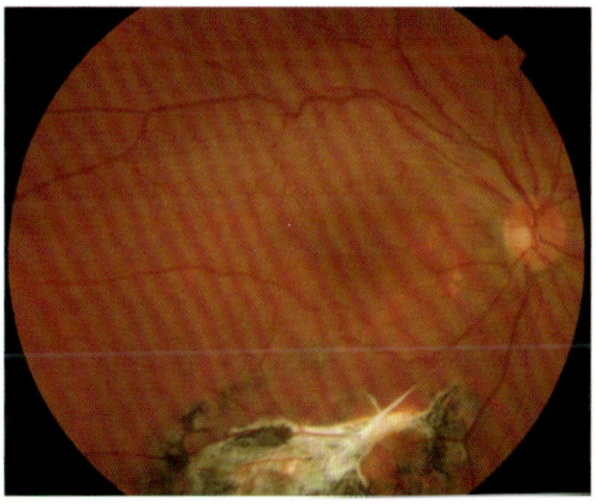

病例31图6　术后2个月右眼眼底像示下方视网膜可见白色瘢痕形成

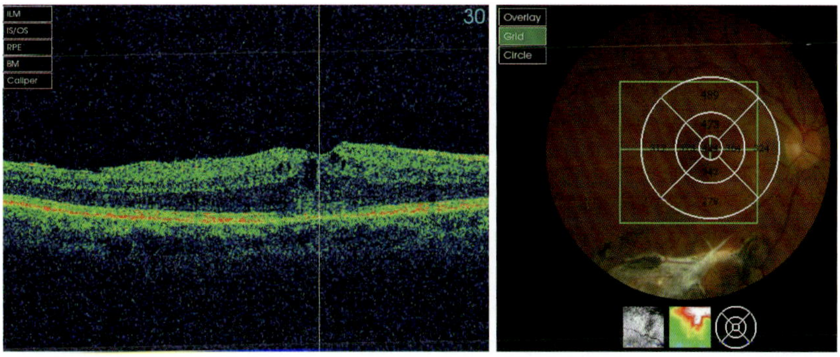

病例31图7　术后2个月OCT示右眼黄斑区视网膜略增厚，伴有轻度水肿

三、诊治沉思

球后麻醉中发生眼球穿孔是一罕见术中意外，其原因与操作鲁莽、未掌握眼眶解剖结构、不按操作流程进行有关。球后麻醉的正确操作流程：选择针尖较钝球后注射针，进针速度要慢，进针前应嘱患者注视正上方，在眶下缘中外1/3交界处经皮肤垂直刺入1.5 ~ 2 cm，再将针头略向鼻上方倾斜，朝眶尖缓慢推进3.5 ~ 4 cm，感觉到针头刺入肌圆锥的“空落手感”，回抽无液体及回血，且无较大阻力，并可让患者左右转动眼球，确认针未刺入眼球，再注入麻药约4 mL，注射完毕，将针头拔出，并压迫眼部约0.5分钟止血。

如遇眼窝较深、睑裂较小、鼻梁高，患者配合欠佳时，要特别注意进针方向、位置深浅及偏差。甚至放弃球后麻醉，选择球周或其他麻醉方式。特别是对高度近视眼患者更需高度谨慎，采取如下措施或许有助于减少上述意外的发生，如不要让患者按常规方法眼球向上转、注射时针尖靠近眶壁进入且进针缓慢、遇到阻力不能勉强深入、注药前回抽无血并嘱患者各个方向运动眼球无异常再注药液，或对高度近视患者将球后注射改为球周注射等，术中用钝性针头行球周（筋膜下）麻醉是最安全的方法。

（病例提供者：钟敬雯　梅州市梅江区深梅眼科医院
张国明　曾　键　深圳市眼科医院）

例6：球后神经阻滞麻醉麻药进入玻璃体腔

一、病历摘要

患者女性，64岁。

主诉：右眼无痛性视力下降4年。

诊断：右眼老年性白内障。

二、诊疗经过

患者外院行右眼白内障超声乳化吸除＋人工晶状体植入术。术前予以利多卡因＋布比卡因球后神经阻滞麻醉过程时患者感眼球胀痛明显。术者在做上方结膜辅助切口后，患眼眼压急剧上升且无法下降，遂停止一切手术操作，考虑术中暴发性脉络膜上腔出血，并转入我院治疗。

术后半个月至我院眼部检查，视力：右眼光感可疑，左眼0.5。眼压：右眼8 mmHg，左眼13 mmHg。右眼角膜透明，前房周边浅，虹膜萎缩，瞳孔散大，晶状体混浊伴震颤，且颞上方脱位。玻璃体混浊，眼底窥不清。左眼晶状体中度核性混浊。眼部B超示：右眼中量玻璃体混浊，全视网膜脱离伴周边脉络膜脱离。行右眼白内障超声乳化吸除＋玻璃体切除＋硅油注入术。手术过程中可见玻璃体浓密胶冻状混浊，视网膜菲薄，色泽苍白（病例31图8 A），视网膜下大量色素游离和沉积（病例31图8 B）。术中考虑为第一次手术球后神经阻滞麻醉球壁穿孔，麻药进入玻璃体腔而造成对视网膜及色素上皮的毒性反应。

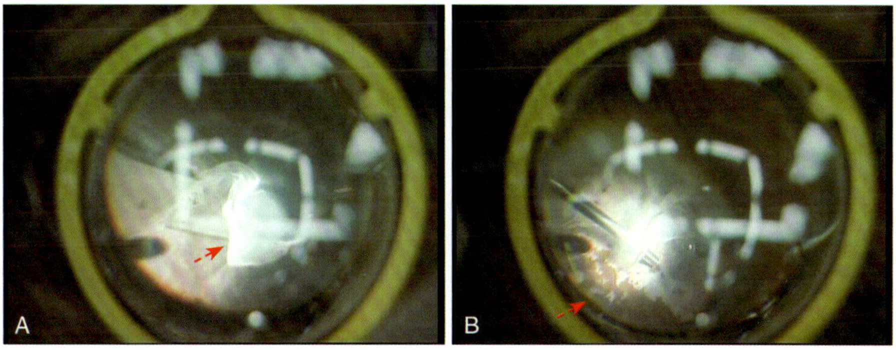

病例31图8　右眼术中所见

A.术中见菲薄的视网膜，色泽苍白，质地松软（红箭头）；B.视网膜下见大量播散紊乱的色素上皮，考虑为坏死脱离的色素上皮堆积形成（红箭头）。

三、诊治沉思

患者在第一次手术球后麻醉时就发生了剧烈的疼痛感，术者继续做辅助切口时，感到眼压的升高，无法缓解，术者考虑可能是术中暴发性脉络膜上腔出血，而终止了手术，选择了术后观察，而没有及时交接给后段的医生进行会诊和处理，错过了马上进行玻璃体切除手术的机会，使得麻药在眼内停留时间过长，造成了对视网膜毁灭性的毒性作用。术后的眼部B超显示全视网膜脱离，全周脉络膜浅脱离，也不符合暴发性脉络膜上腔出血典型的光滑圆顶状的脉络膜隆起的表现。

例7：球旁注药眼球穿孔

一、病历摘要

患者女性，57岁。

主诉：右眼球旁注药后视物不见7小时。

诊断：右眼脉络膜脱离型视网膜脱离，右眼角膜移植术后，左眼义眼台植入术。

手术史：患者50年前左眼义眼台植入术；10年前右眼角膜移植术。

二、诊疗经过

患者7小时前因右眼角膜植片存在排斥反应现象，在外院予以球周注射甲泼尼龙抗炎治疗。注射过程中出现剧烈眼痛，视物不见，遂停止注射。转诊我院眼部检查，视力：右眼无光感，左眼义眼。眼压：右眼指测T+2（眼压中度升高），左眼义眼。右眼眼睑水肿伴紫红色淤血（病例31图9），右眼角膜植片在位，植片周边部可见角膜云翳。右眼上方球结膜充血、水肿、高度隆起（病例31图10），IOL在位，玻璃体混浊，眼底窥不清。左眼义眼片佩戴中。右眼眼部B超示：右眼玻璃体混浊，视网膜脱离，脉络膜脱离。诊断：右眼视网膜脱离、右眼脉络膜脱离。当日即在我院行右眼玻璃体切除术，术中见右眼全视网膜脱离，玻璃体腔积血（病例31图11），下方视网膜可见裂孔（病例31图12）。

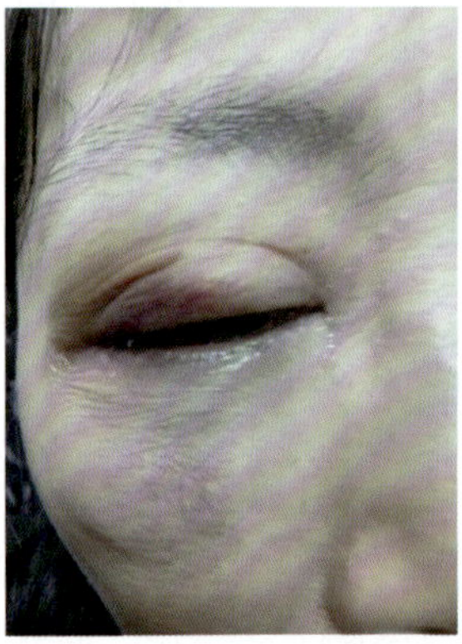

病例31图9　右眼眼睑红肿伴紫红色淤血

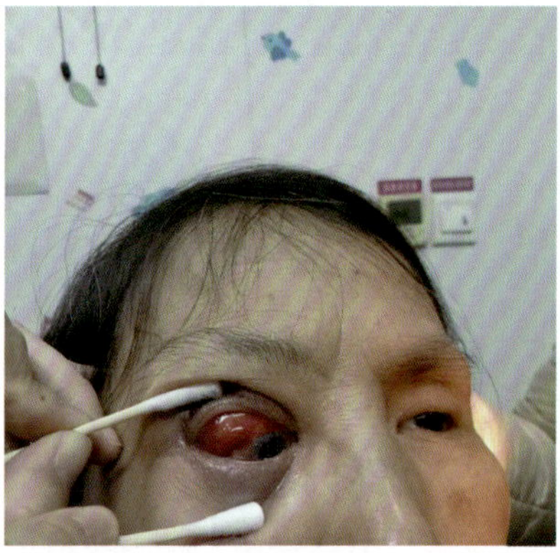

病例31图10　右眼上方球结膜充血、水肿、高度隆起

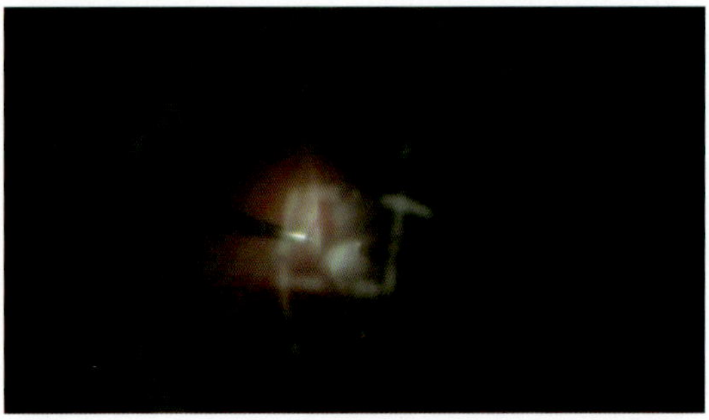

病例31图11　术中见全视网膜脱离，玻璃体积血

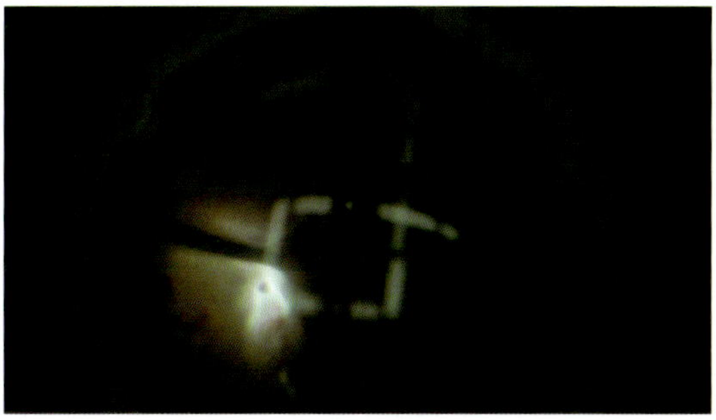

病例31图12　右眼术中清除积血后，发现下方视网膜裂孔

三、诊治沉思

患者在球旁注药操作中发生了剧烈疼痛，并伴有视力急剧下降。此时，术者或操作者一定要警惕是否出现眼球穿孔及药物注入眼的可能性。球旁注射虽然相对安全，但仍需要谨慎操作。

球后及球周阻滞麻醉或注药致眼球穿孔导致药物进入玻璃体腔是非常严重的并发症。除了会造成眼球穿孔外，麻药或其他药物的毒性作用则更具有毁灭性。低浓度的利多卡因或布比卡因就会对视网膜造成永久的损害。在注射过程中患者突然的疼痛以及术中持续的高眼压都提示可能造成了这种情况，此时应及时采取玻璃体切除手术置换出药物以挽救视力。

（病例提供者：李家恺　上海市第十人民医院
赵培泉　上海交通大学医学院附属新华医院）

参考文献

[1] Edge R，Navon S.Scleral perforation during retrobulbar and peribulbar anesthesia：risk factors and outcome in 50 000 consecutive injections[J].J Cataract Refract Surg，1999，25（9）：1237-1244.

[2] Duker JS，Belmont JB，Benson WE，et al.Inadvertent globe perforation during retrobulbar and peribulbar anesthesia.Patient characteristics，surgical management，and visual outcome[J].Ophthalmology，1991，98（4）：519-526.

[3] Fahmi A，Bowman R.Administering an eye anaesthetic：principles，techniques，and

complications[J].Community Eye Health，2008，21（65）：14–17.

[4] Palte H.Ophthalmic regional blocks：management，challenges，and solutions[J].Local and Regional Anesthesia，2015，8：57.

[5] Liang C，Peyman GA，Sun G.Toxicity of intraocular lidocaine and bupivacaine[J].Am J Ophthalmol，1998，1（2）：191–196.

病例32　视网膜脱离术后视网膜皱褶形成

例1:

一、病历摘要

患者女性，50岁。

主诉：右眼裂孔性视网膜脱离外加压术后视物变形1个月。

诊断：右眼裂孔性视网膜脱离，右眼巩膜外加压术后，双眼视网膜激光光凝术后。

手术史：患者1个月前行右眼巩膜外加压＋冷凝＋视网膜下放液术＋空气注入术（术前图像见病例32图1）；3周前再次行右眼玻璃体注气术（二次术前图像见病例32图2）。

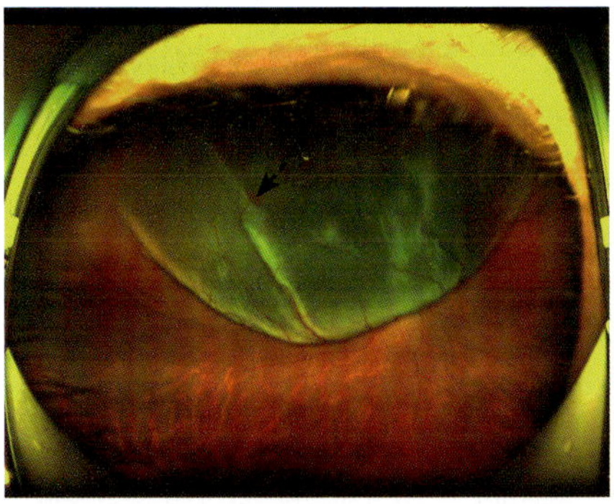

病例32图1　右眼10：00～2：00位视网膜高度隆起累及黄斑，11：00位近赤道部见马蹄形裂孔约1.5 PD

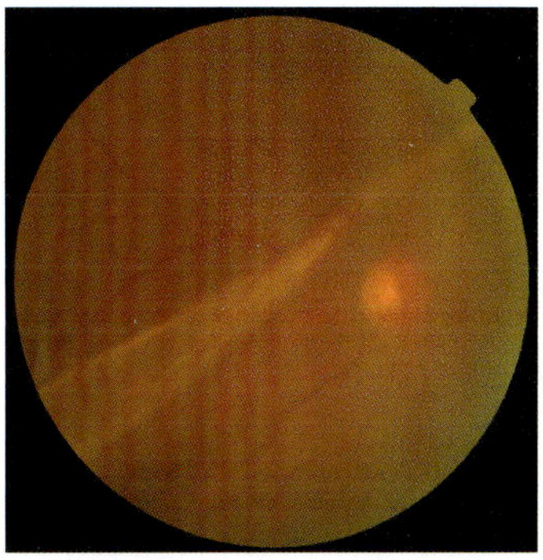

病例32图2　右眼巩膜外加压术后眼底像示后极部斜行视网膜皱褶跨越黄斑中心凹

二、诊疗经过

眼部检查，视力：右眼0.2，左眼0.9；右眼后极部见斜行视网膜皱褶跨越黄斑区（病例32图2），上方及颞侧加压嵴高度隆起，裂孔封闭于嵴上；OCT示右眼黄斑区视网膜呈皱褶样隆起（病例32图3）。于我院行右眼玻璃体切除＋激光光凝术。术后OCT示右眼黄斑区皱褶消失，视网膜平伏（病例32图4）。

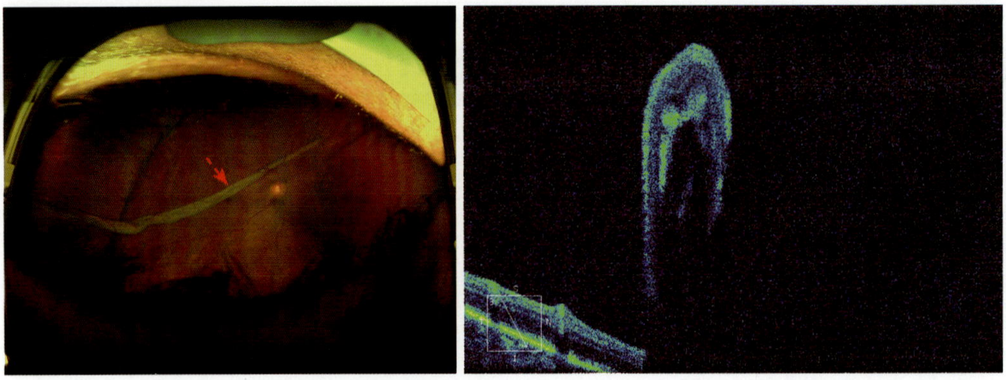

病例32图3　入院时右眼后极部见斜行视网膜皱褶样隆起，跨越黄斑区

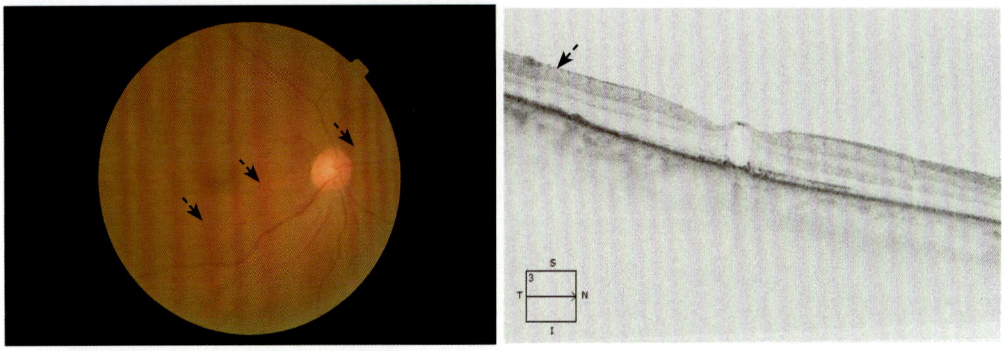

病例32图4　术后右眼眼底图像示视网膜平伏，术后右眼黄斑区OCT示皱褶消失

三、诊治沉思

患者发生裂孔性视网膜脱离后外院行巩膜外加压术治疗，术后黄斑区视网膜条形皱褶形成。查阅病历资料，患者裂孔性视网膜脱离形态特殊，上方裂孔致视网膜球形脱离，神经上皮层下积液较多，且伴液化玻璃体由裂孔处进入视网膜下，双向联通，常规巩膜穿刺放液难以彻底将球形脱离的视网膜下液放出。术后因患者未严格保持面向下体位而采用头低45° 体位，导致残余视网膜下液在重力作用下积聚于原视网膜脱离范围下缘即黄斑区，上方视网膜神经上皮层与视网膜色素上皮（retinal pigment epithelium，RPE）层错位贴合，残余视网膜下液吸收后黄斑区视网膜神经上皮层形成条形皱褶。

（病例提供者：李琳玲　深圳市妇幼保健院　张国明　曾　键　深圳市眼科医院）

例2:

一、病历摘要

患者男性，41岁。

主诉：左眼被羽毛球击伤后视物不见1年余。

诊断：左眼复发性视网膜脱离，左眼玻璃体切除术后，左眼巩膜环扎术后。

手术史：患者1年前于外院行左眼视网膜脱离巩膜外环扎术；半年前外院行左眼玻璃体切除＋硅油注入术。3个月前于我院行左眼环扎带取出＋玻璃体切除＋重水＋硅油取出＋硅油注入术。

二、诊疗经过

眼部检查，视力：右眼0.9，左眼0.1；左眼玻璃体腔硅油填充，鼻上方视网膜皱褶，上方可见陈旧病灶及陈旧激光斑，下方视网膜脱离（病例32图5）。于我院行左眼环扎带取出＋玻璃体切除＋重水＋硅油取出＋硅油注入术。术后视网膜平伏，鼻上方视网膜皱褶（病例32图6）。

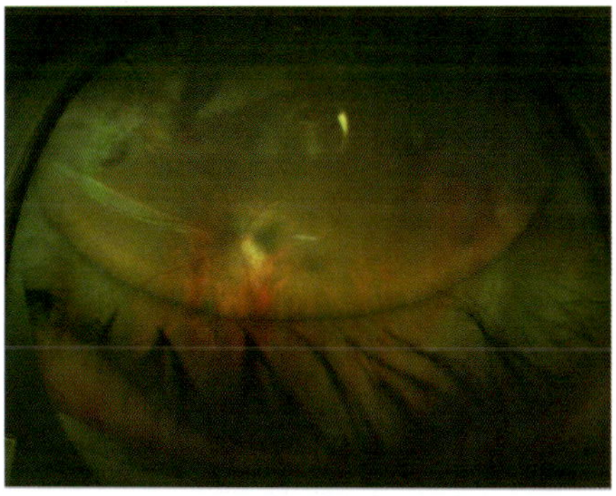

病例32图5　首诊我院时可见鼻上方视网膜皱褶及硅油界面

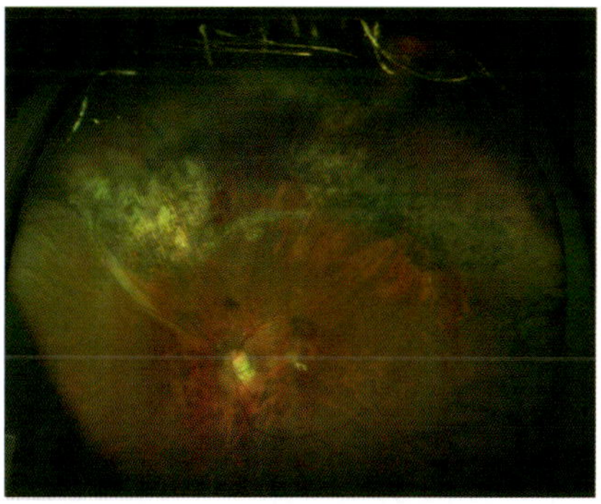

病例32图6　第二次玻璃体切除注入硅油术后可见鼻上方视网膜皱褶

例3:

患者男性，33岁。

主诉：左眼玻璃体切除注入硅油术后1个月余。

手术史：患者18年前左眼白内障摘除＋人工晶状体植入术；1个月前左眼玻璃体切除＋重水＋硅油注入术。

二、诊疗经过

眼部检查，视力：右眼0.9，左眼0.5；左眼玻璃体腔硅油填充，颞侧视网膜皱褶，周边可见陈旧病灶及激光斑（病例32图7）。于我院行左眼玻璃体切除+重水+硅油注入术。

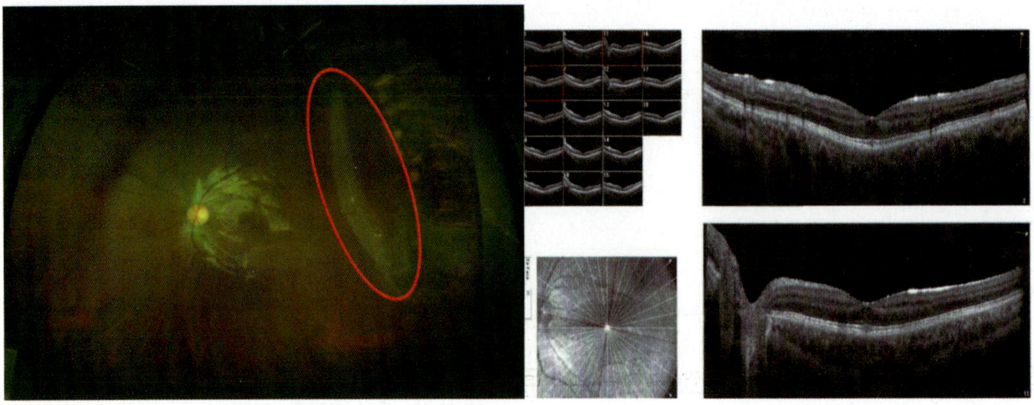

病例32图7　左眼颞侧见视网膜皱襞，OCT示黄斑部视网膜外层欠平整，视网膜表面反射增强

三、诊治沉思

例2、例3为玻璃体切除硅油注入术后出现视网膜皱褶，均未累及黄斑，考虑为玻璃体切除术中行局部视网膜切开后，液/气交换时视网膜发生滑脱所致。

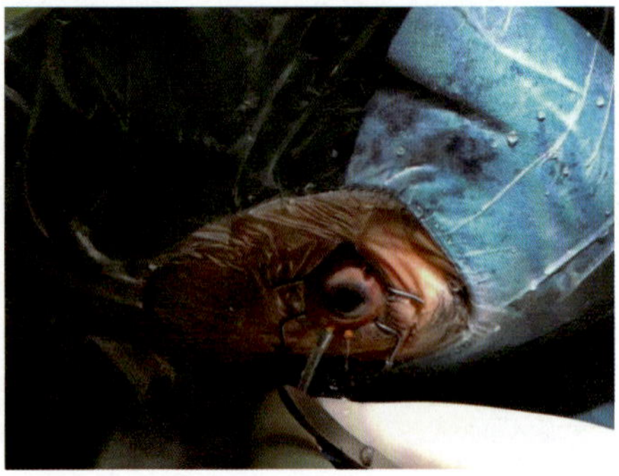

病例32图8　侧转头部至90°，拔出部分trocar让其内口与睫状体平坦部平面一致，助手保持灌注管与眼呈45°

针对目前23 G术中液/气交换时发生视网膜多次滑脱而无法使视网膜复位时，赵培泉教授多年临床经验为：第一，侧转头部至90°，拔出部分套管针（trocar），助手保持灌注管与眼呈45°（病例32图8），从而使液/气交换彻底，明显提高手术成功率。第二，如果再滑脱行20 G穿刺刀扩口改20 G下侧转头位液/气交换。第三，如果再滑脱于视网膜切开处行视网膜放射状切开。第四，再滑脱在眼气体压力60 mmHg下注入硅油（病例32图9），术后1天视网膜平伏。

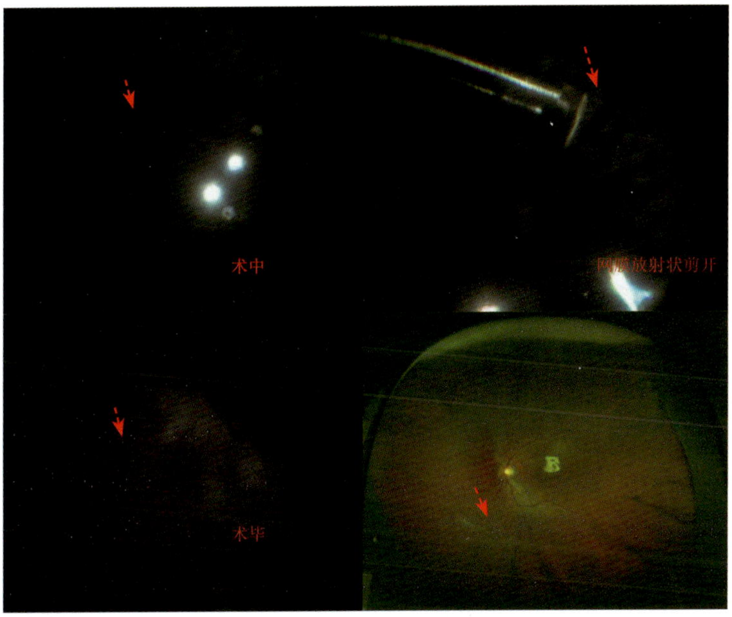

病例32图9　术中视网膜多次滑脱后的处理

（病例提供者：陈春丽　首都医科大学附属北京同仁医院
赵培泉　上海交通大学医学院附属新华医院）

参考文献

[1] Heimann H，Bopp S.Retinal folds following retinal detachment surgery[J].Ophthalmologica，2010，226（s1）：18–26.

[2] Herbert EN，Groenewald C，Wong D.Treatment of retinal folds using a modified macula relocation technique with perfluoro–hexyloctane tamponade[J].Br J Ophthalmol，2003，87（7）：921–922.

[3] Gotzaridis E，Georgalas I，Ladas I.Spontaneous regression of a retinal fold a year after scleral buckling and intravitreal injection of gas[J].EYE，2009，24（2）：394–396.

[4] Gupta RR，Iaboni DSM，Seamone ME，et al.Inner，outer，and full–thickness retinal folds after rhegmatogenous retinal detachment repair：A review[J].Surv Ophthalmol，2019，（2）：64.

[5] El–Amir AN，Every S，Patel CK.Repair of macular fold following retinal reattachment surgery[J].Clin Exp Ophthalmol，2007，35（9）：791–792.

[6] Wang ZY，Zhao PQ.Perfluorocarbon–air exchange in head side–turned position：A simple technique to avoid retinal slippage[J].Retina，2010，30（1）：177–179.

[7] Veckeneer MA，De VS，Lindstedt EW，et al.An epidemic of sticky silicone oil at the rotterdam eye hospital.Patient review and chemical analyses[J].Graefes Archive for Clinical & Experimental Ophthalmology，2008，246（6）：917–922.

[8] Mathis A，Pagot V，Gazagne C，et al.Giant retinal tears.Surgical techniques and results using perfluorodecalin and silicone oil tamponade[J].Retina，1992，12（Supplement）：S7–S10.

[9] Scott IU，Murray TG，Flynn HW Jr，et al.Perfluoron study group.Outcomes and complications associated with giant retinal tear management using perfluoro–n–octane[J].Ophthalmology，2002，109：1828–1833.

[10] Meffert S，Peyman GA.Intraoperative complications of perfluoroperhydrophenanthrene：subretinal perfluorocarbon，retinal slippage and residual perfluorocarbon.Vitreon Study Group[J].Can J Ophthalmol，1999，34（5）：272–280.

病例33　糖尿病视网膜病变玻璃体切除术后眼内炎

一、病历摘要

患者女性，56岁。

主诉：双眼视物模糊半年，右眼视物不见15天。

诊断：右眼玻璃体积血，双眼糖尿病视网膜病变，双眼糖尿病性白内障，糖尿病。

二、诊疗经过

眼部检查，视力：右眼FC/10 cm，左眼0.4。双眼晶状体混浊，右眼玻璃体血性混浊，眼底窥不清，左眼玻璃体絮状混浊，眼底各象限周边视网膜及黄斑区见散在出血点、微血管瘤及渗出，黄斑中心凹反光未见。眼部B超示右眼玻璃体积血，机化，不完全性后脱离。右眼眼底病变，视网膜脱离可能，左眼玻璃体轻度混浊（病例33图1）。

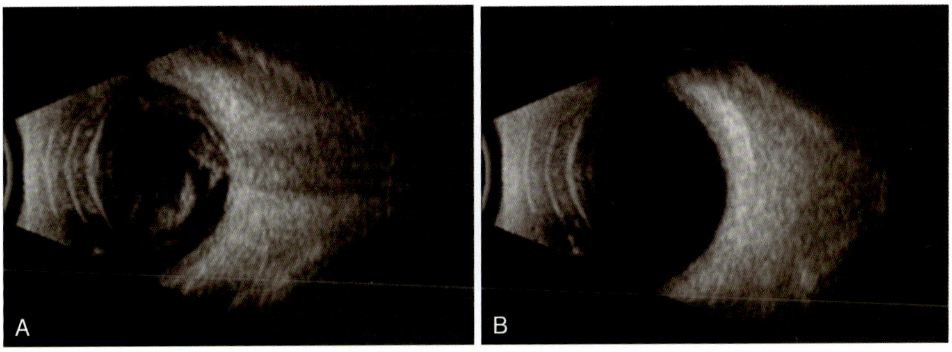

病例33图1　患者术前眼部B超

A.右眼，B.左眼。

于我院行右眼玻璃体切除＋剥膜＋激光光凝＋白内障超声乳化吸除＋人工晶状体植入＋玻璃体腔注药（曲安奈德）术。

术后第1天，患者诉右眼稍有胀痛。专科检查，视力：右眼FC/80 cm；眼压：右眼11.2 mmHg。右眼眼睑轻度肿胀，结膜轻度充血水肿，角膜轻度水肿，房水闪辉（++），瞳孔圆，IOL在位。眼底：后极部视网膜平伏，激光光凝斑明显。

术后第3天，患者主诉右眼视力下降。专科检查，视力：右眼HM/眼前；眼压：右眼7.3 mmHg。右眼眼睑轻度肿胀，结膜混合充血，角膜轻度水肿，前房细胞（+++），下方积脓约3 mm，瞳孔区见膜样渗出，IOL在位，眼底窥视欠清。右眼B超（病例33图

2）考虑为右眼眼内炎，予克林霉素针0.9 g全身抗感染治疗并急诊行右眼玻璃体腔灌洗＋眼底探查＋液/气交换＋硅油注入＋注药＋前房冲洗术，术后予万古霉素滴眼液、头孢他啶滴眼液、妥布霉素地塞米松滴眼液、美罗培南针抗炎、抗感染治疗。术后微生物培养结果阴性。

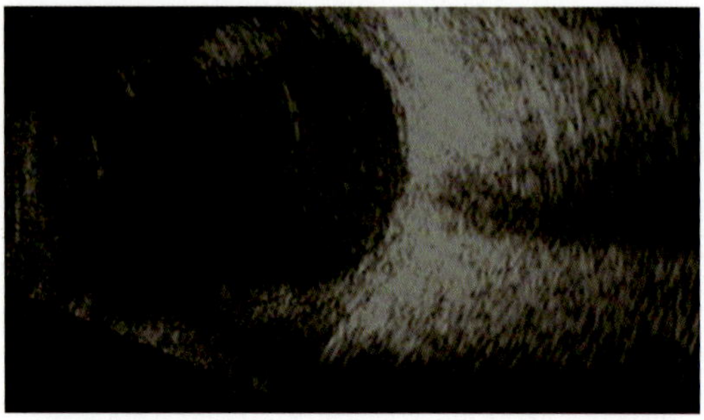

病例33图2　术后第3天眼部B超示右眼玻璃体混浊，脉络膜脱离，视网膜脱离？

出院时眼部检查，右眼视力0.02；右眼眼压8.6 mmHg。右眼眼睑轻度肿胀，结膜轻度充血水肿，角膜轻度水肿，房水闪辉（+），瞳孔圆，IOL在位，玻璃体腔硅油填充，眼底见视网膜平伏，散在陈旧出血灶，激光光凝斑明显，中心凹反光未见（病例33图3）。

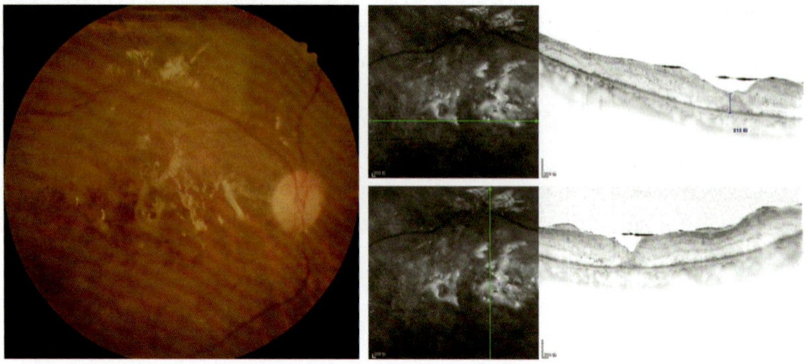

病例33图3　患者接受硅油填充术后的眼底像和黄斑OCT

三、诊治沉思

本病例患者存在基础疾病糖尿病，眼底情况较差，术中行玻璃体腔联合注药，术后可能发生较重的炎症反应，虽然患者术后存在视力下降、前房积脓、玻璃体混浊等表现，但需要考虑非感染性眼内炎的可能，需要跟患者充分交代病情与治疗方案及可能的转归，不应首选行二次玻璃体切除术。玻璃体腔注药术后眼内炎发生率0.049%～0.056%，且起病急，进展迅速，患眼疼痛、畏光、流泪、视力严重下降，眼部检查可见眼睑及球结膜水肿，混合型充血，角膜可有不同程度的混浊水肿，前房可有积脓，玻璃体混浊呈黄色反光，视网膜片状坏死，常呈多发性，可伴有视网膜出血。而玻璃体腔注入曲安奈德术后发生非感染性眼内炎的概率平均为0.1%～7.3%，表现为前房积脓样改变，玻璃体混浊可见曲安奈德颗粒，视网膜无出血坏死灶，无血管闭塞。目前其发生机制尚不明，可能与曲安奈德注射液中的防腐剂苯甲醇置换不全有关，通常采取加强局部激素抗炎治疗可改善。根据以往临床经验及文献，是否存在眼痛是鉴别感染性与非感染性眼内炎的一个重要参考，若患者没有存在明显的眼痛且涂片和培养呈阴性，首先考虑为非感染性眼内炎，可以不需要采取玻璃体切除术等创伤较大的方式。作为手术医师，我们在面对这类患者的时候，首先需要跟患者及家属进行充分的沟通，让医患双方对病情的认知达成一定的共识，告知可能的病情变化，然后遵循创伤最小和方法最简单的原则来确定下一步治疗方案。

（病例提供者：陈　豪　温州医科大学附属眼视光医院
宋宗明　河南省人民医院/河南省立眼科医院）

参考文献

[1] 许迅，黎晓新，姚克，等.中国眼科手术后感染性眼内炎诊疗专家共识（2022年）[J].中华眼科杂志，2022，（2007）：58.

[2] Stepien KE，Eaton AM，Jaffe GJ，et al.Increased incidence of sterile endophthalmitis after intravitreal triamcinolone acetonide in spring 2006[J].Retina，2009，29（2）：207-213.

[3] Dave VP，Pathengay A，Schwartz SG，et al.Endophthalmitis following pars plana vitrectomy：a literature review of incidence，causative organisms，and treatment outcomes[J].Clin Ophthalmol，2014，8：2183-2188.

[4] Montol í o-marzo S，Vidal-oliver L，Montol í o-marzo E，et al.Differential diagnosis of endophthalmitis after intravitreal drug injection for age related macular degeneration：sterile vs.infectious[J].Archivos de la Sociedad Espanola de Oftalmologia，2023，98（7）：367-376.

[5] Angelia M，Amelia YS，Alberta IB，et al.Evaluating the efficacy of pars plana vitrectomy in the management of endophthalmitis after following the endophthalmitis vitrectomy study：A systematic review and meta-analysis [J].Tzu chi medical journal，2024，36（3）：284-290.

病例34　黄斑前膜玻璃体切除术后视神经萎缩

一、病历摘要

患者女性，67岁。

主诉：左眼视力下降3年，视物变形1个月。

诊断：双眼黄斑前膜，双眼年龄相关性白内障。

二、诊疗经过

眼部检查，视力：右眼0.3，左眼0.15；双眼晶状体中度混浊，视盘界清色红，黄斑区皱褶金箔样反光（病例34图1）。OCT示左眼黄斑区视网膜增厚约341 μm，可见前膜（病例34图2）。

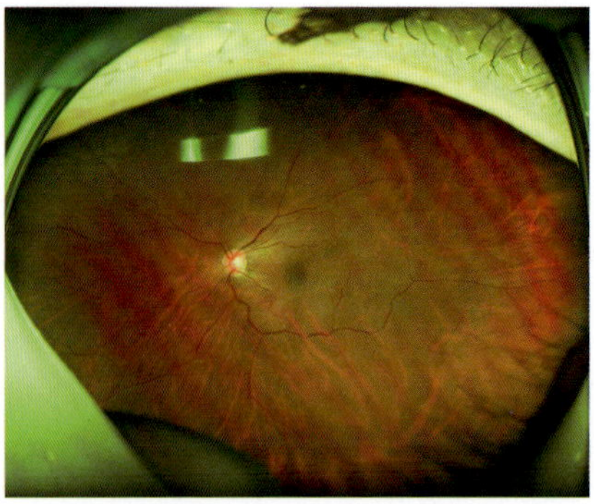

病例34图1　左眼欧堡眼底像示黄斑前膜，视盘色泽正常

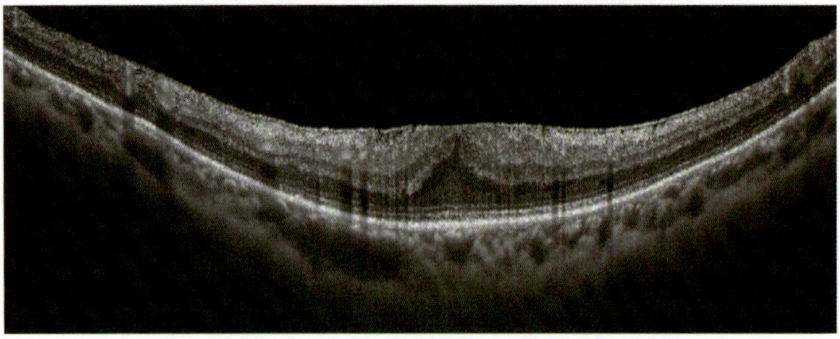

病例34图2　OCT示左眼OCT示黄斑前膜

于我院行左眼玻璃体切除+剥膜+白内障超声乳化吸除+人工晶状体植入+玻璃体腔曲安奈德注射术。

术后第1天眼部检查，视力：左眼手动/30 cm，眼压：左眼14 mmHg。左眼眼睑轻度肿胀，结膜充血，切口对合好，角膜透明，IOL在位，玻璃体腔清，视网膜平伏，视盘边清色可，后极部视网膜水肿，黄斑水肿。

术后第2天患者视力同术后第1天，为明确视力急剧下降病因，查FFA示臂-视网膜循环时间未见明显异常，动静脉充盈时间基本正常，黄斑区血管形态异常并有轻度荧光渗漏，视盘始终低荧光，余未见明显异常（病例34图3），OCT示左眼黄斑水肿（病例34图4）。

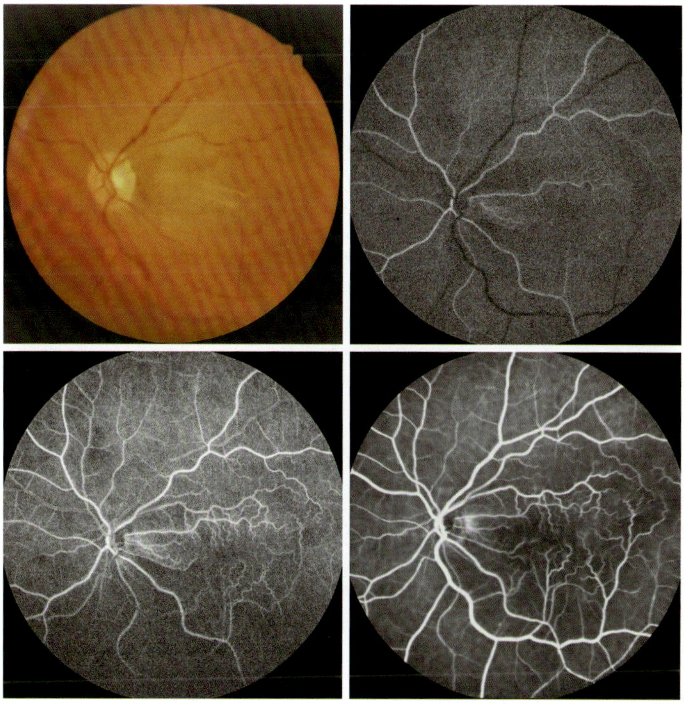

病例34图3　左眼FFA示视盘低荧光

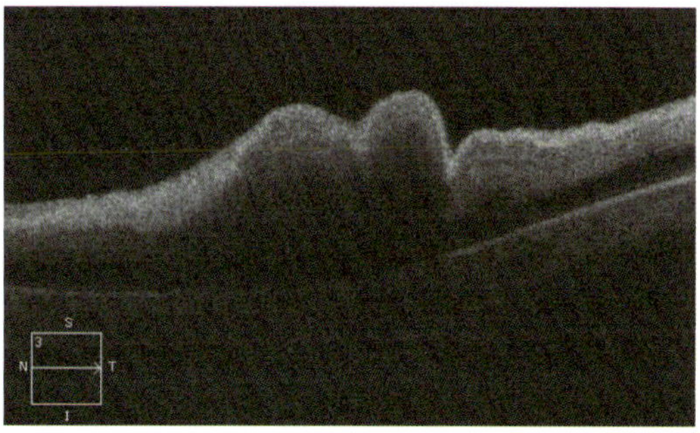

病例34图4　OCT示左眼OCT示黄斑水肿

术后2个月复查，视力：右眼0.3，左眼0.01；左眼相对性传入性瞳孔障碍（RAPD）（+），IOL在位，玻璃体腔清，视盘界清色苍白，黄斑中心凹反光不清，视网膜平伏，视网膜血管形态基本正常。FFA示臂-视网膜循环时间、动静脉充盈时间基本正常，黄斑区轻度荧光渗漏，视盘仍全程低荧光（病例34图5）。眼底像示左眼视神经萎缩（病例34图6）。

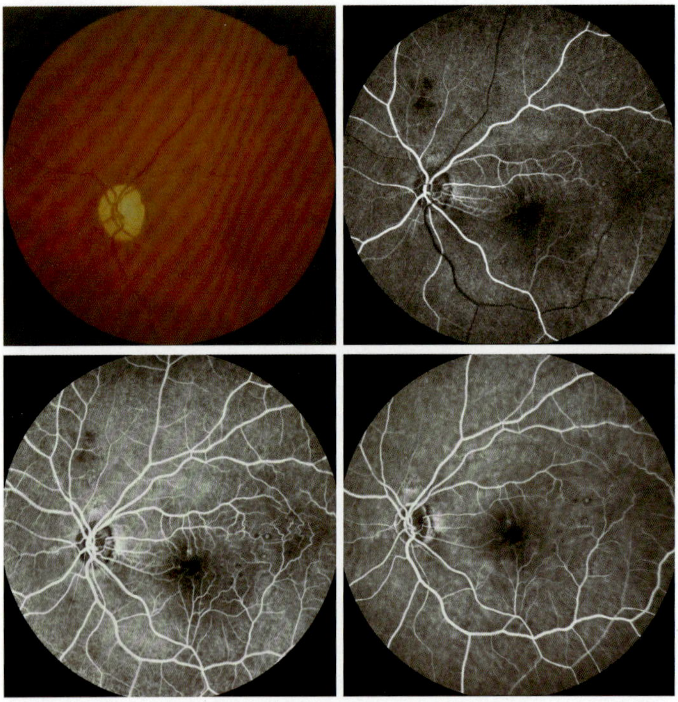

病例34图5　左眼眼底像示视盘苍白，FFA示视盘低荧光

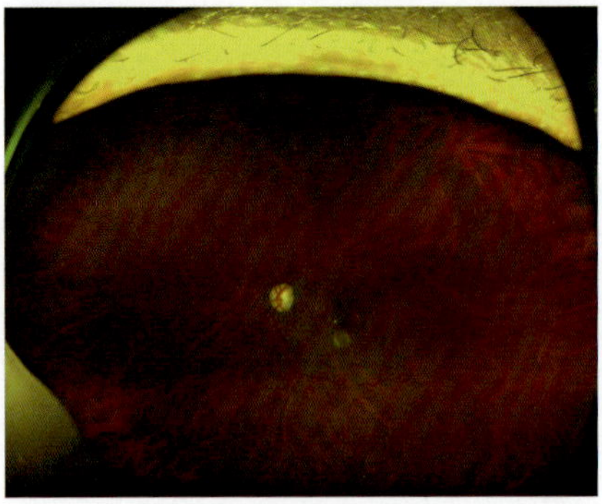

病例34图6　左眼欧堡示视盘色苍白，视神经萎缩

三、诊治沉思

本患者左眼黄斑前膜、年龄相关性白内障，行球后阻滞麻醉下玻璃体切除＋剥膜＋

白内障超声乳化吸除＋人工晶状体植入＋玻璃体腔曲安奈德注射术。术后第2天查FFA即看到视盘低荧光，提示视盘低灌注，血供出现异常。术后2个月复查FFA视盘全程仍低荧光，结合眼底观察及全景眼底像，提示视神经萎缩。因此，考虑视神经萎缩和手术密切相关。

玻璃体切除术后出现视神经萎缩，推测可能和以下因素有关。首先考虑是否和灌注液有关，其次考虑是否和球后麻醉有关；再次考虑与术中、术后眼压波动有关，眼压过高会影响视神经、视网膜血流灌注；最后考虑全身因素，对于年龄偏大合并血管性疾病的患者，麻醉药物导致的血管痉挛、血流灌注不足难以恢复，或者视神经、视网膜对缺血的耐受力较差。当然患者术后视神经萎缩是否和其他因素有关，还有待于更多的研究和总结。

（病例提供者：雷　祥　宋宗明　河南省人民医院/河南省立眼科医院）

参考文献

[1] 郭荣珍，赵秉水，刘蓓，等.玻璃体切割术后视神经萎缩5例[J].中华眼底病杂志，2000，16（4）：243-243.

[2] 孔文成，陈玉辉，蒋鹤松，等.睫状神经节阻滞麻醉的解剖与临床研究进展[J].解剖与临床，2011，16（6）：504-506.

[3] 解正高，吴星伟，宫媛媛，等.利多卡因布比卡因对兔视神经毒性的电镜观察[J].眼外伤与职业病杂志，2007，29（5）：327-329.

[4] Todorich B，Hahn P.Profound vascular stasis of retina and optic nerve following retrobulbar anesthesia[J].Int Med Case Rep J，2016，9：109-112.

[5] Xu Q，Ren M，Guan J，et al.Efficacy and safety of trans-sub-Tenon’s retrobulbar anesthesia for pars plana vitrectomy：a randomized trial[J].BMC Ophthalmol，2022，22（1）：289.

第七章

眼外伤漏诊后段病变及异物或不顾后段情况Ⅰ期植入人工晶状体

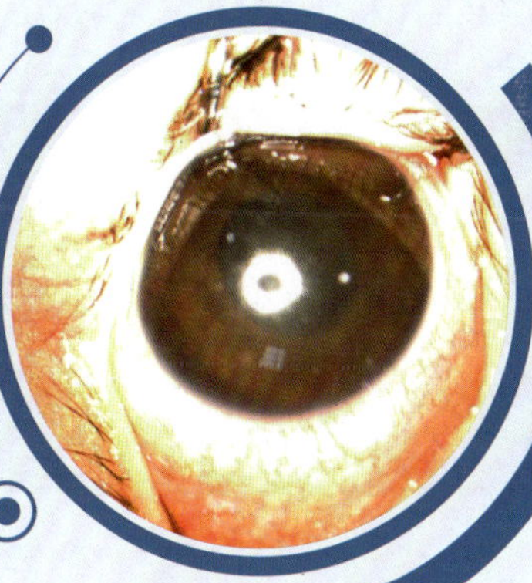

病例35　小儿眼外伤延误治疗

一、病历摘要

患儿男性，2岁。

主诉：右眼被剪刀戳伤缝合术后5个月余。

诊断：右眼视网膜脱离，右眼并发性白内障，右眼角膜穿通伤术后。

手术史：患儿5个月前于外院行右眼角膜缝合术。

二、诊疗经过

右眼角膜缝合术后1个月发现瞳孔粘连，给予激素抗生素滴眼液点眼。1个月后又于该医院复诊，医生告知其瞳孔变形需手术治疗，术中发现后节情况复杂，无法处理。

眼部检查，眼压：右眼4 mmHg，左眼10 mmHg。右眼角膜白斑，瞳孔膜闭，眼底窥不入（病例35图1 A）。右眼B超示晶状体囊膜回声不清，玻璃体腔内大量点团状弱回声，后球壁广泛增厚，隐见无回声区与视盘相连（病例35图1 B）。于我院行右眼晶状体切除+玻璃体切除+硅油注入术。

末次随访：右眼角膜鼻侧伤口，前房存在，无晶状体，眼底残存少量视网膜，硅油在位（病例35图1 C）；眼压：右眼4 mmHg，左眼13 mmHg。

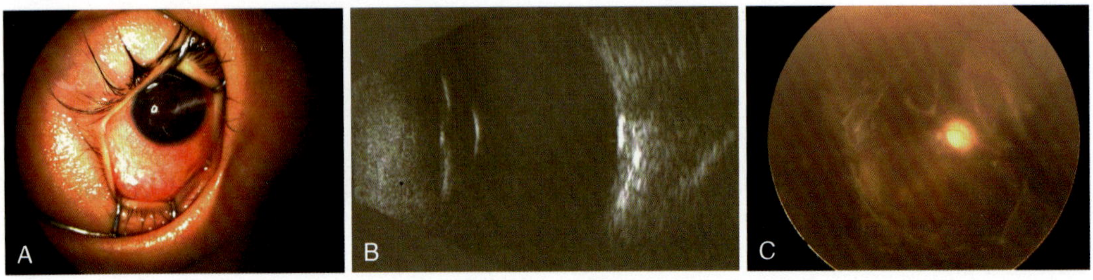

病例35图1　眼部检查

A.右眼角膜白斑，瞳孔膜闭；B.玻璃体混浊；C.眼底残存少量视网膜。

三、诊治沉思

本患儿第一次手术时，只对角膜穿通伤行了缝合术，术后未及时随访导致患儿视网膜严重增生，错过最佳手术时机。复位后仅保留后极部视网膜，成为硅油依赖眼。因此，对穿通性眼外伤患儿，Ⅰ期清创缝合后，需嘱患者密切随访，并对眼底进行详细检查，以免遗漏严重的眼后段损伤。

在我们统计的眼外伤诊疗不当病例中，有23%是由于首诊时只做了眼球缝合，而未对患者进行后续随访和眼底检查导致严重增生性玻璃体视网膜病变（病例35图2），增加了手术难度，术后的视网膜复位率和视功能保存率也大大下降。

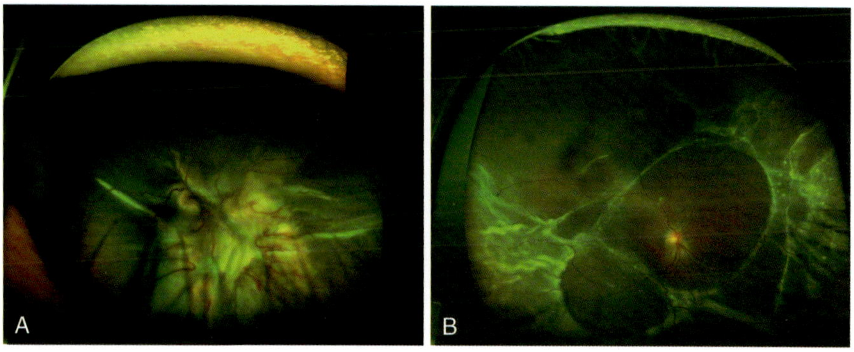

病例35图2　术后随访所见

A.右眼剪刀戳伤眼球缝合术后5个月；B.右眼剪刀戳伤眼球缝合术后2年。

（病例提供者：陈春丽　首都医科大学附属北京同仁医院
赵培泉　上海交通大学医学院附属新华医院）

参考文献

[1] 王甜，颜华.儿童眼外伤特点及治疗进展[J].中华眼外伤职业眼病杂志，2016，38（11）：877-880.

[2] Wang NK，Chen YP，Yeung L，et al.Traumatic pediatric retinal detachment following open globe injury[J].Ophthalmol，2007，221（4）：255-263.

[3] Spirn MJ，Lynn MJ，Hubbard GB，et al.Vitreous hemorrhage in children[J]. Ophthalmology，2006，113（5）：848-852.

[4] EI-Sebaity DM，Soliman W，Soliman AM，et al.Pediatric eye injuries in upper Egypt[J]. Clin Ophthalm，2011，5（1）：1417-1423.

[5] Choovuthayakom J，Patikulsila P，PatikulsilaD，et al.Characteristics and outcomes of pediatric open globe injury[J].Int Ophthalmology，2014，34（4）：839-844.

病例36　眼球穿通伤漏诊

例1:

一、病历摘要

患儿女性，2岁。

主诉：右眼下睑被铅笔戳伤后不追物1个月。

诊断：右眼外伤性脉络膜脱离型视网膜脱离，右眼晶状体半脱位，右眼球内异物。

二、诊疗经过

患儿1个月前玩耍时被铅笔尖戳伤右眼下睑，伤后家长发现右眼红肿，遂至当地眼科医院就诊，给予局部滴眼液治疗。1周后家长发现患儿右眼不追物，为求进一步诊治遂来我院。

眼部检查，眼压：右眼3 mmHg，左眼12 mmHg。右眼睑红肿，眼睑下方皮肤可见伤口处色素沉着，瞳孔不圆，对光反射弱，晶状体半脱位。RetCam检查示：右眼鼻侧视网膜脱离隆起（病例36图1），眼轴：右眼20.1 mm，左眼21.5 mm。眼眶CT提示右眼球内异物。于我院行右眼玻璃体切除＋重水＋激光光凝＋硅油注入术。术中探查眼底见视网膜全脱离，6：30位见视网膜黄白色隆起机化包裹异物（病例36图2），上方视网膜锯齿缘离断脱离隆起，视网膜下少量增生膜，于1：30位行视网膜切开，剥除增生膜。

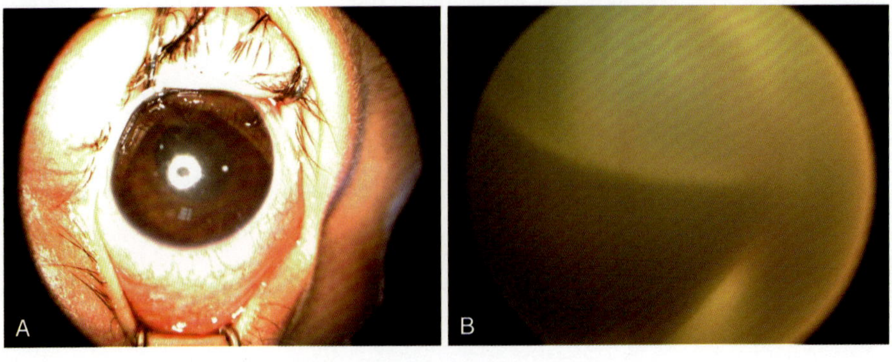

病例36图1　患儿首诊所见

A图示右眼瞳孔不圆；B图RetCam检查示鼻侧视网膜脱离隆起。

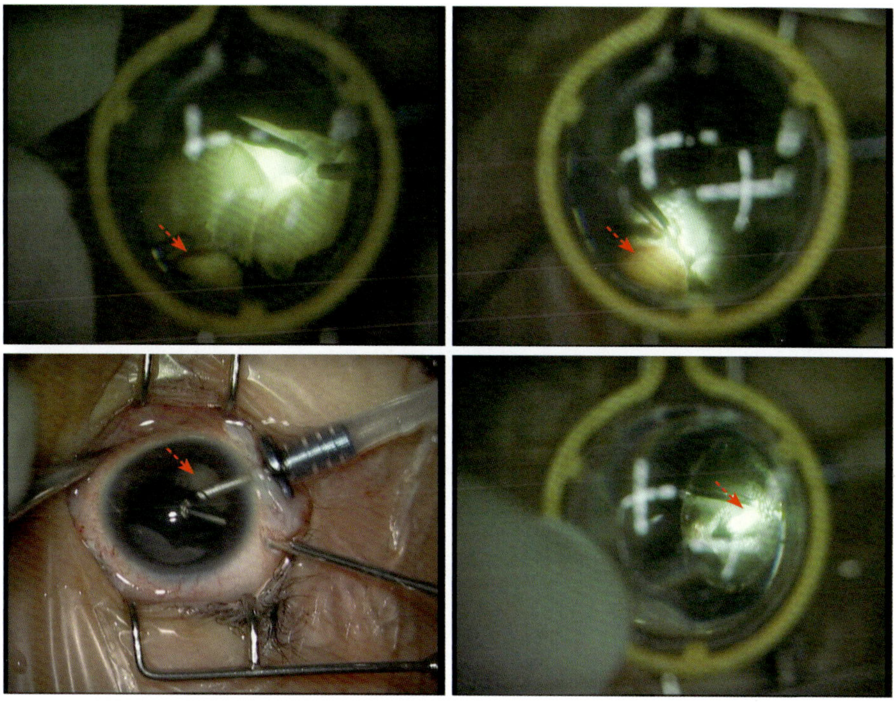

病例36图2　患者第一次手术时术中所见

6：30位见视网膜黄白色隆起极化包裹异物（根据CT报告内有异物），2：00位可见伤道，周围给予360° 激光光凝包围。

术后3个月复诊：右眼虹膜下方可见根切口，无晶状体，玻璃体腔硅油填充，视网膜平伏，2：00位穿通伤伤道处可见瘢痕，周围360° 激光光凝斑，下方6：30位360° 激光光凝包围异物床（病例36图3）。行右眼硅油取出＋玻璃体切除＋液/气交换术。第二次术后随访，见视网膜平伏（病例36图4）。

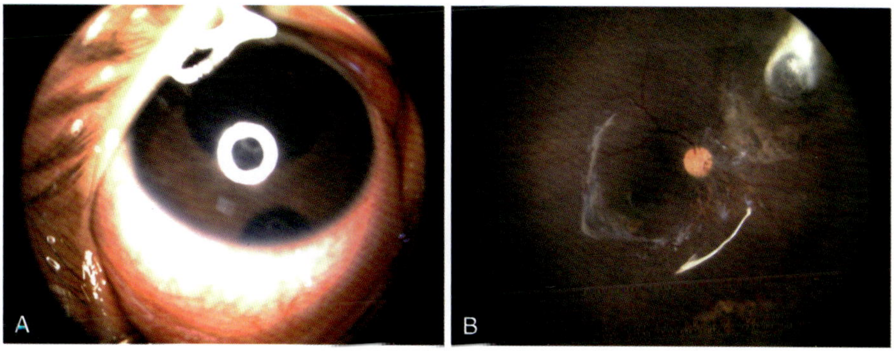

病例36图3　患者术后3个月所见

A图示右眼下方周边虹膜切除术，晶状体缺如；B图示眼底视网膜平伏。

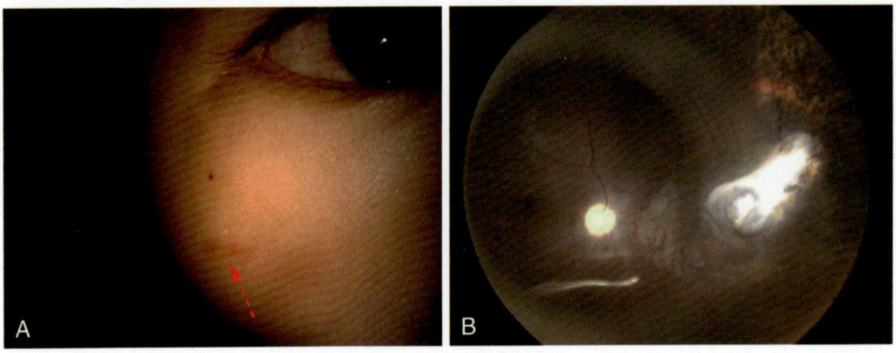

病例36图4　硅油取出术后1个月

硅油取出术后1个月。A图示右侧面部照片可见红箭头所指处即铅笔戳伤后所遗留的皮肤瘢痕，色素沉着；B图示右眼RetCam检查示眼底视网膜平伏，2：00位穿通伤伤道处可见瘢痕，周围360°激光光凝斑包围。

附相似病例：在临床工作中我们同样遇到外伤球结膜高度水肿患者，已行球结膜缝合，漏诊巩膜裂伤的患者（病例36图5）。

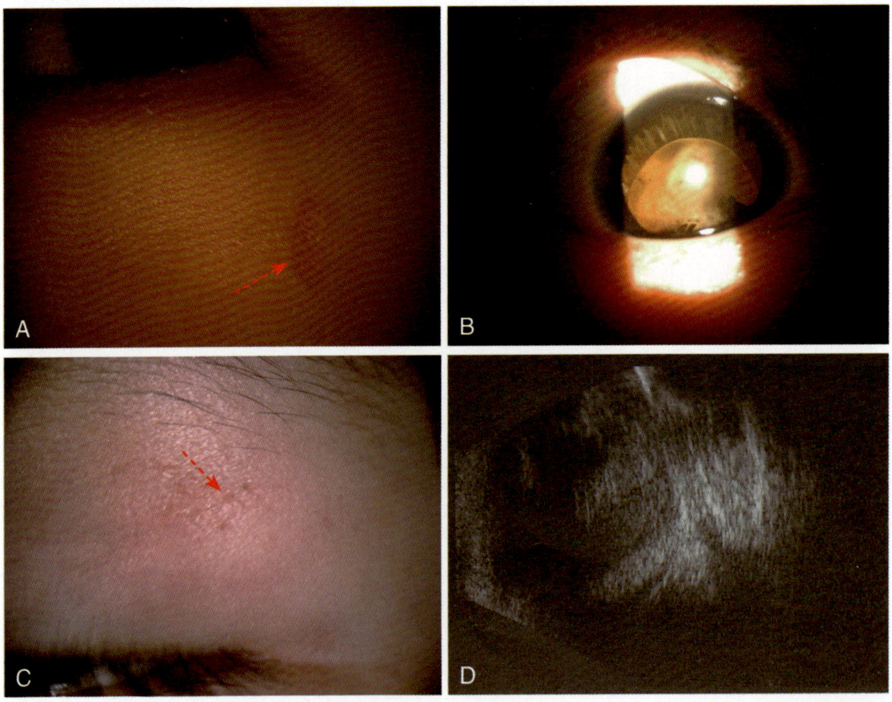

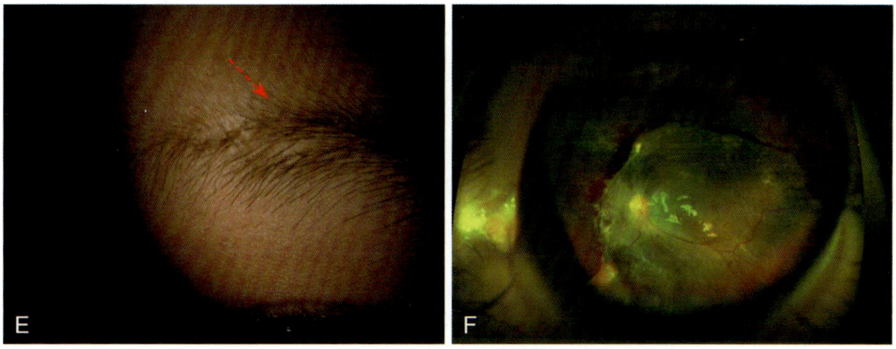

病例36图5　眼外伤漏诊巩膜裂伤患者1例

A.左眼下睑被剪刀戳伤后3个月，下眼睑伤口处可见皮肤凹陷，色素沉着；B.左眼角膜带状变性，虹膜色素领外翻，睫状突拉长，晶状体向颞下方移位；C.左眼上睑被啤酒瓶炸伤后10个月，上眼睑皮肤伤口处瘢痕可见；D.左眼B超示玻璃体混浊，V形增粗条带回声与视盘相连，球壁回声增厚；E.左眼被玻璃扎伤后半年，眉弓伤口处可见皮肤凹陷，毛发缺失；F.左眼玻璃体切除＋视网膜切开＋硅油填充术后，左眼可见残留视网膜复位。

三、诊治沉思

患儿右眼下睑受伤后，遂至当地医院诊治，但当地医院仅针对眼睑红肿进行了抗炎治疗，未对眼睛做全面检查，导致眼部穿通伤合并眼内异物漏诊，我们统计儿童眼外伤病例中漏诊是仅次于手术方式不当的第二大诊治不当原因，占23%。对于急诊外伤应该做全面详细的眼部检查，尤其儿童，因为其年龄较小，无法提供明确的眼部主诉，更加容易出现漏诊，且叮嘱需要密切随诊观察病情变化。

例2:

一、病历摘要

患儿男性，9岁。

主诉：左眼烟花炸伤后视力下降1个月余。

诊断：左眼脉络膜脱离型视网膜脱离，左眼角巩膜伤缝合术后，左眼外伤性白内障。

手术史：患儿1个月前于外院急诊行左眼球结膜缝合＋面部裂伤缝合术。

二、诊疗经过

患儿家长因个人原因未及时让患儿行Ⅱ期手术，近一周家长发现患儿左眼逐渐变小。眼部检查，视力：左眼无光感。眼压：右眼13 mmHg，左眼6 mmHg。左眼球较右眼小，结膜混合充血，角膜尘状KP（+），前房变浅，颞侧虹膜后粘，瞳孔变形，晶状体混浊，玻璃体积血，眼内窥不清。于我院行左眼晶状体切除＋玻璃体切除＋重水＋液/气交换＋硅油注入术。术中探查见内直肌及上直肌间斜行巩膜裂口长约1.5 cm，巩膜裂伤已自行愈合（病例36图6）。

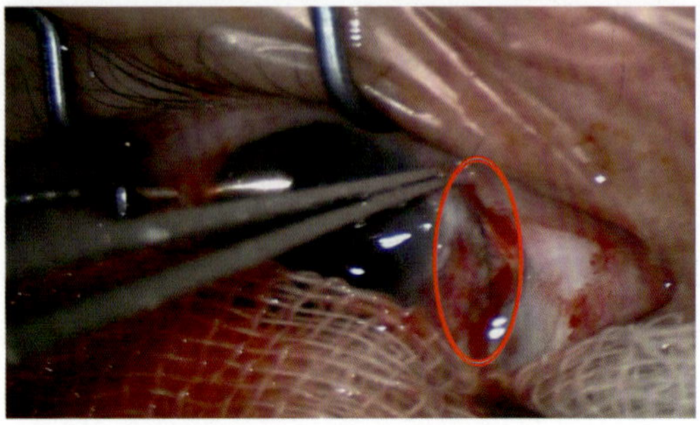

病例36图6　内直肌及上直肌间斜行巩膜裂口长约1.5 cm，巩膜裂伤已自行愈合

三、诊治沉思

对于眼外伤的儿童，家长一定要遵守医嘱要求，定期观察和按要求手术干预治疗。本例家长因个人原因未及时给予患儿行Ⅱ期玻璃体切除手术，而导致延误时机。临床工作中，急诊外伤患者入院时球结膜高度水肿呈紫红色出血时往往掩盖巩膜情况，在急诊清创缝合术中必须严格探查，以免漏诊缝合巩膜。该患者术中未行巩膜缝合。

例3:

一、病历摘要

患者男性，36岁。

主诉：右眼车祸后眼痛、视力下降7天。

诊断：右眼玻璃体积血，右眼脉络膜脱离型视网膜脱离，右眼角巩膜破裂伤缝合术后，右眼泪小管断裂，右眼面部广泛撕裂伤。

手术史：患者7天前急诊行右眼球清创缝合术。

二、诊疗经过

眼部检查，视力：右眼HM/BE，眼压：右眼4 mmHg，右上、下睑缝线在位，面部多处缝线在位，眼睑肿胀、淤血，上睑挛缩，下睑外翻，泪小点未见，结膜充血水肿明显，遮盖鼻侧及下方角膜，下睑内眦处黄色分泌物，角膜鼻下方皱褶，上皮部分脱落，前房变浅，虹膜后粘连，瞳孔变形，晶状体尚透明，玻璃体积血，眼底窥不清。右眼B超：右眼全视网膜脱离，伴积血、机化，全周脉络膜脱离。于我院行右眼球破裂缝合＋眼球探查＋结膜囊成形＋玻璃体腔注药术（万古霉素）。

术中探查见鼻下方角膜缘裂伤对合不良，色素膜脱出（病例36图7 A），下方球结膜水肿隆起，隐约透见下方色素膜。分离下方球结膜及筋膜，见3：00～8：00位巩膜全层弧形裂伤，伴色素膜及玻璃体脱出，回纳色素膜，缝合切口，见玻璃体流出，自平坦部注入黏弹剂维持眼压。分层缝合筋膜及结膜，重建结膜囊（病例36图7 B）。探查上下泪小点未探及，睑缘结构损毁严重，分别对合上睑、下睑睑缘及睑板，缝合。配1 mg/1 mL万古霉素，结膜下注射（0.2 mL）及玻璃体腔内注射（0.1 mL）万古霉素。术后给予局部抗炎、抗感染，活动瞳孔等治疗。

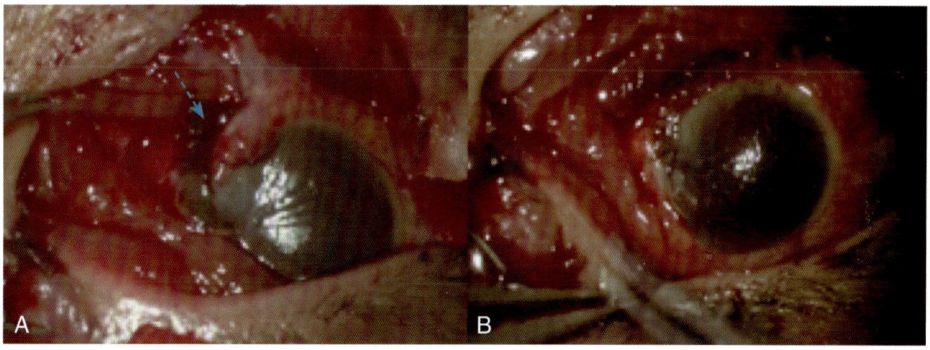

病例36图7　术中探查及缝合

A.术中见色素膜脱出；B.分层缝合巩膜、筋膜及结膜。

三、诊治沉思

15%～20%的颜面部外伤伴随严重损伤视力的眼部外伤，应该做全面详细的眼部检查，尤其儿童，因为其年龄较小，无法提供明确的眼部主诉，更加容易出现漏诊，且应高度警惕是否有眼内异物存留。目前，CT已因其在探测金属异物的安全性，诊断眶壁骨折、眼眶脓毒症的高度准确性被认为是评估眼内异物的金标准，CT亦可用于眼外伤延及眼眶和头颅，以及眼外伤后眼眶内、脑脓肿形成的排除。

眼外伤Ⅰ期缝合处理的重要性须引起重视，同时Ⅰ期探查缝合应由高年资有临床经验的医生来处理。

（病例提供者：刘晶晶　赵培泉　上海交通大学医学院附属新华医院）

参考文献

[1] 王甜，颜华.儿童眼外伤特点及治疗进展[J].中华眼外伤职业眼病杂志，2016，38（11）：877-880.

[2] Wang NK，Chen YP，Yeung L，et al.Traumatic pediatric retinal detachment following open globe injury[J].Ophthalmol，2007，221（4）：255-263.

[3] Spirn MJ，Lynn MJ，Hubbard GB，et al.Vitreous hemorrhage in children[J].Ophthalmology，2006，113（5）：848-852.

[4] EI-Sebaity DM，Soliman W，Soliman AM，et al.Pediatric eye injuries in upper Egypt[J].Clin Ophthalm，2011，5（1）：1417-1423.

[5] Choovuthayakom J，Patikulsila P，PatikulsilaD，et al.Characteristics and outcomes of pediatric open globe injury[J].Int Ophthalmology，2014，34（4）：839-844.

病例37　眼外伤玻璃体切除术后眼内睫毛存留

一、病历摘要

患者男性，46岁。

主诉：右眼视物不清1年。

诊断：右眼黄斑前膜，右眼玻璃体切除术后，右眼无晶状体眼，右眼陈旧性眼外伤。

手术史：患者1年前于外院行右眼白内障超声乳化吸除＋玻璃体切除＋异物取出＋硅油注入术。4个月后行取硅油术，术中即发现有黄斑前膜未处理。

二、诊疗经过

眼部检查，视力：右眼FC/30 cm，左眼0.7。右眼球结膜瘢痕，角膜尚透明，角膜颞上方轻度假性翼状胬肉（原伤道），瞳孔基本圆形，直径约7 mm，对光反射消失，颞上方9：30位虹膜前粘连，虹膜部分萎缩，广泛后粘连，晶状体缺如，可见部分囊膜，玻璃体腔内大量硅油滴飘浮，右眼视盘界清色红，视盘鼻侧可见少量激光光凝斑，黄斑及视盘下方金箔样反光（病例37图1、病例37图2）。于我院行右眼玻璃体切除＋黄斑前膜剥除＋睫毛取出＋液/气交换术。

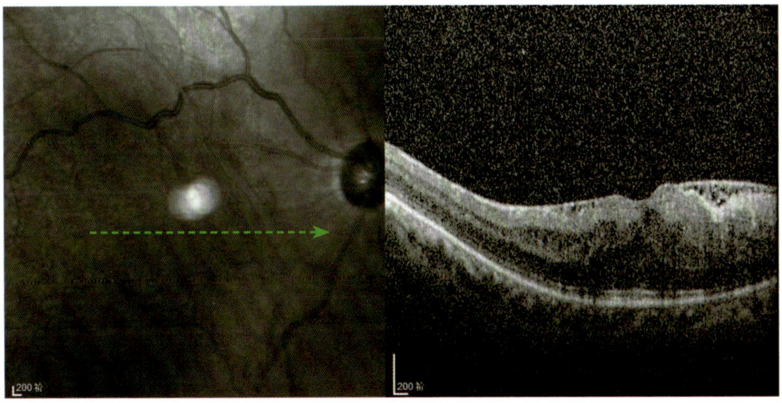

病例37图1　患者术前OCT示右眼黄斑前膜，神经上皮层间水肿

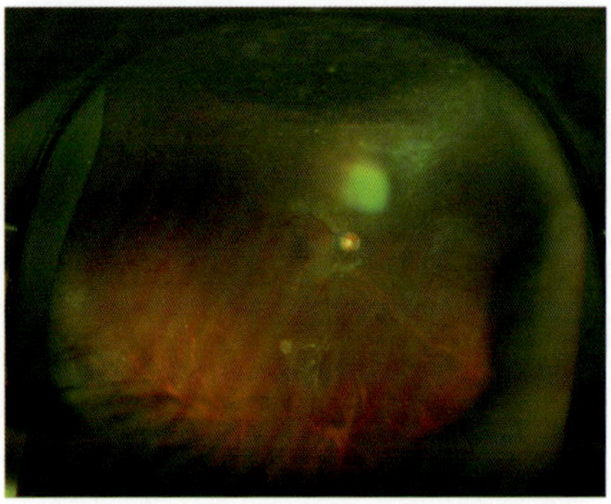

病例37图2　患者术前右眼欧堡眼底像

术中剥除黄斑前膜及视网膜前膜，探查眼底：发现基底部玻璃体大量残留，清除过程中发现，位于9：30位伤道周围，一根睫毛残留于囊膜与玻璃体粘连侧，两根睫毛残留于睫状体平坦部形成的玻璃体机化膜内（病例37图3）。

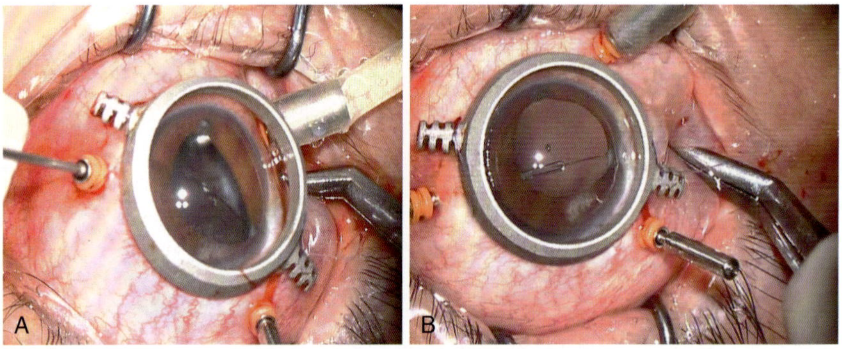

病例37图3　术中发现睫毛并取出

A.术中伤道周围发现睫毛残留于机化的玻璃体组织内；B.睫毛被取出。

三、诊治沉思

本患者经过两次玻璃体切除术，基底部玻璃体仍然大量残留，并且致使睫毛残留于伤道周围而未被发现，没有给予相应取出处理；据患者反映“取硅油时即发现有黄斑前膜”，若情况属实，第二次手术取硅油过程中未给予术中相应处理，应该引起高度重视。

传统的巩膜顶压术是提高周边玻璃体切除术安全性最常用的方法。然而，大部分玻璃体视网膜手术医生在行周边玻璃体切除术时需要助手协助顶压巩膜，使得该操作过程烦琐并增加了术中医源性裂孔的发生率。与传统的巩膜顶压方法（传统工具包括无菌棉签、斜视钩、顶压器，反向巩膜钉镊）相比，手术显微镜共轴照明下巩膜反向钉镊点状顶压周边巩膜有很大优势（病例37图4及病例37表1）。

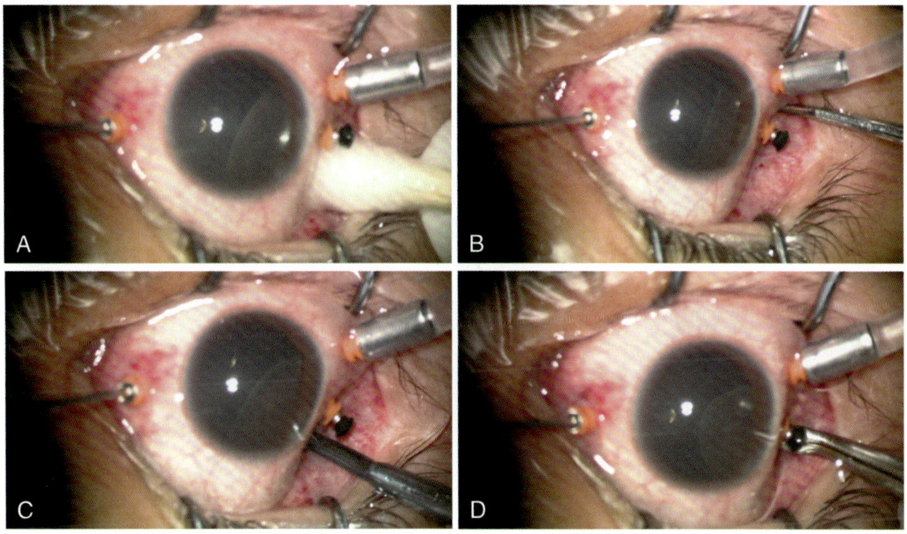

病例37图4　手术显微镜共轴照明系统下联合周边巩膜顶压行有晶状体眼周边部玻璃体切除时不同顶压工具下所见

A.棉签顶压下；B.斜视钩顶压下；C.顶压器顶压下；D.反向巩膜钉镊顶压下。

病例37表1　巩膜钉镊顶压的优点

巩膜钉镊	优点
切割及可视范围广	手柄设计更适合手持操作且头部圆盾呈45°角，顶压可达瞳孔区中央，窄基底呈山峰状，范围可达睫状体平坦部及睫状突，术中更易切净周边玻璃体，从而提高周边原发孔的检出率，降低医源孔的发生率
简化操作步骤	巩膜顶压和塞取钉子交替操作时无须更换器械，节约手术时间
损伤小、检出率高	连续性滑动可从最大限度上提高周边裂孔检出率，且对球结膜的损伤小
术中安全性高	术中无一例损伤晶状体，2.9%患者产生医源孔（多为硅油乳化的患者）
术后并发症少	所有患者未出现巩膜穿刺口处玻璃体嵌顿、前部残留玻璃体增生导致的手术失败

在过去10年余，赵培泉教授已经利用该项技术成功实施了1万多例的玻璃体切割术（PPV）。通过手术显微镜共轴照明系统，利用巩膜反向钉镊点状顶压技术可以安全高效地清除周边部玻璃体，减少巩膜穿刺口处玻璃体嵌顿及前部残留玻璃体的增生，从很大程度上提高了玻璃体视网膜手术的成功率。另外，大大降低了损伤透明晶状体以及周边视网膜的概率。由于该顶压技术范围广，术者可在可视下补全周边视网膜激光，因此，向广大基层医院推广反向巩膜钉镊点状顶压技术在周边玻璃体切除术中的应用具有

重大临床意义。

（病例提供者：张洪涛　滨州沪滨爱尔眼科医院）

参考文献

[1] 颜华，陈松，崔靖，等.眼内睫毛异物迟发性外伤性眼内炎的诊断及治疗[J].眼外伤职业眼病杂志，2007，29（2）：89–92.

[2] 王娟，程敬亮，张勇，等.兔眼玻璃体内自体睫毛异物磁共振成像研究[J].实用放射学杂志，2009，25（12）：1825–1827，1838.

[3] Fortuin ME，Blanksma LJ.An unusual complication of perforating wounds of the eye. Documenta ophthalmologica[J].Advances in ophthalmology，1986，61（3–4）：197–203.

[4] 陈春丽，季迅达，田恬，等.手术显微镜共轴照明下反向巩膜钉镊点状顶压技术在周边玻璃体切割术中的应用[J].中华实验眼科杂志，2018，36（10）：772–773.

[5] 张洪涛，綦跃勤，游秀芳，等.点状切迹压迫法在玻璃体基底部切割术中的应用[J].山东医药，2007，47（1）：33.

病例38　忽视眼外伤后节情况过早植入人工晶状体

一、病历摘要

患儿男性，5岁。

主诉：左眼外伤术后视物不见5个月。

诊断：左眼视网膜脱离，左眼角膜裂伤术后，左眼人工晶状体眼。

手术史：患儿5个月前于外院行急诊眼球外伤缝合术；2个月前于外院行左眼外伤性白内障摘除+人工晶状体植入术。

二、诊疗经过

眼部检查，视力：右眼0.8，左眼FC/10 cm；眼压：右眼17 mmHg，左眼7 mmHg。左眼角膜斑翳，虹膜鼻侧及鼻上方有缺损，瞳孔变形，IOL在位，眼底窥不清。左眼B超示：左眼上方视网膜脱离（病例38图1 A）。于我院行左眼人工晶状体取出+玻璃体切除+激光光凝+硅油注入术，术中见角膜外伤对应的视网膜处有外伤痕迹致瘢痕形成（病例38图1 B）。

5个月后行左眼硅油取出+液/气交换+C3F8注入术。术后视网膜平伏（病例38图1 C），角膜上方鼻上方可见白色瘢痕（病例38图1 D）。

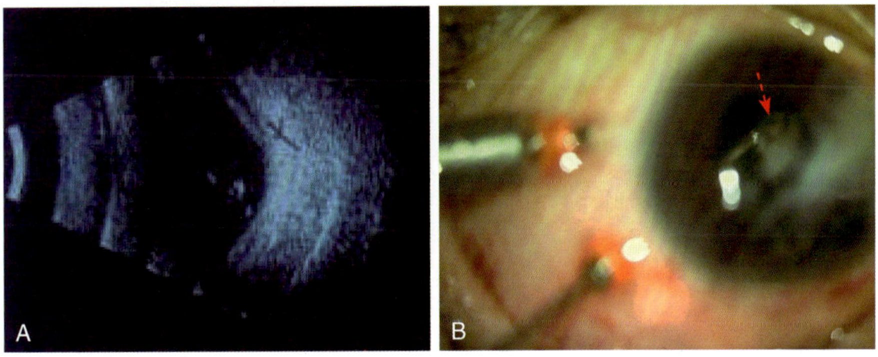

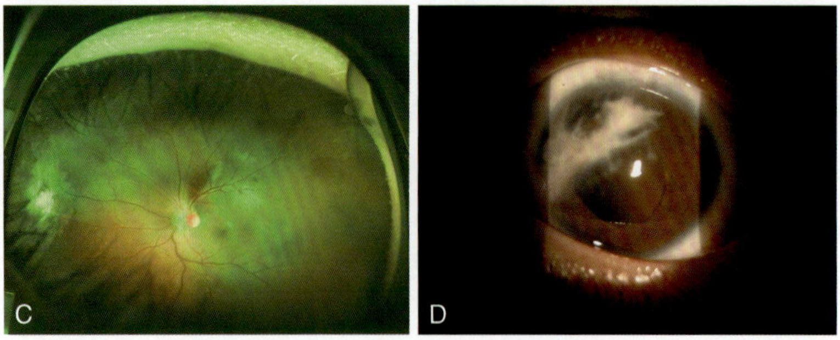

病例38图1　患儿术前、术中多模影像检查

A.左眼B超示左眼上方视网膜脱离；B.术中见左眼角膜外伤对应的视网膜处有外伤痕迹致瘢痕形成（红箭头）；C.欧堡眼底像示左眼视网膜平伏，鼻侧周边视网膜瘢痕形成；D.左眼角膜斑翳。

三、诊治沉思

本患者左眼受伤后于当地医院行眼球外伤缝合术，并于3个月后接受了IOL植入术，首诊医生忽略了眼后节的评估而盲目过早的植入IOL加重了眼内的炎症反应，导致后期手术的难度增加，进而影响眼球功能和解剖恢复。另外本例患者在外院诊治后未做影像学检查排除眼内异物的存在，这也是诊治过程中发生的不当。眼外伤后由于眼内压骤降，玻璃体疝出并牵拉视网膜，或致伤物直接损伤视网膜。在我们统计的儿童眼外伤病例中，眼外伤后忽略眼后节的病变与处理，或玻璃体切除术、硅油填充术后过早的植入IOL，是第一位的诊治不当原因，占54%，典型病例见病例38图2。

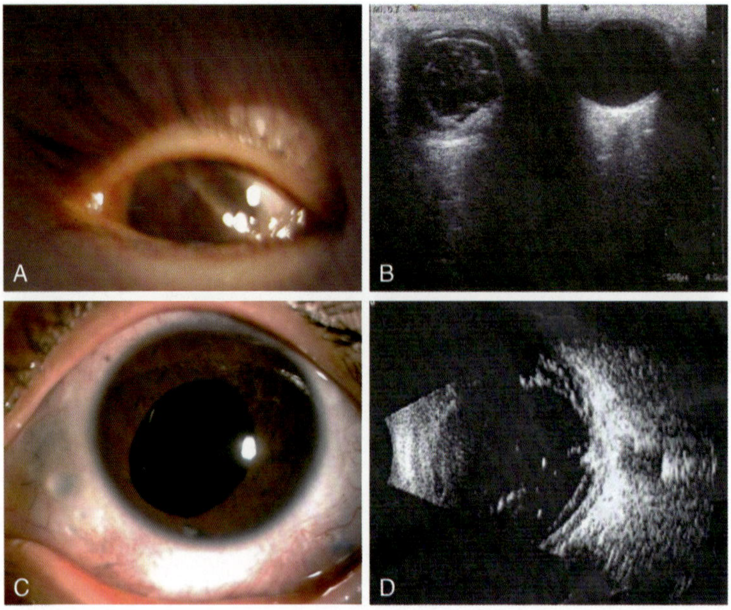

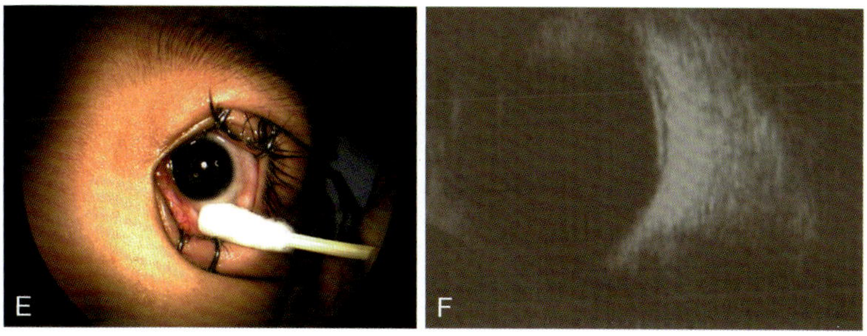

病例38图2　典型病例所见

4岁患儿右眼水果刀戳伤（A、B），A示患儿于外院急诊行角膜穿通伤缝合术，术后1个月在眼底情况不明时因外伤性白内障外院再次行白内障摘除＋人工晶状体植入术，术毕患儿瞳孔闭锁，眼内窥不见；B.患儿眼部B超示右眼眼球轮廓欠圆整，内部见多条光带样回声相互交织及增强光点回声。

6岁患儿左眼不慎铅笔戳入眼内（C、D），C示左眼外伤后于外院行晶状体切除＋玻璃体切除＋眼球内异物取出＋硅油注入。1个月后在眼底情况不明时又于该院行硅油取出＋人工晶状体植入术，术后视力不提高，瞳孔不圆，人工晶状体表面色素沉着；D.左眼B超示人工晶状体眼，全周浅视网膜脱离，少量硅油残留。

3岁患儿不慎被异物击中左眼（E、F），E示患儿左眼钝挫伤后1个月出现外伤白内障，于外院行左眼白内障超声乳化吸除＋人工晶状体植入；术后1年因后囊混浊机化再次于外院行左眼前部玻璃体切除术。来我院就诊时左眼瞳孔欠圆，部分后粘连；F.患儿左眼B超示视盘颞侧球壁前细带状回声，提示视网膜脱离。

病例38图2（E、F）的3岁患儿左眼外伤后2次手术取硅油时没有进行全面检查排除眼后段问题即Ⅰ期植入IOL，且术中未切除后囊膜预防后发性白内障发生。患儿人工晶状体植入1年后后囊膜混浊，于当地医院进行了玻璃体切除术。当时患儿只有3岁，年龄较小，未检查有无后段病变，出现后发性白内障时应首选尝试表面麻醉下YAG激光光凝，在后囊膜增厚明显无法行YAG激光的情况下可慎重选择行前段玻璃体切除术，而不是一开始就选择玻璃体切除术。

（病例提供者：刘晶晶　赵培泉　上海交通大学医学院附属新华医院）

参考文献

[1] EI-Sebaity DM，Soliman W，Soliman AM，et al.Pediatric eye injuries in upper Egypt[J]. Clin Ophthalm，2011，5（1）：1417-1423.

[2] Choovuthayakom J，Patikulsila P，PatikulsilaD，et al.Characteristics and outcomes of

pediatric open globe injury[J].Int Ophthalmology，2014，34（4）：839-844.
[3] 王春霞，孟兆岩，孙彦秋，等.儿童外伤性白内障人工晶状体植入术的临床分析[J].中国斜视和小儿眼科杂志，2007，153（3）：144.
[4] Khokhar S，Gupta S，Yogi R，et al.Epidemiology and intermediate-term of open and closed-globe injuries in traumatic child hood cataract[J].E J Ophthalmol，2013，24（1）：124-130.
[5] Wang NK，Chen YP，Yeung L，et al.Traumatic pediatric retinal detachment following open globe injury[J].Ophthalmol，2007，221（4）：255-263.

第八章

视网膜脱离失治

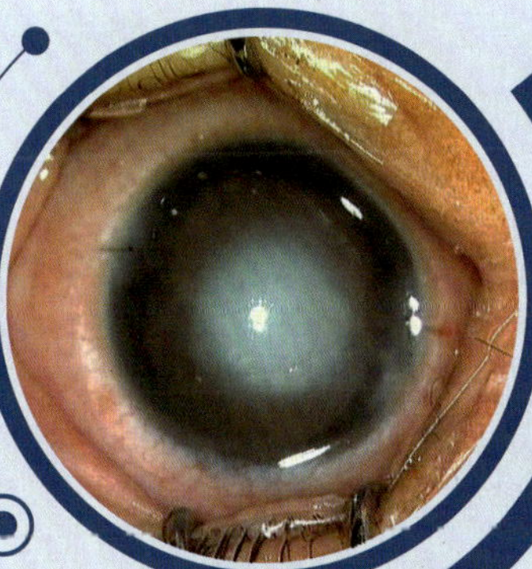

病例39　孔源性视网膜脱离误诊为渗出性视网膜脱离

例1:

一、病历摘要

患者女性，34岁。

主诉：左眼视力下降3个月余，右眼玻璃体切除注油术后1年。

诊断：左眼孔源性视网膜脱离，右眼并发性白内障，右眼硅油眼。

手术史：患者1年前外院行右眼玻璃体切除＋硅油注入术；3个月后外院右眼硅油取出＋玻璃体切除＋硅油注入术；半年后于外院行右眼巩膜外加压术。

二、诊疗经过

患者因左眼视力下降1周至外院就诊，诊断为“左眼小柳原田病”，予口服激素治疗，未见明显好转。外院眼部检查，视力：右眼数指（CF）/BE，左眼0.5；眼压：右眼38 mmHg，左眼13 mmHg。右眼角膜水肿，前房中央深，周边消失，虹膜后粘连、膨隆，瞳孔变形，晶状体混浊，眼底窥不见。左眼前房丁达尔现象（Tyn）（+），玻璃体内炎性细胞（+），眼底视盘边界欠清，下方视网膜灰白色隆起，后极部视网膜隆起感。FFA晚期示多发点状高荧光伴多湖状荧光积聚（病例39图1）。吲哚菁绿脉络膜血管造影（indo-cyanine green angiography，ICGA）可见多发性点状弱荧光（病例39图1）。

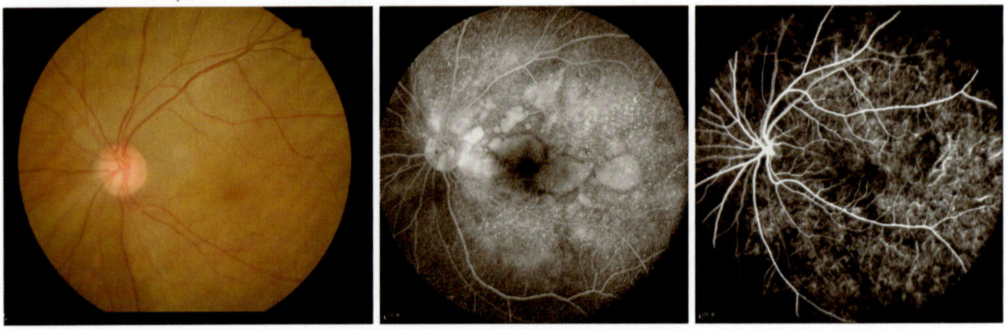

病例39图1　眼底照相及FFA/ICGA

左眼眼底照相示后极部视网膜隆起感；FFA晚期示多发点状高荧光伴多湖状荧光积聚。ICGA可见多发性点状弱荧光。

我院眼部检查，视力：右眼CF/BE，左眼0.5；眼压：右眼47 mmHg，左眼17 mmHg。右眼同前。左眼前节检查未见异常，视盘边界欠清，下方视网膜灰白色隆起，颞下方5：00位近锯齿缘附近圆形裂孔（病例39图2）；OCT示周边神经上皮层浆液性脱离（病例39图3 A）。于我院行左眼巩膜外加压术，右眼白内障超声乳化吸除＋硅油取出＋玻璃体切除＋激光光凝＋C3F8注入术。术后OCT示视网膜平伏，黄斑区形态欠佳，周边部感光细胞连续性欠佳（病例39图3 B）。眼底荧光造影未见明显异常（病例39图4），欧堡眼底像见视网膜平伏（病例39图5）。

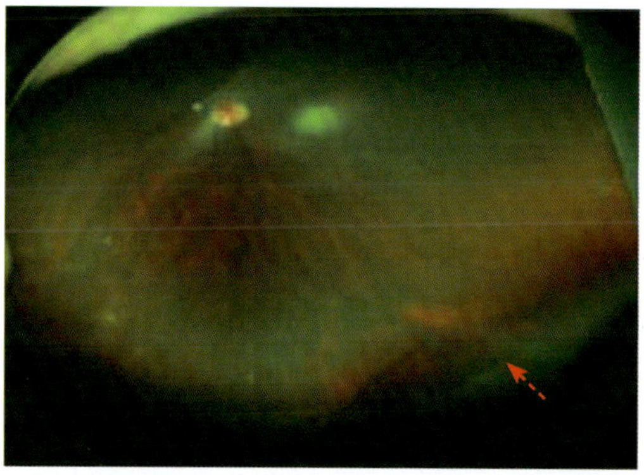

病例39图2　左眼欧堡眼底像示颞下方5：00位近锯齿缘附近圆形裂孔

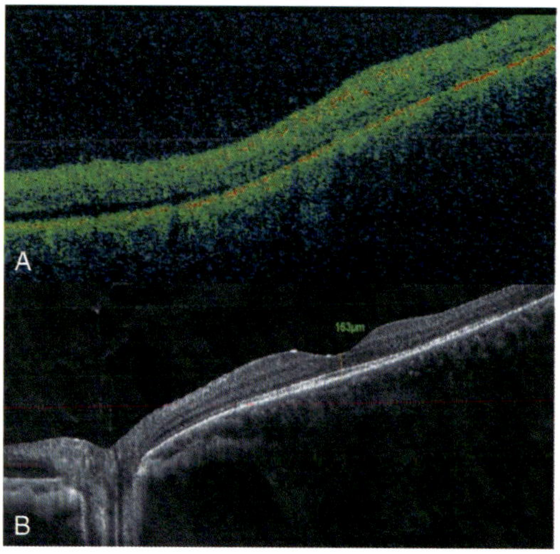

病例39图3　左眼术前和术后2年OCT检查

A.左眼术前OCT示周边神经上皮层浆液性脱离，未累及黄斑；B.术后2年OCT示黄斑区形态欠佳，视盘颞侧感光细胞连续性欠佳。

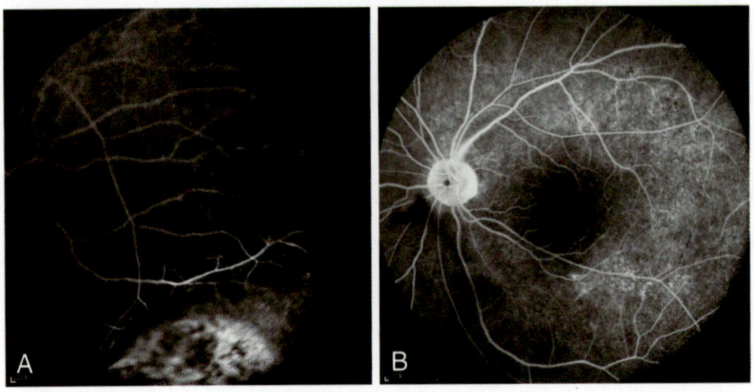

病例39图4　左眼手术后FFA

A.左眼FFA早期视网膜加压嵴处透见荧光；B.FFA晚期散在颗粒样透见荧光。

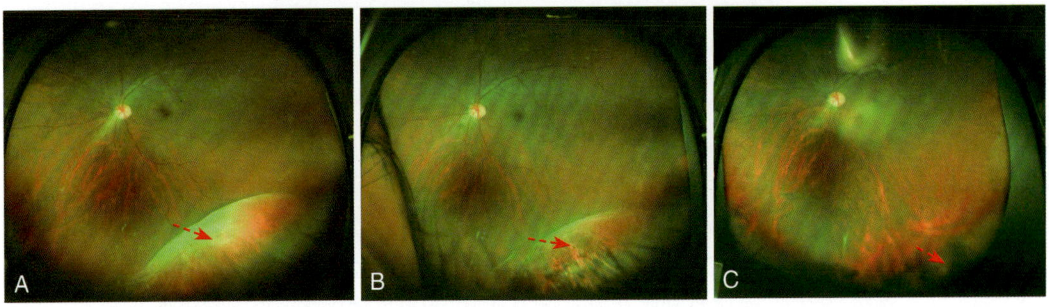

病例39图5　欧堡眼底像示视网膜平伏，术后3年加压嵴基本平伏（红箭头）

A.术后3天；B.术后3个月；C.术后3年。

三、诊治沉思

对于渗出性视网膜脱离FFA晚期除见多发点状高荧光伴多湖状荧光积聚，可见放射状脉络膜荧光暗带和亮带（肿胀脉络膜形成皱褶所致）。ICGA除见多发性点状弱荧光，可见融合的弱荧光区。本患者FFA及ICGA均不典型。因为孔源性视网膜的治疗原则与渗出性视网膜脱离完全不一样，前者主要是手术封闭裂孔和复位视网膜，后者则应主要治疗原发病。因此，在怀疑渗出性视网膜脱离时必须排除孔源性视网膜脱离。本患者既往右眼因孔源性视网膜脱离外院多次手术治疗，病史明确，且FFA诊断渗出性视网膜脱离不典型，首先应考虑孔源性视网膜脱离，经过详细的三面镜检查和巩膜压迫法间接检眼镜检查，发现了裂孔，且裂孔闭合后未出现任何炎症相关病变。

例2:

一、病历摘要

患者女性，19岁。

主诉：右眼视力下降3个月余。

诊断：右眼视网膜脱离，右眼并发性白内障，右眼角膜移植术后。

手术史：患者1年前于外院行右眼穿透性角膜移植术。

二、诊疗经过

眼部检查，视力：右眼CF/30 cm，左眼1.0；眼压：右眼6 mmHg，左眼18 mmHg。右眼移植角膜片在位，前房周边浅，虹膜后粘连，瞳孔欠圆，晶状体后囊混浊，视网膜下方脱离，未见孔（病例39图6 A）。眼部B超及欧堡像均提示下方视网膜脱离。FFA示右眼脱离部位与未脱离部位不在同一平面，周边毛细血管渗漏（病例39图7）。诊断：右眼渗出性视网膜脱离，给予泼尼松口服及球旁注射甲泼尼龙治疗，患者自觉视力稍好转。半个月后右眼视力再次下降（病例39图6 B），遂来我院复诊，诊断为右眼视网膜脱离收治入院。

眼部检查，视力：右眼HM/BE；眼压：右眼指测Tn。右眼移植角膜轻度水肿，缝线在位，虹膜后粘连，瞳孔欠圆，对光反应无，晶状体后囊混浊，视网膜全脱离，未见裂孔。于我院行右眼晶状体切除＋玻璃体切除＋视网膜切开＋激光光凝＋硅油注入术，术中见视网膜裂孔，诊断为右眼孔源性视网膜脱离。

患者定期随诊，视力稳定，瞳孔区见机化膜（病例39图8），视网膜平伏（病例39图6 C、病例39图6 D）。

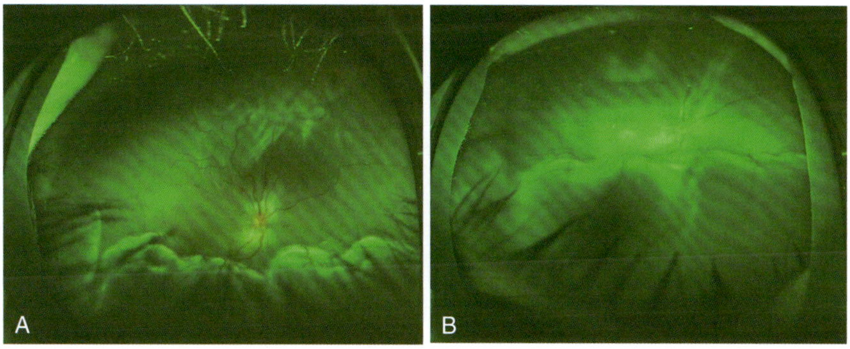

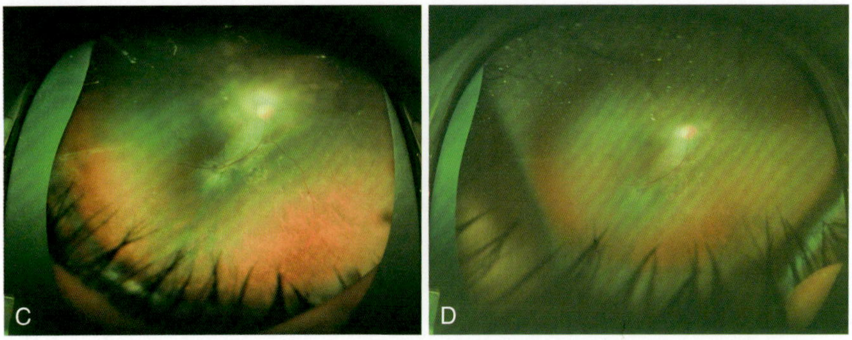

病例39图6　患者右眼欧堡眼底像视网膜变化

A.首次就诊右眼视网膜脱离；B.半个月后视网膜脱离加重；C.术后1年视网膜平伏；D.术后近2年视网膜平伏。

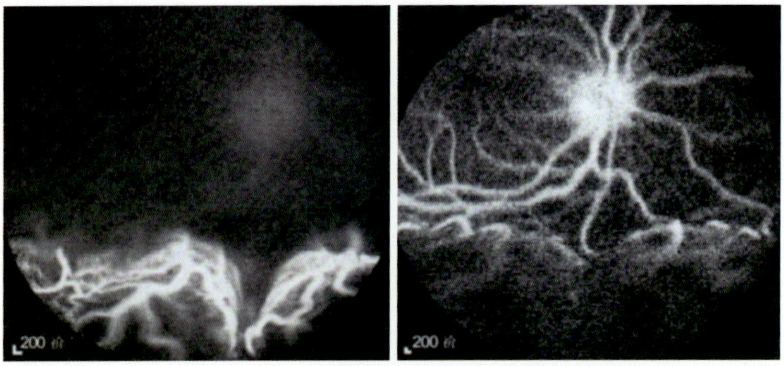

病例39图7　FFA示右眼脱离部位与未脱离部位不在同一平面，周边继发了毛细血管扩张渗漏

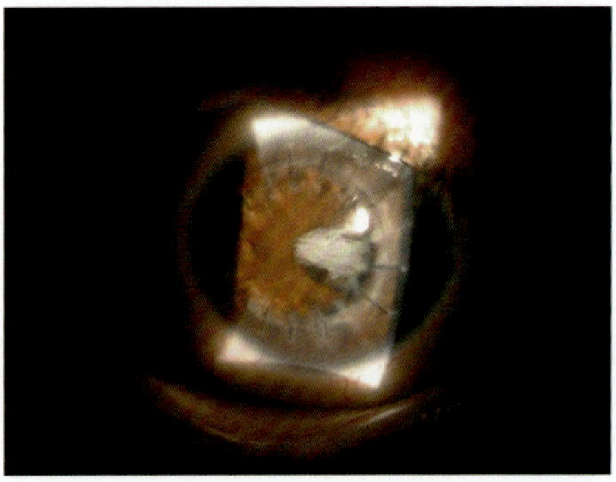

病例39图8　末次随诊可见角膜透明，瞳孔区机化膜存在

三、诊治沉思

角膜移植是治疗角膜疾病的一种有效手术方法，角膜移植术后常见的眼前节并发症包括角膜溃疡、缝合线结浸润和脓肿、角膜新生血管、浅前房、前房积血、移植片免疫排斥反应、继发性青光眼等。而角膜移植术后玻璃体视网膜病变的发生率为3.3%

（52/1594），最主要的并发症依次为玻璃体积血（0.75%）、脉络膜脱离（0.7%）、眼内炎（0.6%）、视网膜脱离（0.5%）。有研究发现，角膜移植术后视网膜脱离的发生率为0.5%～2.4%，且随时间延长，发生率升高。其中，角膜移植联合前段玻璃体切除术是引起视网膜脱离的危险因素之一。本患者应首先考虑孔源性视网膜脱离，因口服激素及局部激素治疗半个月后视网膜脱离加重，且术中发现裂孔，明确孔源性视网膜脱离，裂孔闭合后术后随访过程未出现任何炎症相关病变。对于各种检查都无法发现裂孔的患者，球后阻滞麻醉后使用手术显微镜联合反向巩膜钉镊点状压迫法辅助观察周边眼底以发现周边裂孔，可帮助选择内外路手术方式。现在也有人尝试吊顶灯或眼内光纤照明下直接找孔的方法。

（病例提供者：陈春丽　首都医科大学附属北京同仁医院

赵培泉　上海交通大学医学院附属新华医院）

参考文献

[1] Ekta Rishi，Pukhraj Rishi，Muna Bhende，et al.Retinal detachment in 31 eyes with retinitis pigmentosa[J].Ophthalmology retina，2018，2（1）：10–16.

[2] Dave VP，Jalali S，Nayaka A，et al.Clinical presentations and outcomes of rhegmatogenous retinal detachment in retinitis pigmentosa[J].Retina，2016，36（7）：1345–1348.

[3] 陆新婷，惠延年，吴桐，等.误诊为葡萄膜炎的无色素性视网膜色素变性合并孔源性视网膜脱离一例[J].眼科，2021，30（5）：1004–4469.

[4] Do DV，Handa JT，Schein OD，et al.Recent trends in the management of rhegmatogenous retinal detachment[J].Survey of Ophthalmology，2008，53（1）.

[5] 黄晓莉，宋艳萍，闫明，等.误诊为葡萄膜炎的脉络膜脱离型视网膜脱离1例[J].中国激光医学杂志，2021，30（1）：57.

病例40　继发性青光眼慎行虹膜根部切除术

一、病历摘要

患儿男性，6个月。

主诉：家长发现患儿双眼不追物3个月余。

诊断：双眼继发性青光眼，双眼家族性渗出性玻璃体视网膜病变，双眼视网膜脱离。

手术史：患儿3个月前于外院行双眼虹膜周切术。

二、诊疗经过

眼部检查：双眼眼压指测T+0.5，角膜白色混浊（左眼重于右眼），角膜缘见缝线，原根切口窥不清，瞳孔梅花状，前房消失，虹膜前后粘连，晶状体混浊，眼内窥不入（病例40图1）。

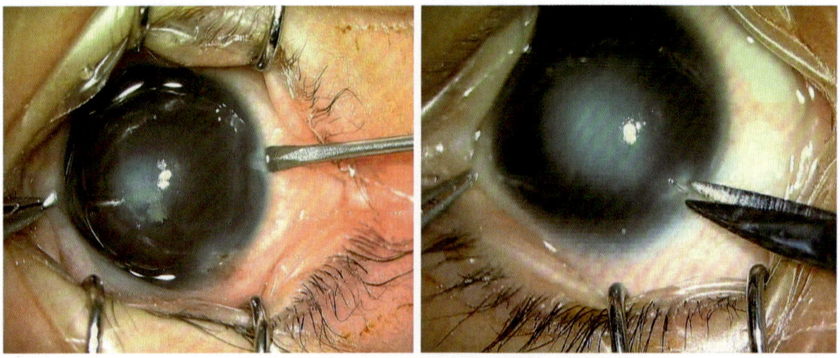

病例40图1　双眼显微镜下术前情况

父亲FFA未见异常，母亲FFA示周边视网膜血管分支增多，周边血管走行僵直，呈柳枝状（病例40图2）。

建议查全外显子检测（whole exome sequencing，WES），患儿家属拒绝未查，于我院行双眼晶状体切除+前部玻璃体切除术（病例40图3）。

术后2个月复查，右眼角膜透明，左眼角膜中央白色混浊，较术前明显好转，眼压：双眼指测Tn，前房存在，无晶状体，瞳孔区见白色纤维增生，眼底窥不入（病例40图4）。

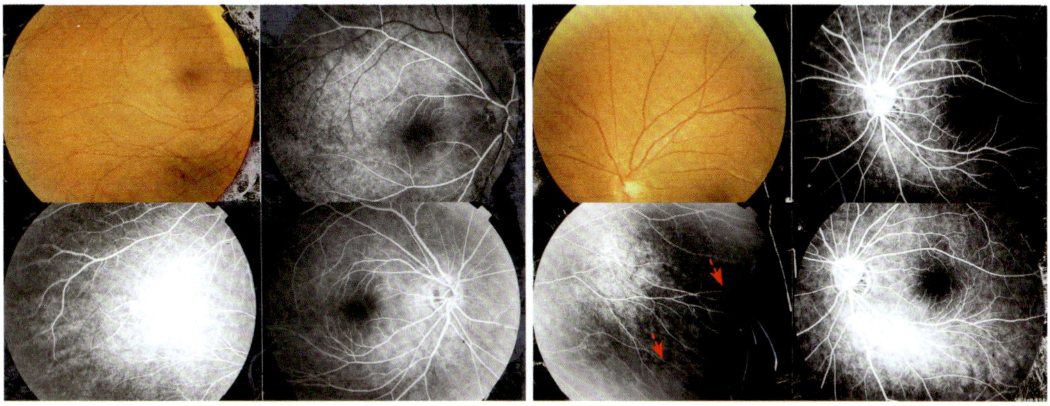

病例40图2　母亲FFA示视网膜血管分支增多，周边视网膜血管走行僵直，呈柳枝状（红箭头）

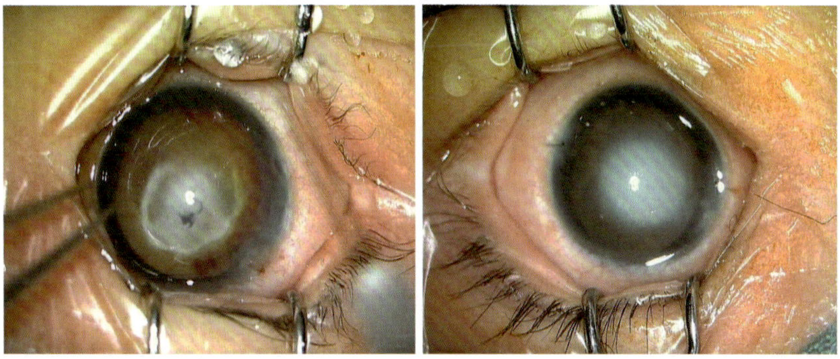

病例40图3　术毕时显微镜下见视网膜前白色纤维增生膜

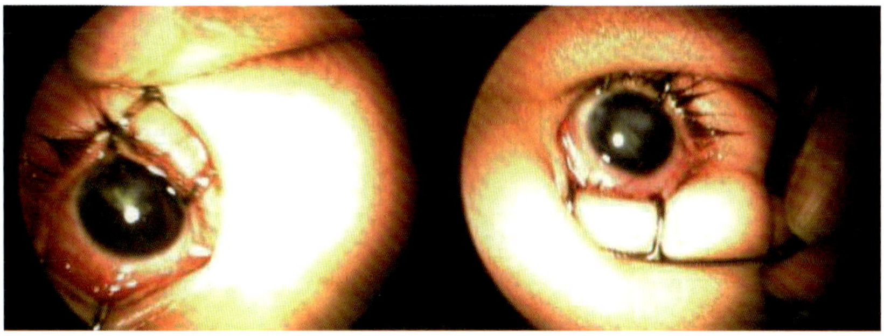

病例40图4　术后2个月复查，RetCam拍摄眼前节像，见双眼角膜较前透明，前房存在

三、诊治沉思

1. 患儿临床诊断为FEVR，表现为双眼视网膜脱离、前房消失致继发性青光眼。此类患者青光眼的发病机制，其并非由单纯瞳孔阻滞引起，而是因为视网膜下大量渗出，引起渗出性全视网膜脱离，伴发视网膜前纤维增生膜，推顶玻璃体及晶状体虹膜隔前移导致房角关闭，房水流出道受阻，继而产生青光眼。此类患者晶状体前囊与虹膜粘连，

故进行虹膜周切术不但不能解决瞳孔阻滞，更无法解决晶状体虹膜隔的前移。故此患者外院首次手术时选择了错误的手术方式，术后前房并未如期恢复。

2．患儿家属否认家族史，外院未行直系亲属的眼部进一步检查。值得提醒的是，当对患者临床疑诊FEVR时，一定要询问患者的家族史，但不能过分相信患者家属的主诉。因患者家属或存在周边视网膜血管异常，而黄斑正常，这类患者往往视力完全正常，故患者家属或提供“不完全正确”的家族史。临床上，对所有疑诊FEVR的患者，应对其直系亲属行FFA，甚至基因检测，不能轻信家属所提供的“正常家族史”。

总结此例患儿，针对各类表现为全视网膜脱离所致前房消失引起的继发性青光眼的晚期病例，虹膜周切术往往容易失败，应行晶状体切除术而非虹膜周切术，重建前房，缓解继发性青光眼，挽救角膜。非活动期患者可行晶状体后视网膜前纤维增生膜剥除，部分患儿视网膜成漏斗样展开，有的可见视网膜全平伏，尽可能地挽救视功能。

（病例提供者：彭　婕　赵培泉　上海交通大学医学院附属新华医院）

参考文献

[1] 赵培泉.家族性渗出性玻璃体视网膜病变的临床和遗传学进展[C].北大眼科名家论坛，2011.

[2] Peng J，Zhao Z，Zou Y，et al.Dry-Lensectomy assisted lensectomy in the management for end-stage familial exudative vitreoretinopathy complicated with anterior segment abnormalities[J].Front Med（Lausanne），2022，29（9）：850129.

[3] Fei P，Yang W，Zhang Q，et al. Surgical management of advanced familial exudative vitreoretinopathy with complications[J].Retina，2016，36（8）：1480-1485.

[4] Fei P，Liang TY，Peng J，et al.Staged lensectomy and vitrectomy in the management of stage 5C retinopathy of prematurity with corneal opacification：long-term follow up[J].Int J Ophthalmol，2022，15（9）：1437-1443.

[5] Chen C，Hu F，Tian T，et al.An iris puncture technique for restoration of the anterior chamber in vitrectomy for pediatric vitreoretinopathies[J].Front Pediatr，2022，10：961379.

病例41　真性小眼球所致渗出性视网膜脱离误诊孔源性视网膜脱离

一、病历摘要

患儿男性，3岁。

主诉：家长诉患儿双眼反复视网膜脱离1年。

诊断：双眼复发性视网膜脱离，双眼巩膜环扎术后，双眼真性小眼球。

手术史：患儿1年前于外院行左眼巩膜外环扎＋冷凝放液＋玻璃体切除＋剥膜＋重水＋硅油注入术；1年前外院行右眼巩膜外冷凝放液＋巩膜外环扎术；半年前于外院行左眼巩膜外环扎放液术，右眼巩膜外冷凝放液术；3个月前于外院行右眼放视网膜下液＋玻璃体腔注气术。

二、诊疗经过

眼部检查，视力：右眼FC/30 cm，左眼FC/20 cm；眼压：指测Tn。右眼球结膜充血，眼底：下方视网膜脱离。左眼晶状体后囊膜机化，玻璃体腔硅油填充，眼底：下方视网膜脱离伴增生、牵拉。OCT示双眼黄斑区劈裂水肿，视网膜高度隆起，左眼伴增生膜牵拉（病例41图1）。右眼B超示右眼视网膜漏斗样脱离（病例41图2），眼轴：右眼19.88 mm，左眼19.23 mm。于我院行右眼眼底荧光血管造影＋巩膜板层切除＋玻璃体切除＋重水＋激光光凝＋硅油注入术。

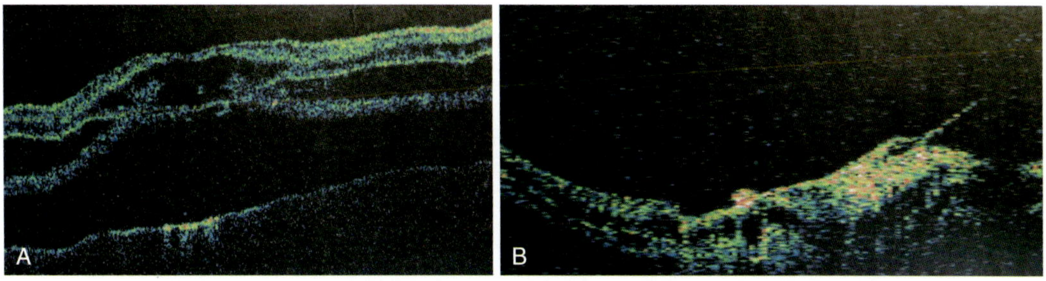

病例41图1　OCT示双眼黄斑区视网膜脱离伴劈裂水肿，左眼伴增生膜牵拉

A.右眼；B.左眼。

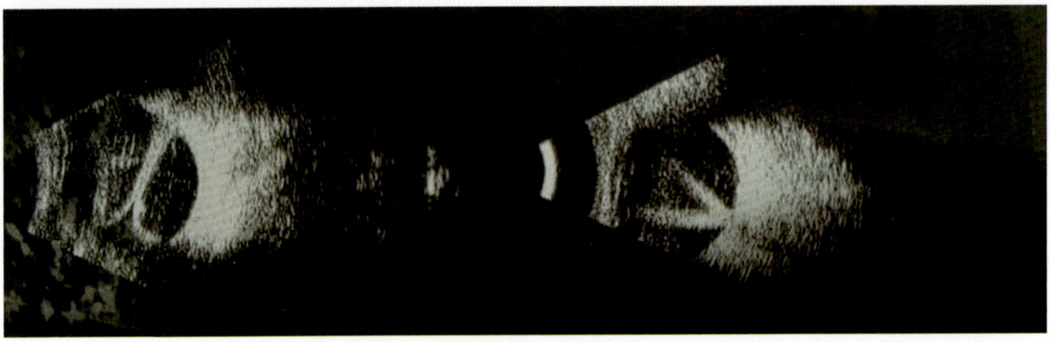

病例41图2　眼部B超示右眼视网膜漏斗样脱离

术后3个月，OCT示黄斑区视网膜水肿劈裂较术前明显好转（病例41图3）。术后定期随诊，矫正视力：右眼视力（VOD）+15.0/+1.00×170=0.05；左眼视力（VOS）+16.0/+1.50×100=0.02。

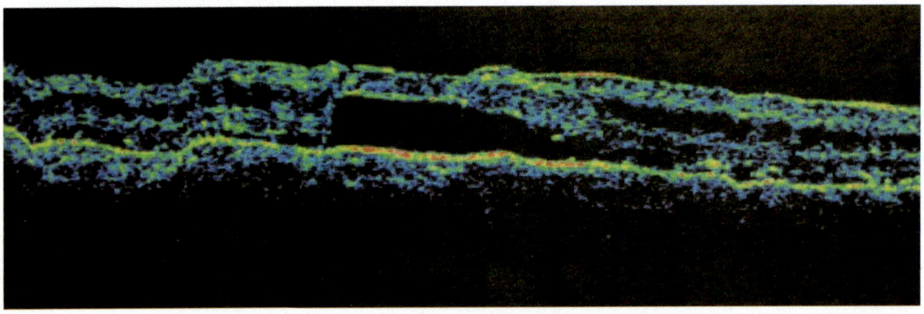

病例41图3　OCT示术后黄斑区劈裂伴水肿明显好转

复诊右眼视网膜平伏，可见陈旧激光光凝斑，FFA未见明显渗漏（病例41图4），左眼后极部大量增生膜牵拉（病例41图5），建议左眼取出硅油。于我院行左眼晶状体切除+玻璃体切除+重水+拆条带+取硅油术。后行左眼四象限巩膜切除术，切下巩膜病理诊断为疏松胶原组织。

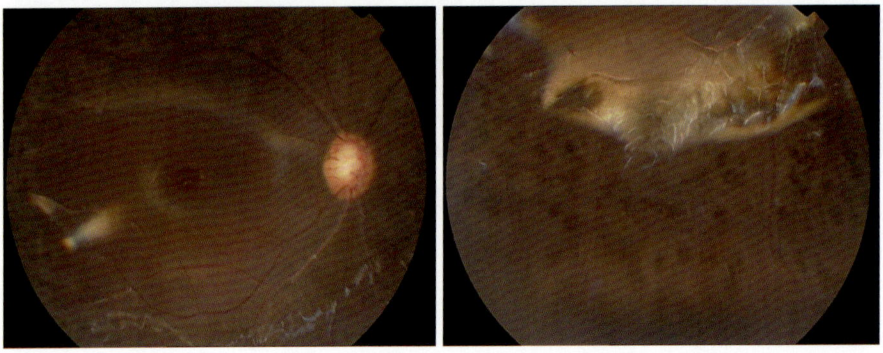

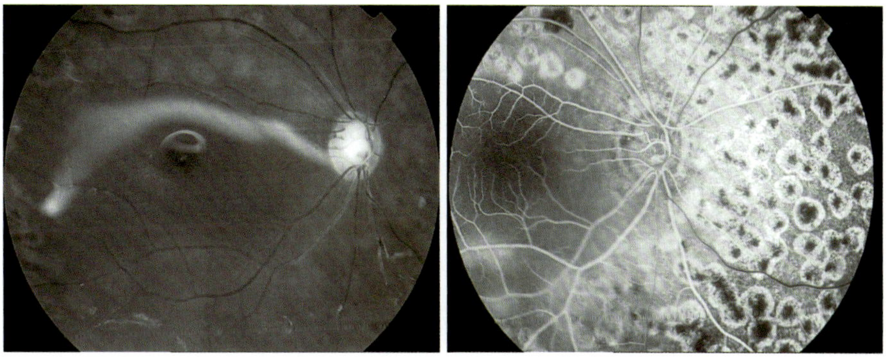

病例41图4　右眼眼底及FFA可见大量陈旧激光光凝斑及下方增生膜，动脉白鞘改变

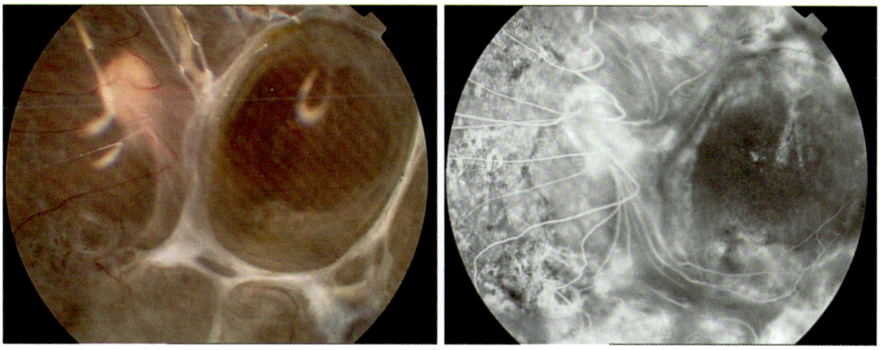

病例41图5　复诊眼底及FFA可见左眼后极部大量增生膜

右眼玻璃体切除注油术后视物不见3个月，OCT示右眼黄斑区高度隆起（病例41图6），超声生物显微镜（ultrasound biomicroscopy，UBM）示巩膜厚，扁平部睫状体脱离，睫状体增厚，巩膜厚度：右眼0.63 mm，左眼0.72 mm（病例41图7）。于我院行右眼硅油取出＋白内障超声乳化吸除＋玻璃体切除＋硅油注入＋巩膜板层切除术。

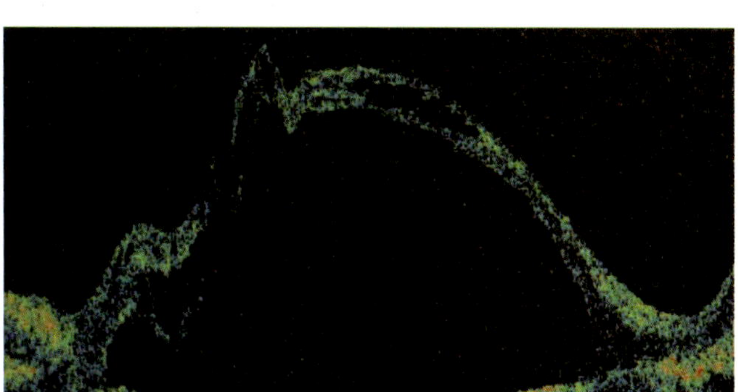

病例41图6　OCT示右眼黄斑区高度隆起

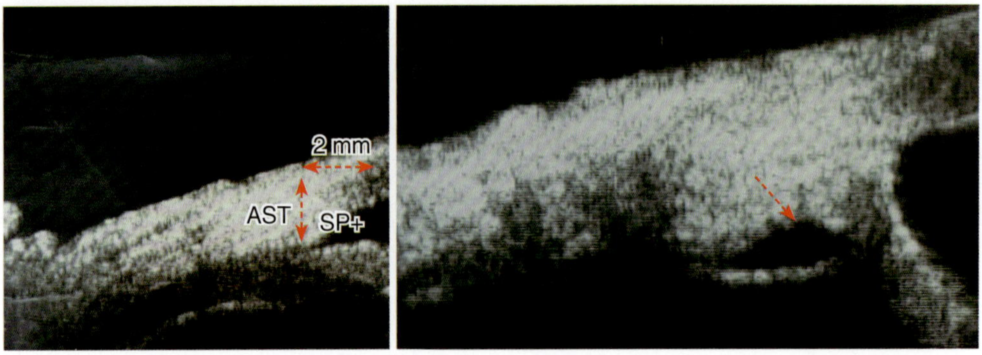

病例41图7　UBM

A.右眼箭头见巩膜突的位置及巩膜后2 mm处AST。SP为巩膜突，AST为前部巩膜厚度；B.左眼巩膜增厚，睫状体增厚脱离（箭头）。

末次随诊：双眼病情稳定，双眼视力FC/30 cm，双眼角膜带状变性（病例41图8）。

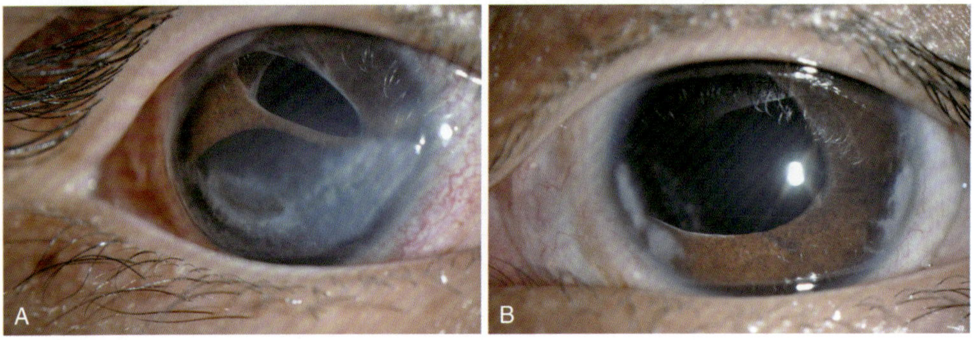

病例41图8　双眼角膜带状变性，右眼重

A.右眼；B.左眼。

手术要点（以另一真性小眼球葡萄膜渗漏患者的手术举例巩膜板层切除术流程）：

1．颞下方90°球结膜剪开，分离筋膜及巩膜，电凝止血。

2．3.0 mm刀尖分离切除约8 mm × 6 mm大小的4/5的厚度巩膜，长方形（病例41图9）。

3．于剩余巩膜上使用15°刀放射状划破5条约1 mm长，见少量脉络膜上腔液体流出（病例41图9）。缝合结膜及筋膜，Tenon’s囊下注射曲安奈德（triamcinolone acetonide，TA）约0.2 mL。术后恢复尚可（病例41图10）。

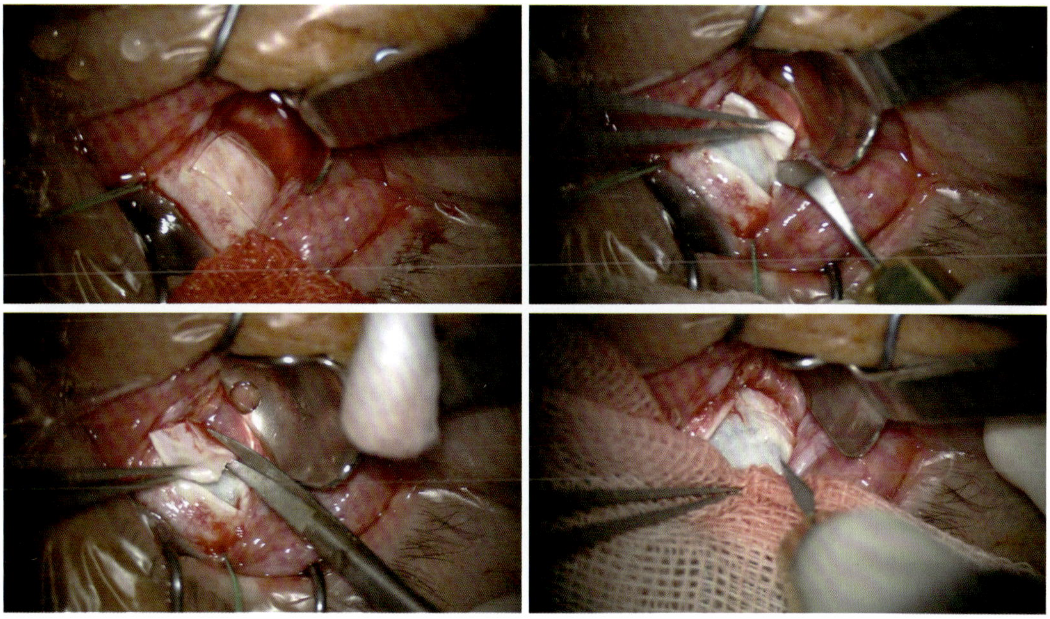

病例41图9 巩膜板层切除术

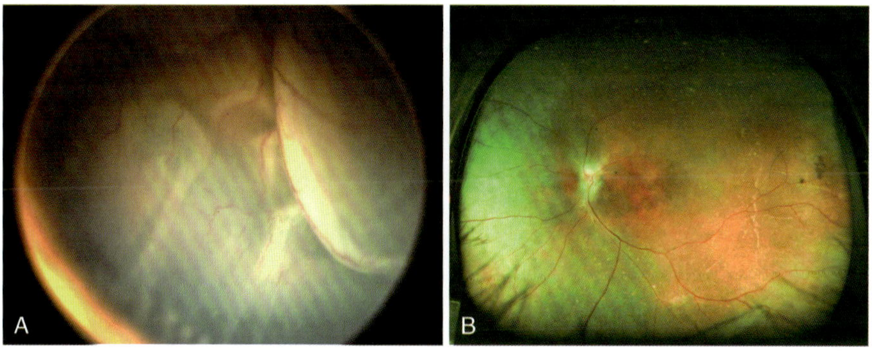

病例41图10 术前和术后左眼欧堡眼底像所见

A.术前左眼渗出性视网膜脱离伴睫状突牵拉；B.术后3年视盘水肿，视网膜血管迂曲，视网膜平伏。

三、诊治沉思

本患儿3岁，外院初次就诊时眼轴轴长为右眼19.99 mm、左眼19.18 mm，给予诊断双眼孔源性视网膜脱离，多次传统PPV术治疗均失败，且术中均未发现裂孔。来我院就诊，术中给予行右眼全身麻醉下眼底检查及眼底荧光血管造影检查，未发现明显视网膜裂孔或渗漏点，进一步排除孔源性视网膜脱离。根据患者既往病史、手术史及A超、B超、UBM检查结果，修正诊断为双眼真性小眼球、双眼渗出性视网膜脱离。患儿由于眼轴接近20 mm，容易漏诊，外院给患儿行第一次右眼玻璃体切除术和双眼巩膜环扎术中未发现明确裂孔，且术后短期又出现双眼渗出性视网膜脱离，本病例不当之处在于多次传统术式，而未考虑渗出性视网膜脱离的真正原因，以致多次手术失败，视网膜功能难以恢复。

（病例提供者：陈春丽　首都医科大学附属北京同仁医院
赵培泉　上海交通大学医学院附属新华医院）

参考文献

[1] Chan Wu，Fang–tian Dong，Hua Zhang，et al.Diagnosis and treatment of uveal effusion syndrome：a case series and literature review[J].Chinese Medical Sciences Journal，2011，26（4）：231–236.

[2] 林炎福，徐格致，王文吉，等.真性小眼球并发视网膜脱离误诊1例[J].中国眼耳鼻喉科杂志，2004，4（6）：346–346.

[3] 林冰，孙祖华，黄颖，等.真性小眼球葡萄膜渗漏综合征误诊为交感性眼炎一例[C]//中国眼底病论坛暨第十五届全国眼底病学术会议论文集，2013，536–537.

[4] Do DV，Handa JT，Schein OD，et al.Recent trends in the management of rhegmatogenous retinal detachment[J].Survey of Ophthalmology，2008，53（1）.

[5] 汤悠，张美霞.真性小眼球研究现状与进展[J].中华眼底病杂志，2020，36（5）：400–403.

第九章

抗血管内皮生长因子药物使用不佳及光动力疗法剂量不佳

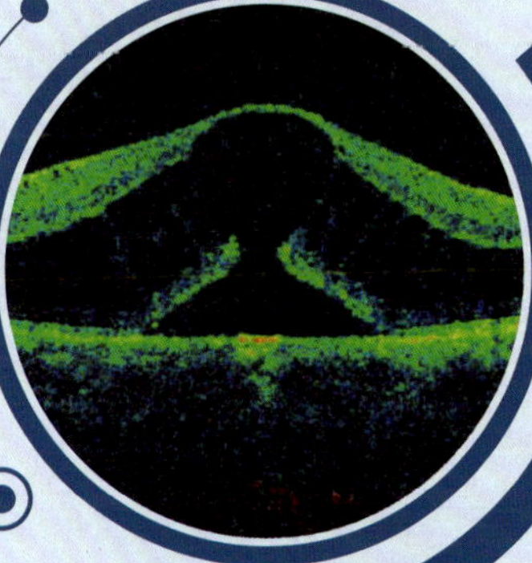

病例42　黄斑病变误诊为新生血管性病变并给予抗血管内皮生长因子治疗

例1：黄斑裂孔（Ⅰ期）误诊为脉络膜新生血管

一、病历摘要

患者女性，66岁。

主诉：左眼视物模糊25天，加重7天。

诊断：左眼特发性黄斑裂孔Ⅱ期，双眼老年性白内障。

手术史：患者1个月前外院于局部麻醉下行左眼玻璃体腔抗VEGF注药术。

二、诊疗经过

患者1个月前因左眼视物模糊在外院就诊，视力：右眼0.3，左眼0.04。双眼晶状体核性混浊，左眼眼底黄斑区水肿。外院OCT（病例42图1）诊断左眼脉络膜新生血管（choroidal neovascularization，CNV），给予左眼玻璃体腔抗VEGF注药术。1周后出现左眼视力下降，复查OCT（病例42图2），诊断左眼黄斑裂孔Ⅱ期。

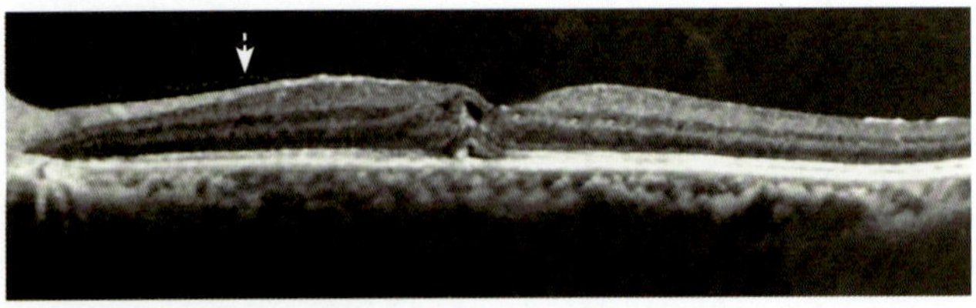

病例42图1　抗VEGF治疗前OCT

左眼黄斑区水肿，中心凹神经上皮下见高反射物质，黄斑中心凹鼻侧神经上皮层前隐约见玻璃体后皮质牵拉（白箭头）。

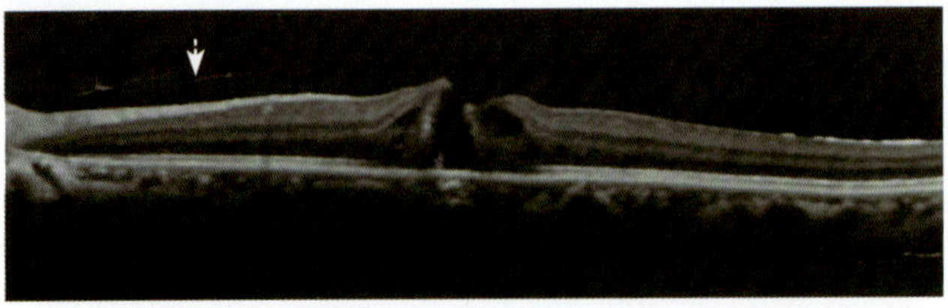

病例42图2　左眼抗VEGF药物治疗后1周OCT像

左眼黄斑裂孔Ⅱ期，可见裂孔鼻侧神经上皮层前玻璃体后皮质（白箭头）。

眼部检查，视力：左眼FC/30 cm；眼压：左眼13 mmHg。左眼晶状体混浊，左眼黄斑区圆形裂孔约1/3 PD大小。于我院行左眼玻璃体切除＋剥膜＋白内障超声乳化吸除＋人工晶状体植入术。术后1周复查左眼视力提高至0.2，OCT（病例42图3）示左眼黄斑裂孔闭合。

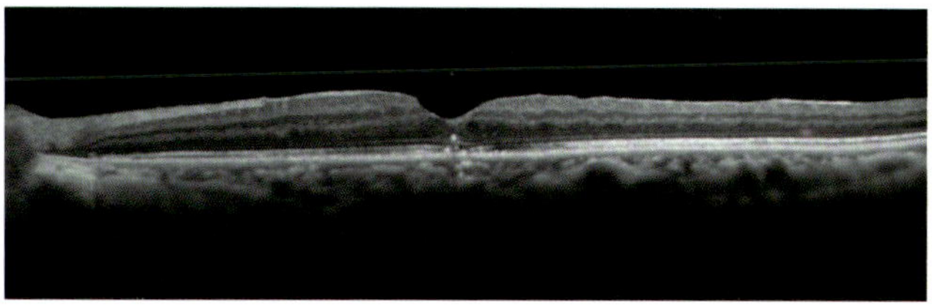

病例42图3　左眼玻璃体切除术后OCT像

黄斑裂孔愈合，黄斑中心凹外层高反射凸起仍存在，但外界膜、椭圆体区及RPE层反射连续。

三、诊治沉思

外院OCT（病例42图1）示玻璃体后皮质牵引黄斑中心凹致神经上皮内裂隙增大成小囊肿，为Ⅰ期黄斑裂孔。黄斑中心凹神经上皮层下方的高反射凸起（病例42图1蓝箭头），可能为光感受器细胞代谢产物的堆积而非CNV，而当地医院误诊为CNV，应借助FFA和ICGA明确诊断CNV（病例42图4）。近几年高分辨率OCTA可清晰显示CNV形态和大小（病例42图5）。根据既往文献报道，抗VEGF药物玻璃体腔注射后，可增加玻璃体牵引，同时引起玻璃体-视网膜界面的炎症反应，导致内界膜的改变，另外抗VEGF药物还可能导致局部纤维化组织的增生，进而引起视网膜收缩，这些因素都可增加黄斑裂孔形成的风险，也是本病例患者短期内由Ⅰa期黄斑裂孔发展到Ⅱ期黄斑裂孔的原因。

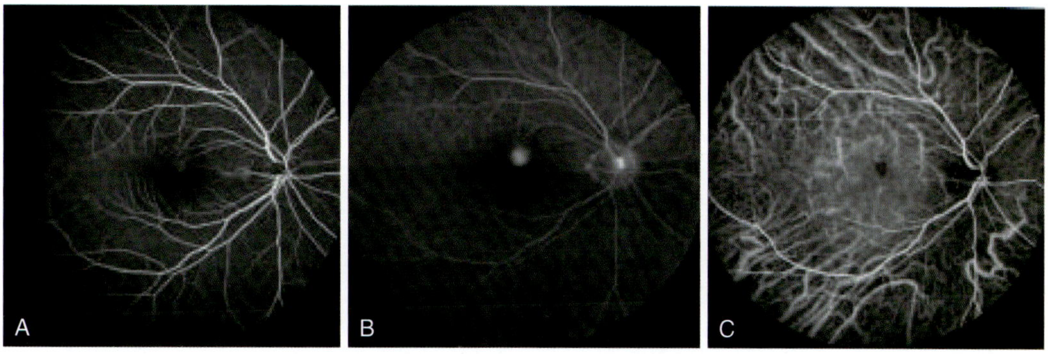

病例42图4　CNV的在眼底血管造影的表现

A.FFA显示CNV；B.FFA显示CNV渗漏；C.ICGA显示CNV。

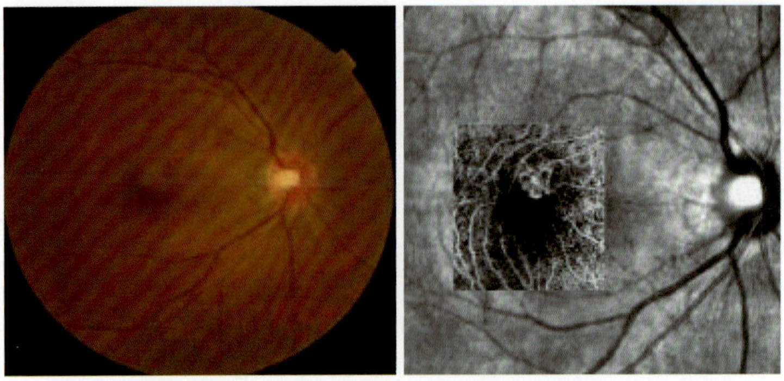

病例42图5　高分辨率OCTA清晰显示CNV形态

（病例提供者：王　玉　济南爱尔眼科医院

王淑雅　山东中医药大学附属眼科医院）

例2：黄斑劈裂误诊为年龄相关性黄斑变性（age-related macular degeneration，AMD）并抗VEGF治疗

一、病历摘要

患者女性，66岁。

主诉：左眼视物不清半年，加重7天。

诊断：左眼年龄相关性黄斑变性，左眼年龄相关性白内障。

二、诊疗经过

1. 诊疗过程

眼部检查，视力：右眼0.8，左眼0.05。双眼晶状体轻度混浊，左眼黄斑中心凹反光消失，中心疑似圆形出血样外观（病例42图6）。OCT提示：黄斑区隆起，后极部神经上皮层多孔桥样外观（病例42图6）。FFA提示：黄斑区高荧光（病例42图7）。

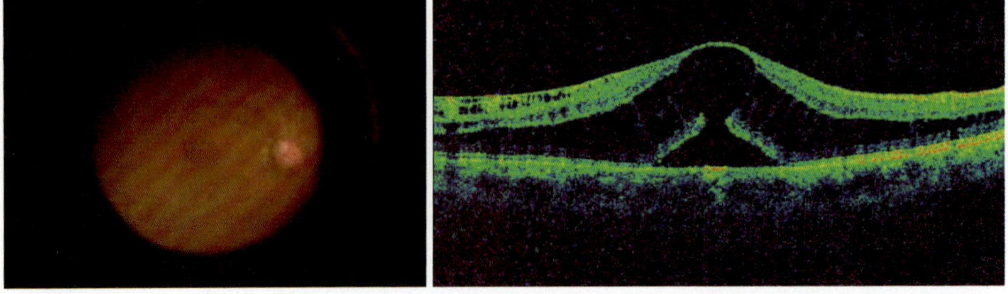

病例42图6　术中见黄斑中心疑似圆形出血样改变，OCT示神经上皮层多孔桥样劈裂

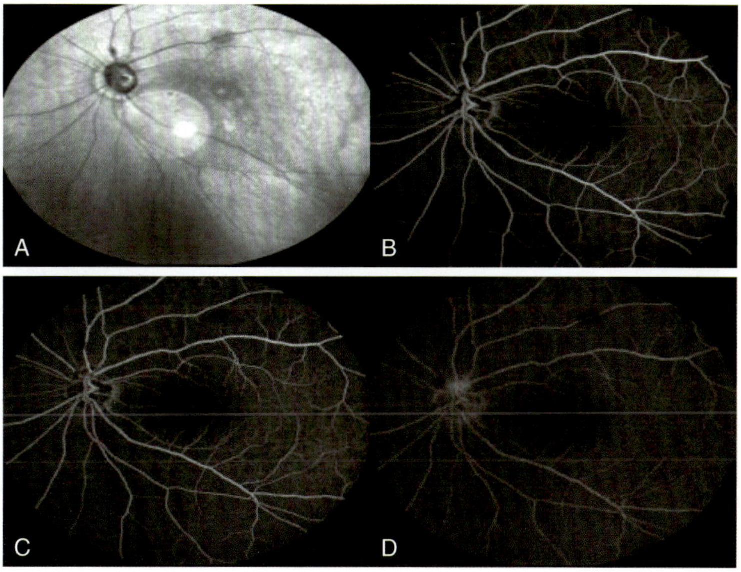

病例42图7　左眼红外眼底像及FFA示黄斑区高荧光

A.左眼红外像；B.左眼33.53秒FFA；C.左眼52.28秒FFA；D.左眼10分5.73秒FFA。

于外院行左眼抗VEGF治疗，1周后OCT无好转（病例42图8），修正诊断为：左眼黄斑劈裂。

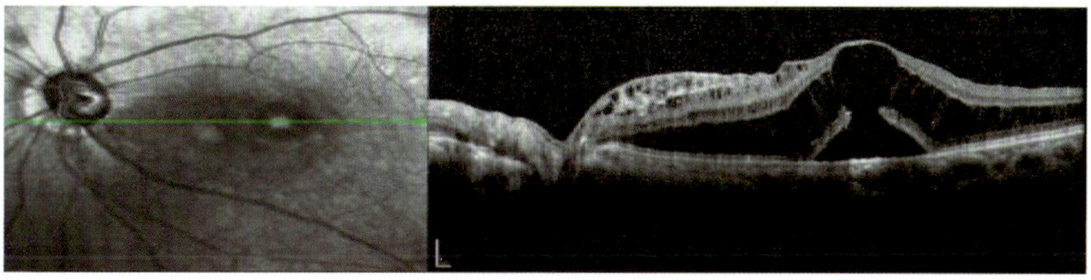

病例42图8　左眼注药术后1周，术前OCT示黄斑劈裂伴外层孔形成

左眼给予白内障超声乳化吸除+玻璃体切除+剥膜+人工晶状体植入+C3F8术。左眼玻璃体腔抗VEGF注药术后2个月，视力恢复到0.1，OCT示外层裂孔基本修复（病例42图9）。

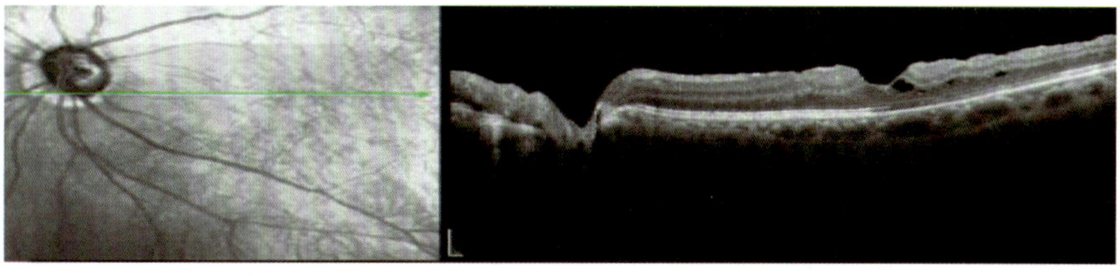

病例42图9　术后2个月，OCT示外层裂孔基本修复

2. 手术要点

（1）做左眼白内障超声乳化吸除，保留后囊，暂时缝合主切口；23 G微创玻璃体切除三通道，颞下方灌注，玻璃体切除术中发现鼻侧周边部近锯齿缘视网膜多处牵拉裂孔（病例42图10）。

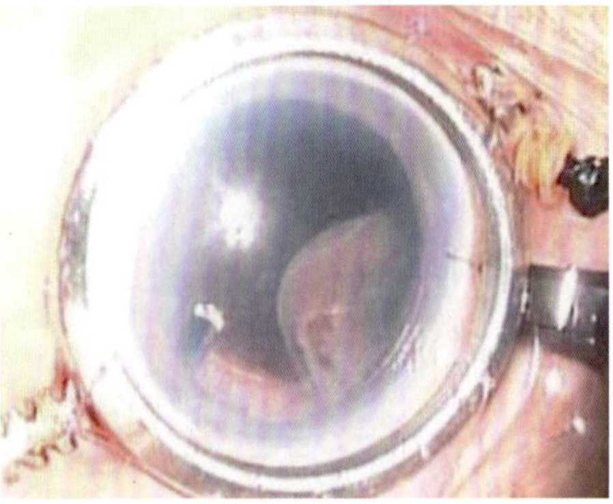

病例42图10　鼻侧周边部近锯齿缘视网膜多处牵拉裂孔

（2）后极部内界膜剥除，鼻侧至视盘，颞侧至黄斑颞侧3 PD，上下分别至血管弓（病例42图11）。鼻侧裂孔周围激光光凝；植入IOL，切除视轴区后囊，液/气交换，球内注入1 mL C3F8。

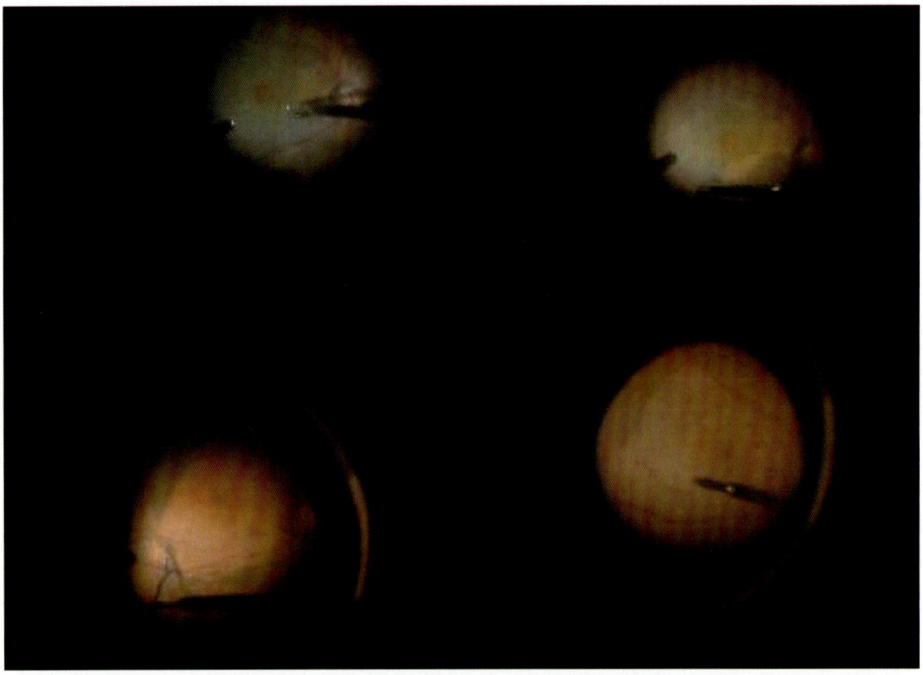

病例42图11　亮蓝染色剥除内界膜的术中眼底照相

三、诊治沉思

患者第一次就诊时将伴有外层裂孔形成的黄斑劈裂诊断为AMD，从而导致了治疗偏差。仔细分析本病例，不难找出与AMD的区别。其一，FFA中提示的黄斑区的高荧光随时间延长，没有边界扩大、荧光增强的表现，反而有减弱的迹象，说明属于透见荧光；其二，OCT表现黄斑区是隆起的，但RPE层基本平滑没有明显隆起灶。这两点就基本可以与湿性AMD鉴别开来。

黄斑裂孔是黄斑中心凹的视网膜神经上皮层裂孔，玻璃体切线方向牵拉是其主要原因，Gass分为4期：Ⅰ期OCT为中心凹变浅或消失，中心凹下的低反射区，可伴有视网膜前膜或玻璃体牵引。Ⅰa期：黄斑中心凹变浅，神经上皮层内可见裂隙或假性囊肿，伴中央小凹神经上皮脱离，RPE表面见黄色小点（病例42图12 A）；Ⅰb期：黄斑中心凹曲线消失，神经上皮层内裂隙增大或假性囊肿变大，中心凹神经上皮脱离更明显，RPE表面出现黄色环。Ⅱ期：玻璃体切线方向进一步牵拉，黄斑中心小凹边缘形成黄斑裂孔，常伴有盖膜（病例42图12 B），裂孔直径＜350μm，裂孔周围神经上皮层内有囊腔，OCT示RPE与脉络膜毛细血管层光带正常。Ⅲ期：视网膜组织收缩，黄斑裂孔完全形成，裂孔周围不同程度的视网膜脱离及视网膜下液积聚，裂孔周围的神经上皮层内可有囊腔形成，OCT为黄斑区神经上皮层光带全层缺失，裂孔扩大至400～500μm，RPE与脉络膜毛细血管层光带完整。有时可见与裂孔缘完全分离的盖膜（病例42图12 C）。Ⅳ期：玻璃体与黄斑分离，OCT为黄斑区神经上皮层光带全层消失，裂孔周围的神经上皮层内可见囊腔形成，RPE与脉络膜毛细血管层光带完整，早期黄斑裂孔盖膜前移位（病例42图12 D），晚期玻璃体与视盘的完全分离。

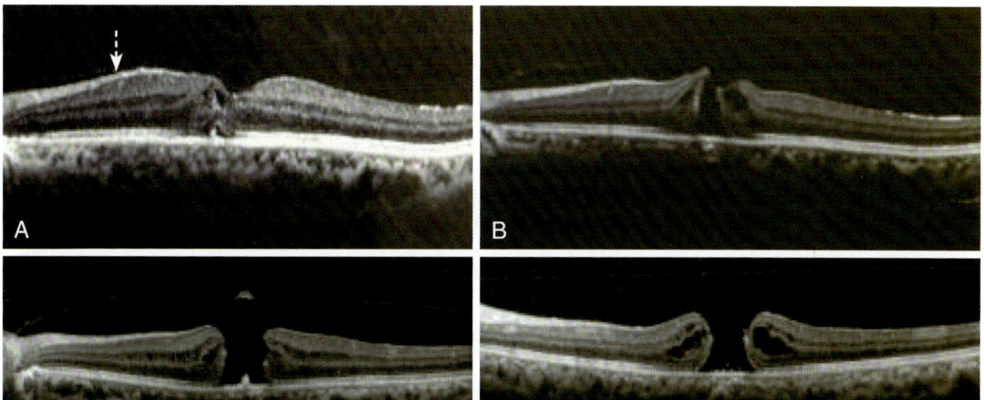

病例42图12　黄班裂孔Gass分期

A.Ⅰa期；B.Ⅱ期；C.Ⅲ期；D.Ⅳ期。

毋庸置疑，近年来抗VEGF药物的应用是眼底病领域重大的治疗进展，虽然给众多CNV、息肉状脉络膜血管病变（polypoidal choroidal vasculopathy，PCV）、黄斑水肿患者带来了福音，但是该药物的应用也存在一定的禁忌证，对于黄斑区几乎完全瘢痕化，FFA无明显渗漏，病程超过2年的患者，应用往往达不到预期的效果。所以在临床大规模应用的同时，也应该严格把握抗VEGF药物的适应证，严格执行眼内注射的标准流程，在发挥该药物的巨大作用的同时，尽量减少可能的误诊、误治及注射带来的不良反应。

（病例提供者：张洪涛　滨州沪滨爱尔眼科医院）

参考文献

[1] Peter Wiedemann，惠延年.内界膜剥除在过去三十年间是如何革新黄斑手术的[J].国际眼科杂志，2023，23（7）：1057-1060.

[2] 王佩，张静琳，秦波，等.内界膜剥离术治疗特发性黄斑裂孔的研究进展[J].实用临床医药杂志，2023，27（13）：135-142.

[3] 柴宛璇，游志鹏，胡寒英，等.保留中央凹或标准内界膜剥除联合玻璃体切割术治疗近视牵引性黄斑病变的Meta分析[J].国际眼科杂志，2023，23（3）：443-448.

[4] 冯姝颖，解正高.内界膜的组织病理学研究进展[J].中华实验眼科杂志，2023，41（1）：84-87.

[5] 徐姗姗，张弨.抗血管内皮生长因子药物在眼科疾病治疗中的应用及研究进展[J].临床药物治疗杂志，2020，18（12）：6-11.

病例43　黄斑前膜玻璃体腔抗血管内皮生长因子注药后发生黄斑裂孔

一、病历摘要

患者男性，67岁。

主诉：右眼视力下降1个月。

诊断：右眼黄斑前膜合并黄斑裂孔，双眼年龄相关性白内障，双眼玻璃体混浊。

手术史：患者1个月前于外院行右眼玻璃体腔抗VEGF注药术。

二、诊疗经过

患者1个月前因右眼视物模糊于外院就诊，右眼视力0.25，晶状体皮质混浊，黄斑中心凹反光消失。OCT（病例43图1）示右眼黄斑水肿，外院诊断右眼黄斑水肿，给予玻璃体腔抗VEGF注药治疗。

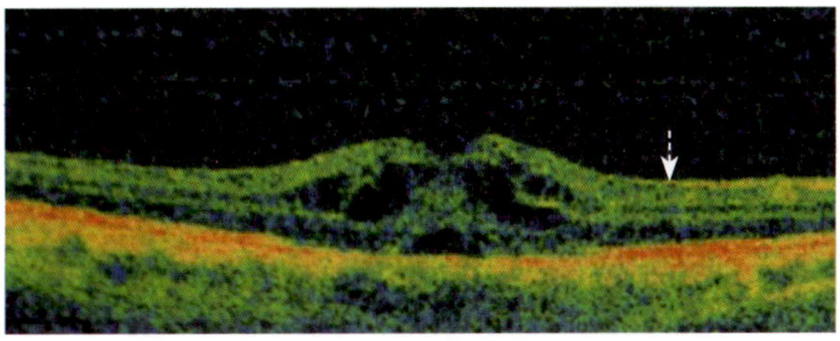

病例43图1　抗VEGF治疗前右眼OCT图像

黄斑区中心凹囊样水肿，中心凹鼻侧上皮层内表面见高反射光带（白箭头）。

1个月后复查，诉右眼视力下降，右眼黄斑裂孔，OCT（病例43图2）示右眼黄斑裂孔Ⅲ期。

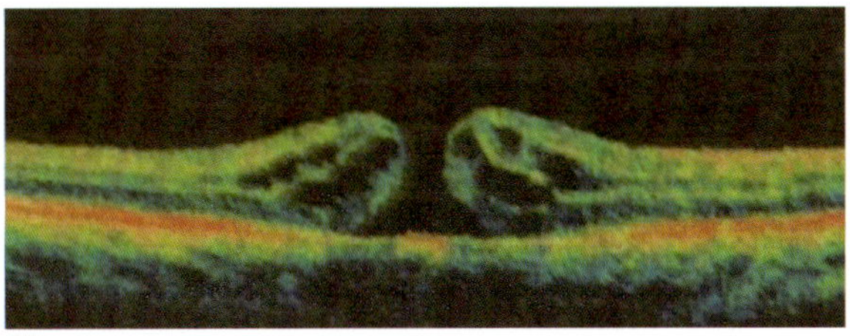

病例43图2　抗VEGF治疗后右眼OCT图像

右眼抗VEGF药物治疗1个月后OCT像示：黄斑裂孔Ⅲ期。

右眼B超示右眼玻璃体不完全玻璃体后脱离（posterior vitreous detachment，PVD）（病例43图3）；彩色眼底像示右眼黄斑中心凹全层裂孔（病例43图4）；OCT示右眼黄斑裂孔Ⅲ期，裂孔鼻侧视网膜前见高反射光带（病例43图5）。于我院行右眼玻璃体切除＋剥膜＋无菌空气填充术。

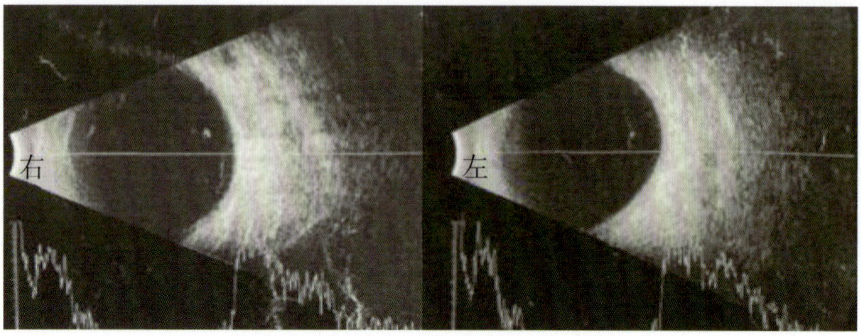

病例43图3　抗VEGF术后双眼B超

患者右眼进行抗VEGF玻璃体腔注射术后，右眼B超提示：右眼不完全PVD。

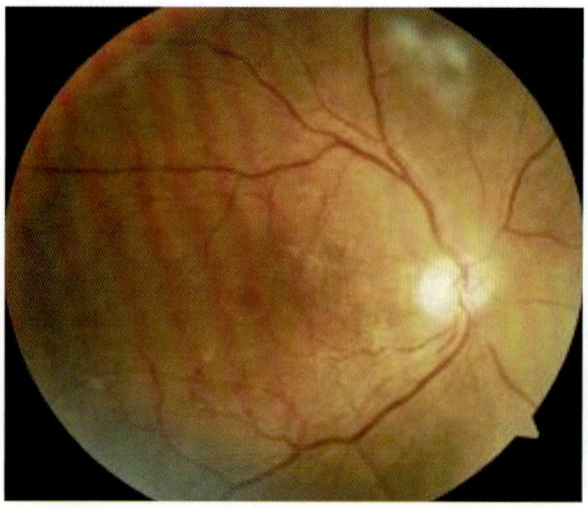

病例43图4　抗VEGF后1个月：右眼黄斑裂孔，鼻侧见视网膜前金箔样反光，示黄斑前膜存在

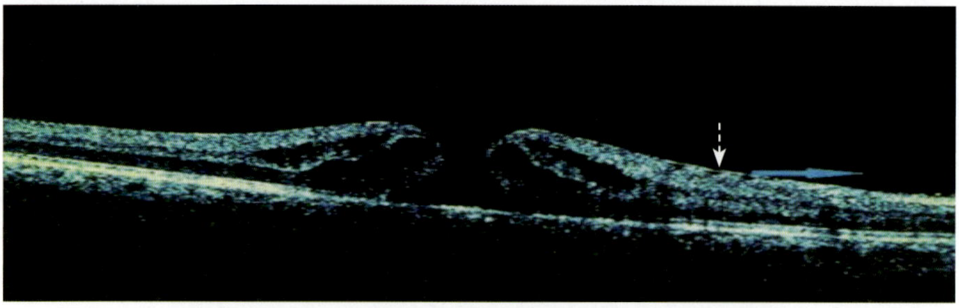

病例43图5　右眼抗VEGF药物治疗后1个月OCT像

黄斑裂孔，裂孔直径360 μm，黄斑裂孔周围视网膜水肿、袖套样改变，鼻侧视网膜神经上皮层见光带增强的前膜，部分与视网膜内表面紧密粘连，部分分离（白箭头），蓝箭头示膜收缩牵拉方向。

术后1周复诊，视力：右眼0.3；眼底像示裂孔闭合、未见黄斑前膜（病例43图6）；OCT（病例43图7）示黄斑裂孔闭合，黄斑前膜消失。

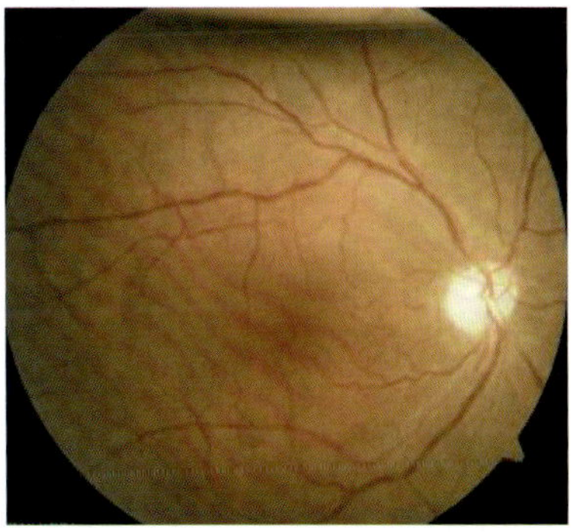

病例43图6　右眼术后眼底像

右眼玻璃体切除术后1周眼底像示裂孔闭合，未见黄斑前膜。

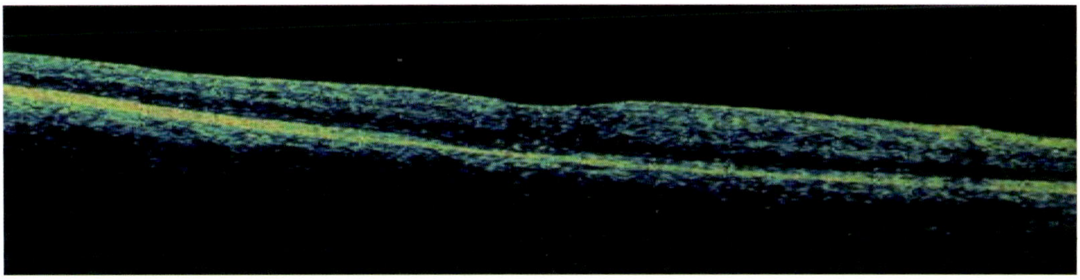

病例43图7　右眼术后OCT图像

右眼玻璃体切除术后1周OCT示：黄斑裂孔愈合，前膜消失，黄斑水肿消退。

三、诊治沉思

本病例在当地医院根据OCT图像（病例43图1）诊断右眼黄斑水肿，而忽略了黄斑前膜存在，给予抗VEGF药物玻璃体腔注射治疗，1个月内引发黄斑裂孔。根据OCT图像（病例43图1）正确诊断应该是右眼黄斑前膜合并黄斑水肿。抗VEGF药物引起的眼内细胞微环境的快速变化可促使炎性反应、纤维化发生，针对特发性黄斑前膜、黄斑裂孔引起的黄斑水肿，在不解决原发病的基础上使用抗VEGF药物，弊大于利。因此，对于黄斑水肿的病因分析应更加严谨，抗VEGF药物治疗黄斑水肿不可一概而论，要严格把控用药指征，避免不良后果的发生。近几年赵培泉教授创造改良了多项新的黄斑裂孔的手术方式，对于难以闭合的黄斑裂孔可以采取内界膜翻瓣手术、自体内界膜移植手术、保留中心凹的内界膜撕除、孔缘牵张松解手术、自体或异体晶状体囊膜移植手术以及浓缩血小板、全血填充等。

（病例提供者：王　玉　济南爱尔眼科医院
王淑雅　山东中医药大学附属眼科医院）

参考文献

[1] Ali Said Y，Vanwynsberghe D，Jacob J.Macular hole formation following intravitreal aflibercept for neovascular age-related macular degeneration[J].Case Rep Ophthalmol，2022，13（1）：247-252.

[2] Kabanarou SA，Xirou T，Mangouritsas G，et al.Full-thickness macular hole formation following anti-VEGF injections for neovascular age-related macular degeneration[J].Clin Interv Aging，2017，12：911-915.

[3] Lee YJ，Kim M.Macular hole formation after intravitreal injection of bevacizumab for diabetic macular edema[J].Korean J Ophthalmol，2019，33（2）：198-199.

[4] Kayaarasi Ozturker Z，Akca Bayar S，Yaman Pinarci E，et al.Atypical macular hole formation after Anti-VEGF therapy for neovascular age-related macular degeneration：Coincidence or consequence[J]? Arch Soc Esp Oftalmol（Engl Ed），2021，96（9）：455-461.

[5] Furukawa R，Matsubara H，Uchiyama E，et al.Case of repeated full-thickness macular hole formations and spontaneous closure following intravitreal bevacizumab treatment for central retinal vein occlusion[J].Case Rep Ophthalmol，2022，13（3）：981-987.

病例44　治疗眼底病用药不佳

例1:

一、病历摘要

患者女性，31岁。

主诉：自幼双眼视力不佳。

诊断：双眼脉络膜新生血管，双眼高度近视。

手术史：患者1个月前于外院行玻璃体腔抗VEGF［雷珠单抗（intravitreal injection of ranibizumab，IVR）］注药术（病例44图1为注药前后OCT）。

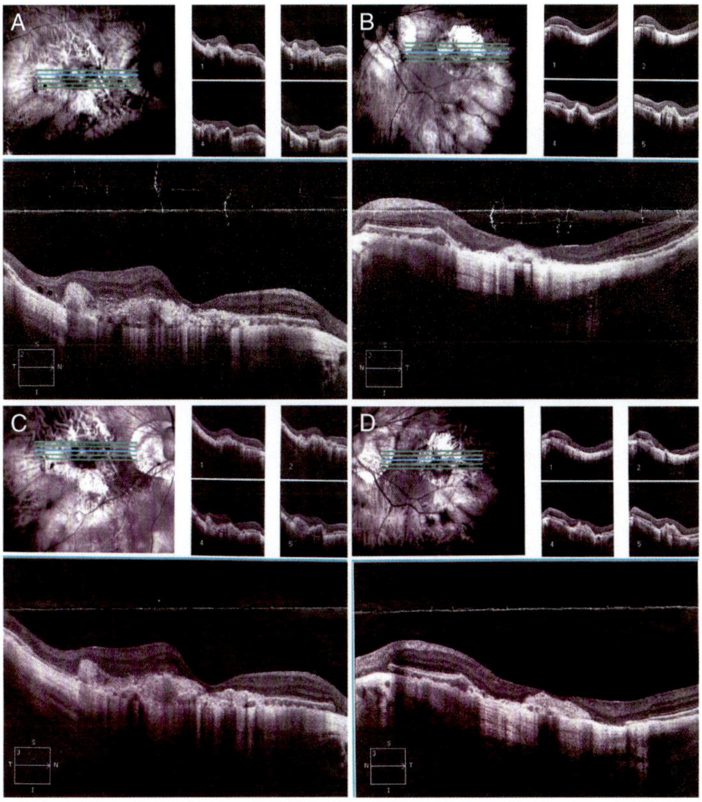

病例44图1　患者外院OCT结果

A、B.术前双眼OCT，后极部脉络膜萎缩，RPE及光感受器内外节连接（IS/OS）层破坏，局部高反射隆起病灶，未见活动性改变；C、D.术后1个月双眼OCT，可见后极部病灶较前无明显变化。

二、诊疗经过

眼部检查，视力：右眼CF/40 cm，左眼0.01；双眼前节检查未见异常，双眼视盘呈椭圆形，颞侧弧形萎缩斑，萎缩累及黄斑区，后极部Fuchs斑，眼底豹纹状改变（病例44图2）。

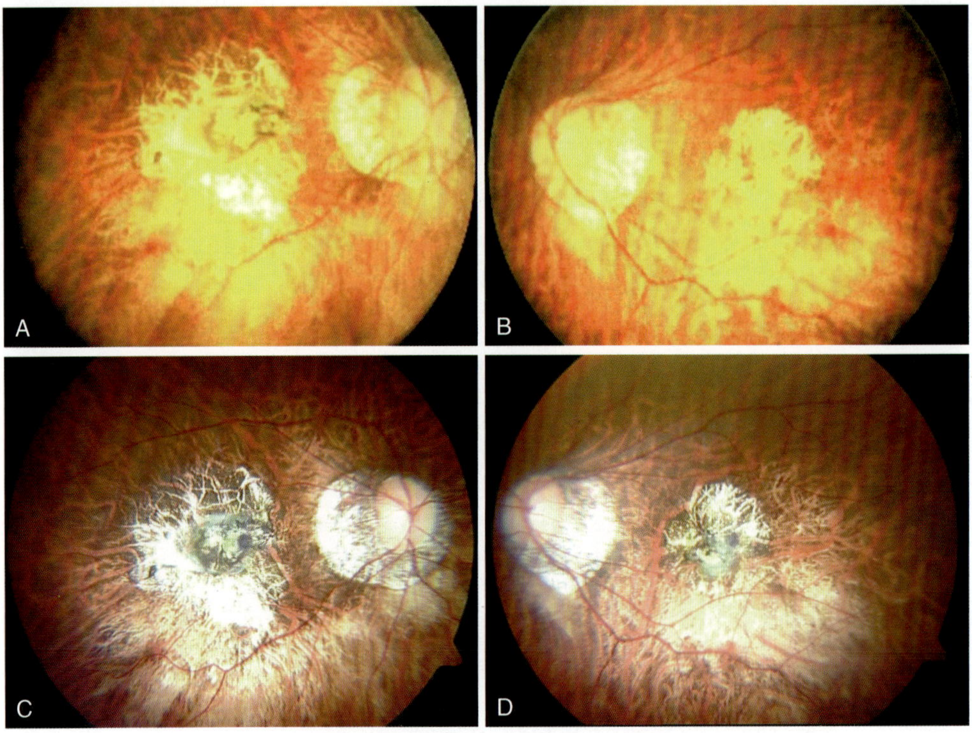

病例44图2　双眼眼底像

A、B.外院术前双眼视盘呈椭圆形，颞侧弧形萎缩斑累及黄斑区，后极部Fuchs斑，眼底呈豹纹状改变；C、D.术后1个月眼底变化较前不明显。

三、诊治沉思

病理性近视（pathological myopia，PM）指高度近视伴眼底病理性改变，PM继发CNV是造成患者视力损失的重要原因之一，预后较差。通过OCT可将近视性脉络膜新生血管（myopic choroidal neovascularization，mCNV）分为活动期、瘢痕期和萎缩期。活动期表现为紧邻RPE层的强反射区域伴视网膜内或视网膜下积液；瘢痕期表现为病灶表面强反射伴下方信号快速衰减；萎缩期则表现为平坦退化病灶和脉络膜视网膜萎缩。对于mCNV的治疗指南目前尚无统一的定论，近些年来的一些临床试验已经表明经玻璃体腔注射抗血管内皮生长因子（anti-VEGF）治疗mCNV的有效性和安全性，但使用anti-

VEGF的具体方案仍有争议。一般来说，使用anti-VEGF的指征是疾病处于活动期，视力下降、出现新的症状、OCT或眼底荧光血管造影（FFA）上出现mCNV活动期征象可以提示疾病处于活动期。以OCT或FFA表现的形态学变化而不是视力损害作为指征辅助指导anti-VEGF治疗，在获得同样的效果的前提下，可以减少所需注射次数，花费更少的代价。

本病例患者通过OCT可见病变处于萎缩期，无活动性改变，给予患者行anti-VEGF药物治疗，治疗前后无视功能改变，但增加了患者的创伤及医疗成本，且存在感染风险。

例2:

一、病历摘要

患者女性，46岁。

主诉：左眼视物模糊10个月，光动力疗法后中央视野缺损。

诊断：左眼中心性浆液性脉络膜视网膜病变。

手术史：患者10个月前外院全剂量维替泊芬光动力疗法。

二、诊疗经过

眼部检查，视力：右眼1.0，左眼CF/BE；双眼前节检查未见异常，眼底：双眼视盘界清色红，血管走行可，左眼黄斑区约1 PD大小瘢痕。OCT示左眼黄斑区RPE层不规则高反射隆起。FFA示左眼黄斑区瘢痕，边界清楚，透见荧光，后期无渗漏（病例44图3）。

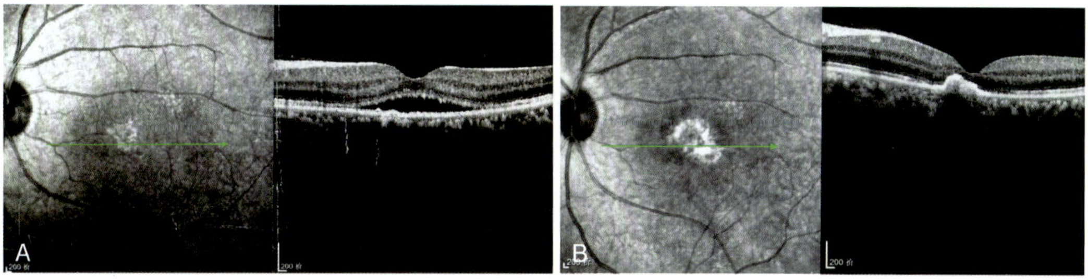

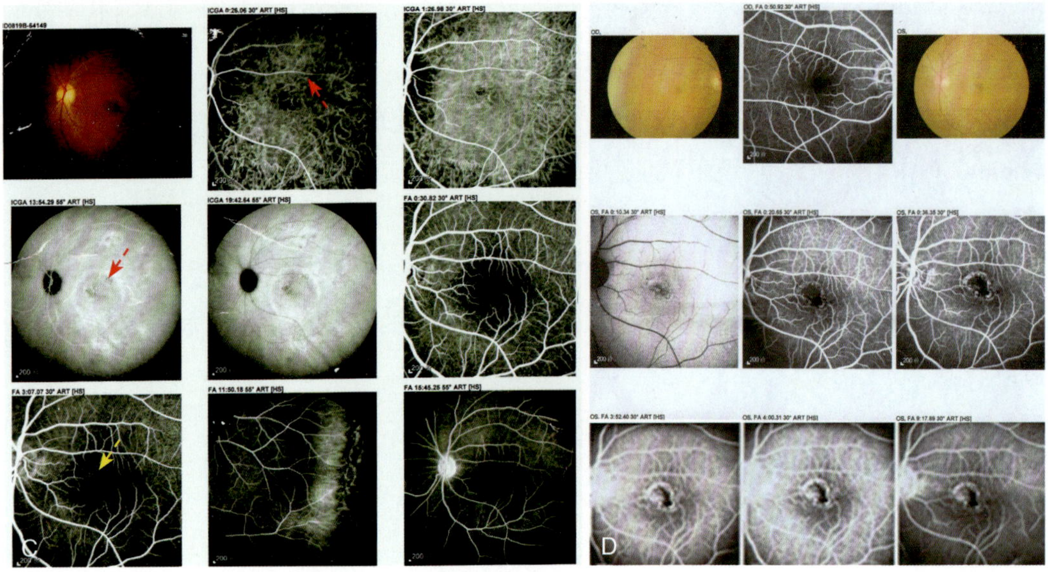

病例44图3　患者双眼OCT及FFA、ICGA

A.患者PDT前左眼OCT示黄斑中心凹处视网膜神经感觉层浆液性脱离，神经感觉层下积液；B.患者PDT后左眼OCT示黄斑区RPE层不规则高反射隆起（提示瘢痕）；C.患者PDT前左眼ICGA早期见黄斑区脉络膜血管异常扩张（红箭头），晚期环状荧光蓄积（红箭头），FFA见黄斑鼻侧一粒透见荧光（黄箭头）；D.患者PDT后FFA示左眼黄斑区瘢痕，边界清楚，透见荧光，后期无渗漏。

三、诊治沉思

中心性浆液性脉络膜视网膜病变（central serous chorioretinopathy，CSC）是后极部视网膜神经上皮层的脱离，伴或不伴色素上皮层脱离，属于临床自限性疾病，有关其是否需要治疗及如何治疗一直存在争议。CSC的视网膜下积液常会在数月内吸收，预后较好，但部分会转化为慢性病程，对于这些慢性或者复发CSC，需要进行治疗以防止色素上皮和光感受器进一步损伤而导致不可逆的视力损害。

CSC目前的治疗方法主要包括传统激光光凝和光动力疗法（photodynamic therapy，PDT）。但在FFA检查所见的中心凹下和旁中心凹渗漏点行激光光凝治疗可导致视力损害、视野中心暗点、对比敏感度下降、继发性脉络膜新生血管等不良反应；同时对于慢性CSC来说，因其FFA上视网膜色素上皮渗漏点表现不明显，使得激光光凝治疗困难。由于CSC患者的脉络膜血管通透性增高，脉络膜组织内流体静水压过高，进而机械性破坏视网膜色素上皮屏障，液体渗漏至黄斑区神经视网膜下引起神经感觉层浆液性脱离，而PDT治疗时由于光敏剂具有选择性滞留于病变新生血管内皮的特性，可有选择性地直接针对扩张的脉络膜血管，治疗光斑可覆盖整个病变区域，不累及周围组织，治疗后可引起暂时性脉络膜血管低灌注和长期脉络膜血管重建，从而降低脉络膜血管充血和血管通透性，因此可在ICGA和FFA共同指导下行PDT。

标准剂量PDT治疗CSC的有效性毋庸置疑，然而也会产生潜在的不良反应，比如RPE萎缩，黄斑缺血甚至继发CNV，视网膜功能暂时性损伤等并发症。本病例患者就是接受了标准剂量PDT治疗，从而导致黄斑处色素上皮萎缩、瘢痕形成，引起永久的视力损害。限制PDT的剂量可以减少并发症，降低脉络膜的通透性，促进视网膜下积液迅速吸收。相比于使用30%剂量维替泊芬的PDT，使用50%剂量PDT治疗急性CSC可以更加有效地解决视网膜下液和荧光渗漏，带来更好的视力预后。另一项对125例慢性CSC患者进行30%、50%剂量维替泊芬或抗VEGF药物治疗的临床研究表明，50%剂量维替泊芬PDT治疗慢性CSC较30%剂量组、抗VEGF药物治疗组有更高的治愈率。

（病例提供者：朱修宇　日内瓦大学　赵培泉
上海交通大学医学院附属新华医院）

参考文献

[1] Zhu Y，Zhang T，Xu G，et al.Anti-vascular endothelial growth factor for choroidal neovascularisation in people with pathological myopia[J].Cochrane Database Syst Rev，2016，12（12）：CD011160.

[2] Teo KY，Ng WY，Lee SY，et al.Management of Myopic choroidal neovascularization：Focus on anti-VEGF therapy[J].Drugs，2016，76（11）：1119-1133.

[3] Wolf S，Sharma T，Wong T，et al.RADIANCE：a randomized controlled study of ranibizumab in patients with choroidal neovascularization secondary to pathologic myopia[J].Ophthalmology，2014，121：682-692.

[4] Zhao M，Zhang F，Chen Y，et al.A 50% vs 30% dose of verteporfin（photodynamic therapy）for acute central serous chorioretinopathy：one-year results of a randomized clinical trial[J].JAMA ophthalmology，2015，133：333-340.

[5] 宋丹，赵明威，金恩钟，等.不同剂量维替泊芬光动力疗法与抗血管内皮生长因子药物治疗慢性中心性浆液性脉络膜视网膜病变疗效对比观察[J].中华眼底病杂志，2015，31（3）：221-225.

第十章

手术适应证不合理，手术入路或沟通不佳

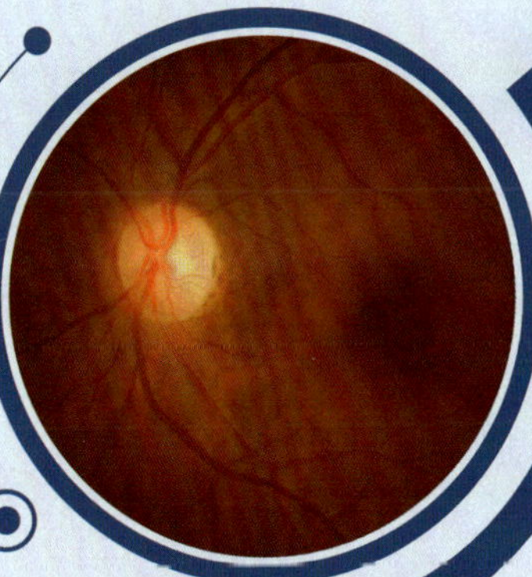

病例45　玻璃体积血伴继发性青光眼术式选择不佳

一、病历摘要

患者男性，57岁。

主诉：左眼红、痛伴视力下降2个月。

诊断：左眼玻璃体积血，左眼继发性青光眼，双眼老年性白内障，糖尿病，高血压。

手术史：患者2个月前于外院行左眼睫状体冷凝手术。

二、诊疗经过

眼部检查，视力：左眼光感，眼压：56.1 mmHg。左眼结膜混合性充血，角膜雾状水肿，晶状体轻混浊，玻璃体血性混浊，眼底窥不入，眼部B超检查示玻璃体弥漫中重度血性混浊（病例45图1）。行左眼玻璃体切除＋白内障超声乳化吸除＋激光光凝＋睫状体光凝术。术后补充诊断：左眼视网膜中央静脉阻塞。术后1个月眼压正常，视网膜平伏（病例45图2）。

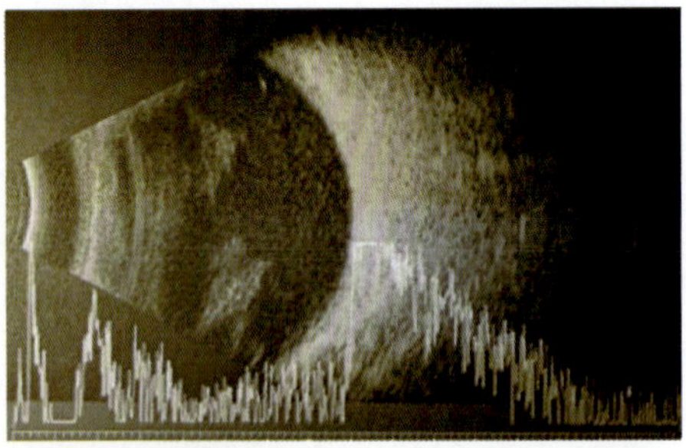

病例45图1　左眼入院眼部B超检查示玻璃体弥漫中重度血性混浊

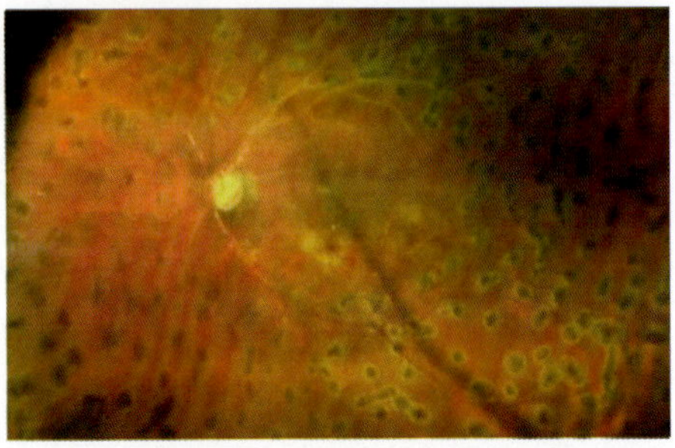

病例45图2　左眼术后1个月欧堡眼底像示后极部视网膜平伏，动脉细，鼻上静脉白线状，全周陈旧激光光凝斑

三、诊治沉思

患者第一次于外院诊断为左眼玻璃体积血继发青光眼，在患者仍有光感且挽救视功能愿望强烈的情况下，又未细究玻璃体积血病因及分析继发性青光眼类型，首选经巩膜睫状体冷凝术，属于术式选择不佳。与患者仔细沟通及查看病历可发现第一次住院期间未告知患者睫状体破坏性手术并发症及预后。青光眼的治疗原则和目标是在患者可接受的情况下尽可能保存患者的视功能及相关生存质量，故对仍有光感的患者的治疗方案选择需审慎考量。

（病例提供者：杨明民　张国明　曾　键　深圳市眼科医院）

参考文献

[1] 周丹，何雷，庞秀琴.玻璃体切除术中直视下睫状体光凝和经巩膜睫状体光凝治疗继发性青光眼的疗效比较[J].眼科，2016，25（5）：330-334.

[2] 孙兴怀.青光眼手术治疗的进展及其选择[J].继续医学教育，2006，20（21）：40-48.

[3] Pastor SA，Singh K，Lee DA，et al.Cyclophotocoagulation：a Report by the american academy of ophthalmology[J].Ophthalmology，2001，108（11）：2130-2138.

[4] European Glaucoma Society.European glaucoma society terminology and guidelines for glaucoma，5th edition[J].Br J Ophthalmol，2021，105（Suppl 1）：1-169.

[5] Quigley HA.21st century glaucoma care[J].Eye（Lond），2019，33（2）：254-260.

病例46　Vogt-小柳原田综合征误诊为急性闭角型青光眼，激光虹膜周切后病情加重

一、病历摘要

患者女性，49岁。

主诉：双眼视力不清8天。

诊断：双眼Vogt-小柳原田综合征。

手术史：患者8天前于外院行双眼周边虹膜激光光凝术。

二、诊疗经过

患者主诉双眼视物模糊，视力下降8天。外院诊断“青光眼”行双眼周边虹膜激光周切治疗，治疗后眼痛、畏光、流泪，视力下降更加严重。

眼部检查，视力：右眼0.05，左眼0.4。眼压：右眼13.7 mmHg，左眼12 mmHg。双眼球结膜轻度充血，角膜透明，前房略浅，房闪（+），双眼鼻下方见有虹膜激光周切口（病例46图1），视盘界欠清，色红，后极部视网膜多湖状隆起，视网膜色素改变，动静脉血管轻度迂曲扩张。FFA示双眼视网膜多湖状高荧光，随时间延长逐渐增强（病例46图2）。OCT示双眼后极部视网膜神经上皮层隆起及层间的水肿（病例46图3）。住院后积极糖皮质激素药物治疗后症状好转，现病情稳定（病例46图4）。

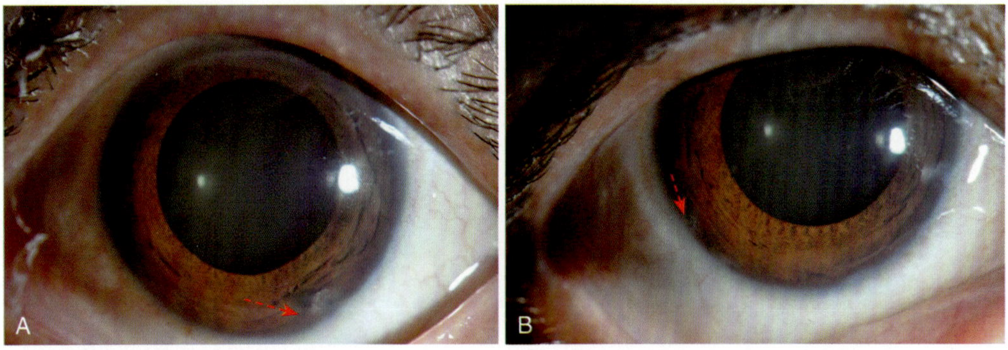

病例46图1　患者入院时双眼眼前节像（此时已用散瞳剂，红箭头为虹膜周切口）

A.右眼；B.左眼。

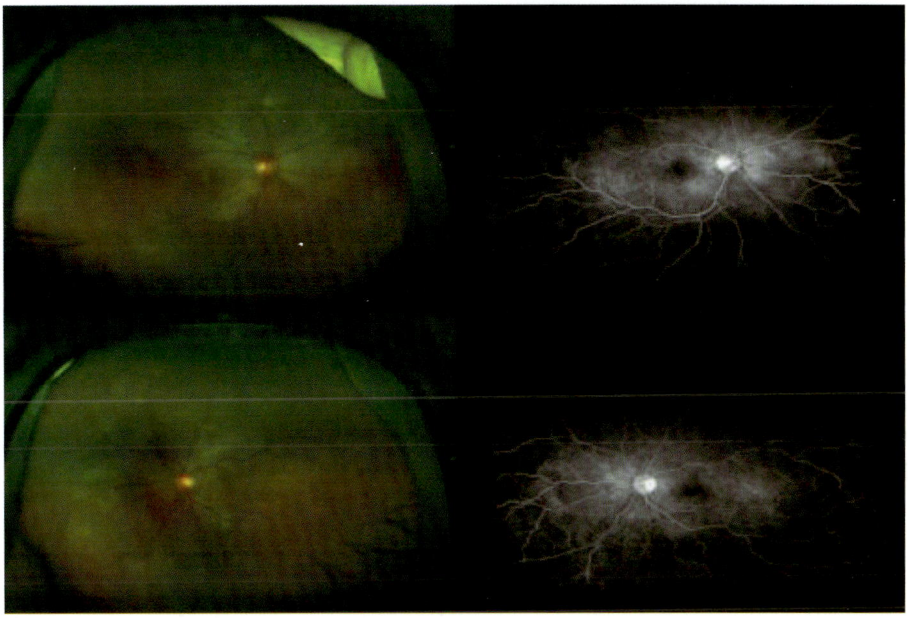

病例46图2　患者入院时双眼欧堡眼底像及FFA

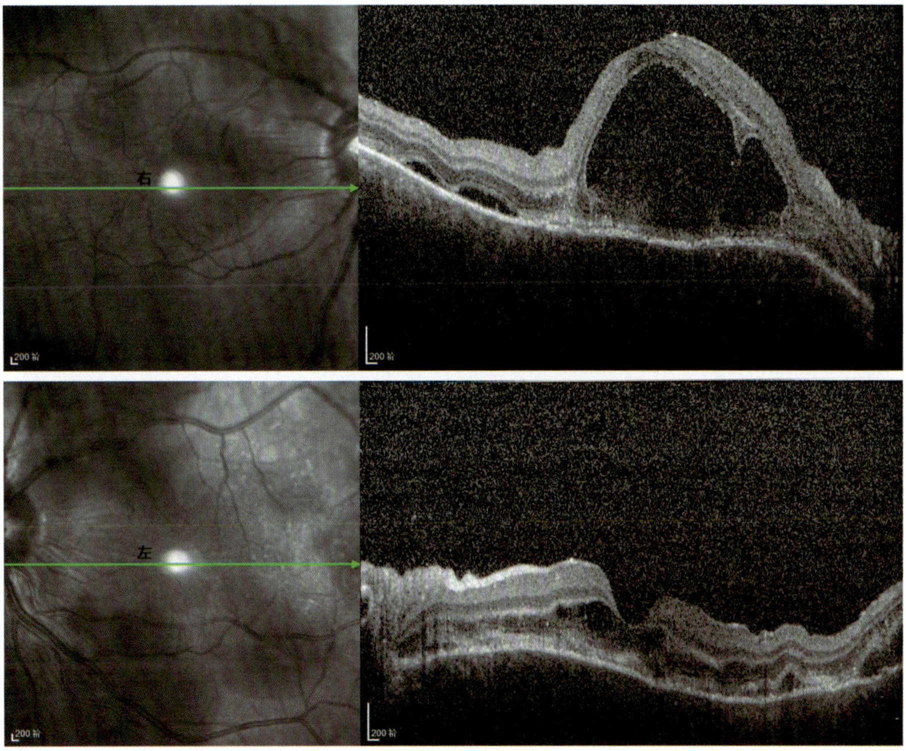

病例46图3　患者入院时双眼OCT示双眼后极部视网膜神经上皮层脱离及层间水肿

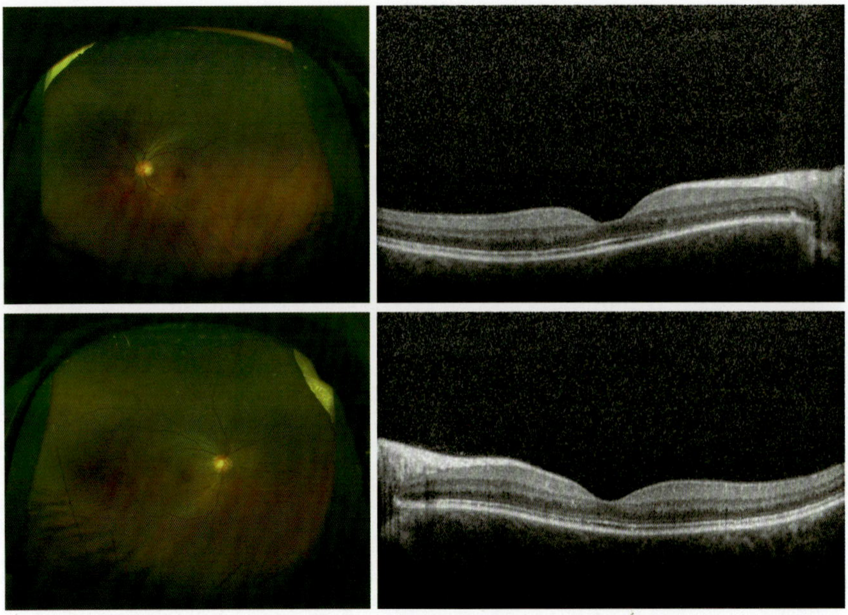

病例46图4　治疗3个月后的双眼欧堡眼底像及OCT图像

三、诊治沉思

本患者第一次就医时就诊医师未进行详细眼底检查，发现双眼前房变浅即给予了虹膜激光周切治疗，而延误了治疗时机，并导致了患者症状进一步加重。少数Vogt-小柳原田综合征患者在葡萄膜炎初发时，可表现为急性眼压升高，出现眼红、眼痛、头痛、角膜雾状混浊、前房变浅等急性闭角型青光眼的表现，可能被误诊为急性闭角型青光眼。推测睫状体的急性炎症水肿导致晶状体虹膜隔前移，从而导致房角关闭而引起。两者鉴别的要点为：Voge-小柳原田综合征患者发病前往往有前驱期表现，如头痛、颈项强直、耳鸣、听力下降等，除有前房闪辉外，尚可有前房细胞，不会出现瞳孔竖椭圆形扩大，眼底可见脉络膜炎、脉络膜视网膜炎、视盘血管炎等眼底改变，对降眼压药物治疗反应差，对糖皮质激素全身性治疗敏感，根据这些特点可将两者鉴别出来。由于此种眼压升高对降眼压药物和缩瞳药物反应极差，医生可能对此类患者进行抗青光眼手术治疗，而此种手术治疗往往会导致不良后果。针对双眼同时出现视物模糊的患者，且眼部有炎症反应时，要首先考虑葡萄膜炎相关疾病。

（病例提供者：张洪涛　滨州沪滨爱尔眼科医院）

参考文献

[1] 中华医学会眼科学分会眼免疫学组，中国医师协会眼科医师分会葡萄膜炎与免疫学组，中国福格特-小柳-原田综合征临床诊疗专家共识（2023年）[J].中华眼科杂志，2023，59（7）：518-525.

[2] 黄果，杨培增.Vogt-小柳原田综合征的治疗进展[J].国际眼科杂志，2017，17（6）：1082-1086.

[3] Atiqah Nur，Hasan；Mushawiahti，Mustapha；Haslina Abdul Halim Wan，Wan.Vogt-Koyanagi-Harada disease：The clinical spectrum and management of case series in a tertiary eye centre in northern part of malaysia[J].Czech & Slovak Ophtalmology，2024，80（3）：140-144.

[4] 张芷冰，陈博.Vogt-Koyanagi-Harada综合征自身免疫反应机制的研究进展[J].中华眼底病杂志，2024，40（6）：485-490.

[5] Liang R，Geng J，Jiang H，et al.Optical coherence tomography angiography in Vogt-Koyanagi-Harada patients：A systematic review and meta-analysis[J].Current eye research，2024，49（9）：895-904.

病例47　黄斑裂孔手术方式选择不佳导致视功能恢复不良

一、病历摘要

患者女性，51岁。

主诉：右眼视物模糊半年，左眼视物模糊1周。

诊断：双眼特发性黄斑裂孔。

手术史：患者半年前于外院行右眼玻璃体切除＋黄斑前膜剥离＋C3F8注入术。

二、诊疗经过

眼部检查，视力：右眼0.02，左眼0.2。双眼晶状体混浊，视盘界清色淡红，视网膜平伏，黄斑区中心凹分别见约2/3 PD、1/4 PD大小圆形裂孔（病例47图1）。OCT示双眼视网膜下见低反射囊腔（病例47图2），提示右眼裂孔大小为967 μm、左眼裂孔大小为253 μm。

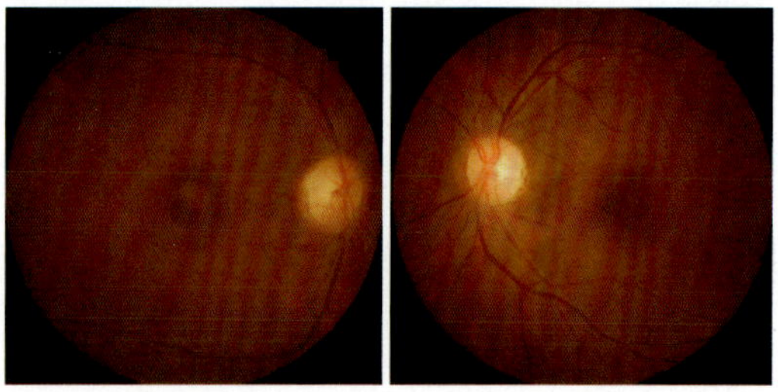

病例47图1　患者术前的眼底像

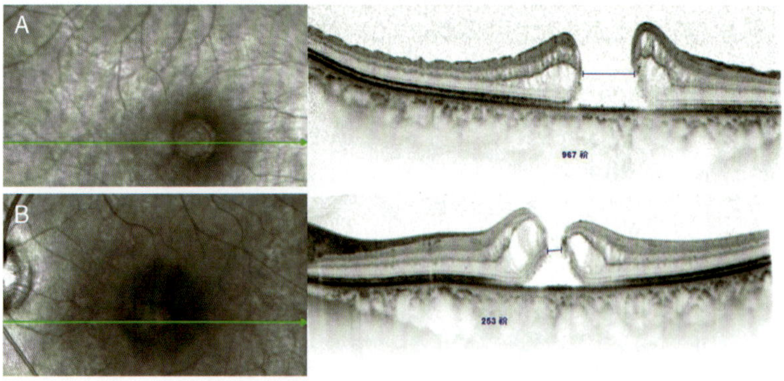

病例47图2　患者术前的黄斑OCT

A.右眼；B.左眼。

入院后行右眼白内障超声乳化吸除＋人工晶状体植入＋玻璃体切除术＋剥膜（视网膜前膜、内界膜）＋C3F8注入术。

间隔1个月行左眼玻璃体切除术＋白内障超声乳化吸除＋人工晶状体植入＋剥膜（黄斑前膜、内界膜）＋C3F8注入术。

患者术后1个月复查时视力：右眼0.04，左眼0.3；OCT示黄斑裂孔闭合（病例47图3）。

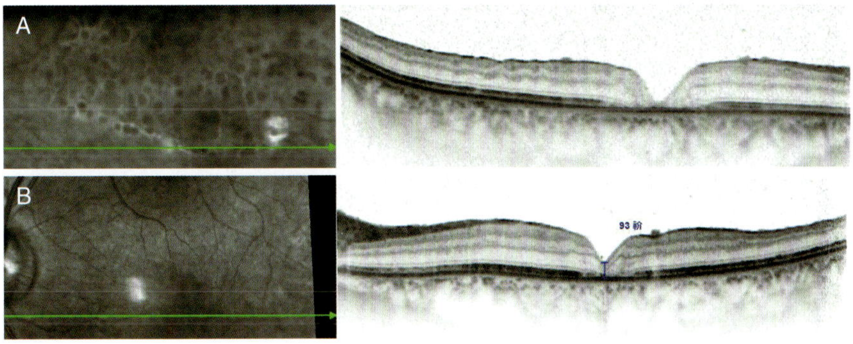

病例47图3　患者术后1个月的黄斑OCT

A.右眼；B.左眼。

术后3个月时视力恢复至：右眼0.1，左眼0.4（病例47图4）。

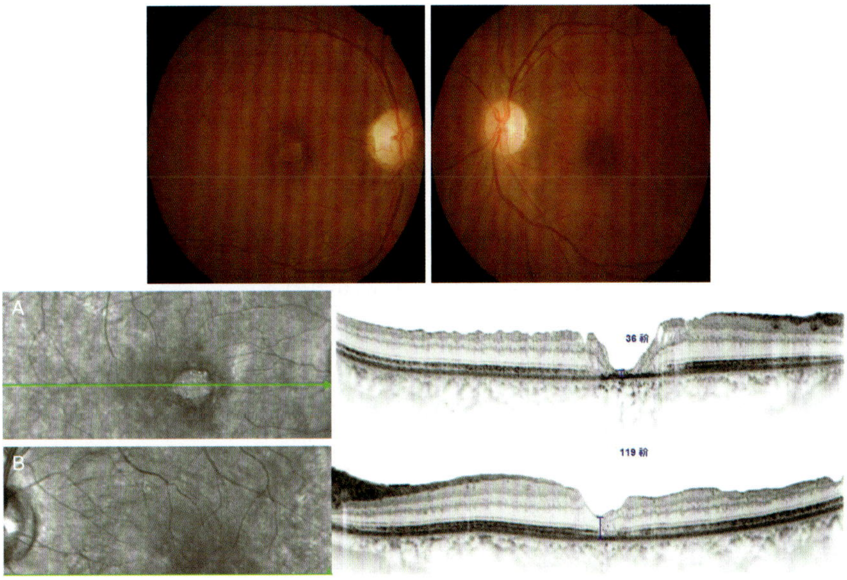

病例47图4　患者术后3个月的眼底像和黄斑OCT

A.右眼OCT；B.左眼OCT。

半年后患者的右眼视力维持在0.1，左眼裸眼视力恢复至0.7（病例47图5）。

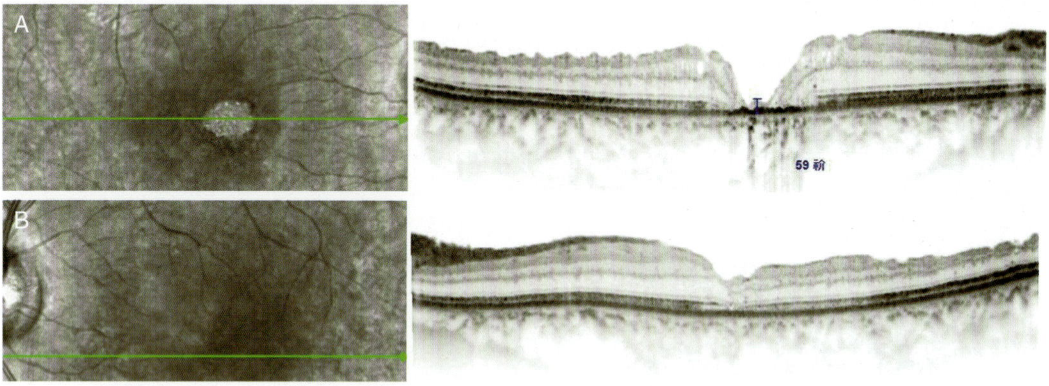

病例47图5　患者术后半年的眼底像和黄斑OCT

A：右眼OCT，B：左眼OCT。

三、诊治沉思

特发性黄斑裂孔指黄斑中心凹全层组织裂开或缺损，是玻璃体视网膜疾病中造成严重视力下降的疾病之一，其发病率为0.2‰～3.3‰，且好发于60～70岁的人群。1991年，Kelly和Wendel首次报道了玻璃体切除联合空气眼内填充治疗特发性黄斑裂孔并取得了58%的成功率。随后，一些长效气体如SF6（六氟化硫）、C2F6（六氟乙烷）、C3F8（全氟丙烷）等也应用于眼内填充，使特发性黄斑裂孔的成功率提高到90%以上，玻璃体切除联合内界膜剥除、术后长效气体眼内填充，通过解除黄斑中心凹处玻璃体视网膜的牵拉，通过眼内填充物展平黄斑孔边缘和使其重新复位，促进了黄斑孔解剖愈合并提高其视觉功能，迅速成为特发性黄斑裂孔的主流手术方式并延续至今。然而对于大直径黄斑裂孔、高度近视性黄斑裂孔，裂孔未愈、裂孔复发等均为较常见的术后并发症，尤其是存在病理性近视或直径大于500μm的黄斑裂孔的愈合率甚至低至50%～63%。因此全球学者针对这类难治性黄斑裂孔不断探索新的手术方式及优化，以提高裂孔的闭合率并改善患者的视力预后，如内界膜翻转遮盖、内界膜填塞、内界膜移植、自体视网膜移植、晶状体囊膜移植、羊膜移植等技术，以及粘弹剂辅助、自体血辅助等方法。患者在外院接受右眼首次手术时，诊断为“右眼特发性黄斑裂孔”，予行右眼玻璃体切除＋黄斑前膜剥离＋C3F8注入术，但在术后不到半年即出现黄斑裂孔复发，而且裂孔达967μm，推测术前裂孔应该也不小，在首次手术时不应单纯PPV联合黄斑前膜剥除。本病例患者的右眼为黄斑裂孔复发手术，虽然实施了内界膜的翻转遮盖，但最终中心凹处仅残留部分菲薄的视网膜组织，视力也只能恢复至0.1；而左眼在实施手术之后不仅实现了解剖上的裂孔闭合，术后视力也最终稳定在0.7左右，基本可以保证日常生活无碍。黄斑区作为最重要的视功能区域，结构与功能的变化对视力存在显著影响，因此，合适的手术方案对于患者的视力预后及生活质量至关重要。

（病例提供者：陈　豪　温州医科大学附属眼视光医院
宋宗明　河南省人民医院/河南省立眼科医院）

参考文献

[1] Quiroz-Reyes MA，Quiroz-Gonzalez EA，Quiroz-Gonzalez MA，et al.Effect of internal limiting membrane surgical techniques on the idiopathic and refractory management of macular holes：a systematic review and meta-analysis[J].Int J Retina Vitreous，2024，10（1）：44.

[2] Steel DH，Madi HA，Masri I.Optimal management of idiopathic macular holes[J].Clinical Ophthalmology，2016，10（1）：97.

[3] Yamashita T，Yamashita T，Shirasawa M，et al.Best surgical technique and outcomes for large macular holes：retrospective multicentre study in Japan[J].Acta Ophthalmol，2018，96（8）：904-910.

[4] Song Z，Li M，Liu J，et al.Viscoat assisted inverted internal limiting membrane flap technique for large macular holes associated with high myopia[J].Journal of ophthalmology，2016，2016：8283062.

[5] Chen H，Lin W，Tang Y，et al.The long-term follow-up of autologous blood clot-assisted lyophilized human amniotic membrane covering treatment unclosed macular hole[J].Retina，2023，43（8）：1340-1347.

病例48　增生型糖尿病视网膜病变处理不佳

例1:

一、病历摘要

患者女性，55岁。

主诉：左眼视力下降2年余，加重9天。

诊断：左眼玻璃体积血，左眼牵拉性视网膜脱离，双眼糖尿病视网膜病变，双眼人工晶状体眼，右眼玻璃体切除术后，糖尿病。

手术史：患者2年前外院行左眼白内障超声乳化吸除＋人工晶状体植入术；右眼白内障超声乳化吸除＋玻璃体切除＋人工晶状体植入＋C3F8注入术。

二、诊疗经过

患者2年前因左眼视力下降至我院就诊，眼底检查示左眼玻璃体腔白色增生条索，隐见眼底出血；左眼B超检查示球壁前见细带状回声，局限牵拉性视网膜脱离不排除；左眼OCT检查示后极部视网膜尚平，视盘上方有增生机化膜牵引，局部视网膜轻隆，建议入院行左眼白内障超声乳化吸除＋玻璃体切除术，患者拒绝。后外院就诊行单纯左眼白内障超声乳化吸除＋人工晶状体植入术。

眼部检查，视力：右眼0.25，左眼HM/BE。右眼IOL在位，左眼晶状体囊袋轻度收缩，IOL在位。眼底：右眼周边视网膜可见大量陈旧激光光凝斑，黄斑中心凹反光未见；左眼视盘边界不清，色红，视网膜前见片状白色纤维增生膜，余窥不清（病例48图1）。

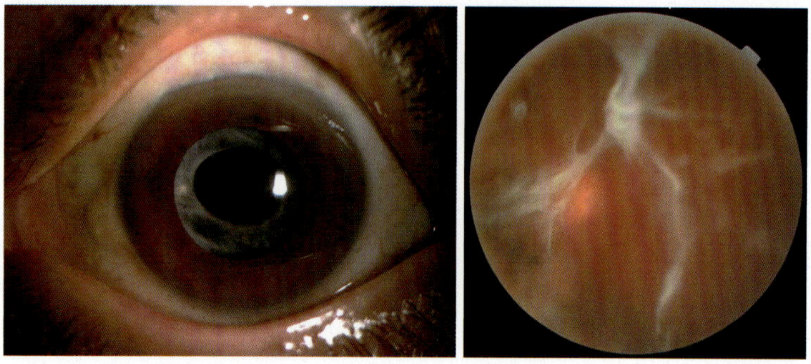

病例48图1　左眼晶状体囊袋轻度收缩，眼底视网膜前见片状白色纤维增生膜

双眼B超示右眼玻璃体腔少量点状混浊；左眼玻璃体腔内见条带状回声与视乳头及周边球壁粘连，考虑为增生机化膜，颞侧周边局限性牵拉性视网膜脱离，玻璃体积血（病例48图2）。于我院行左眼玻璃体切除＋剥膜＋激光光凝＋C3F8注入术。

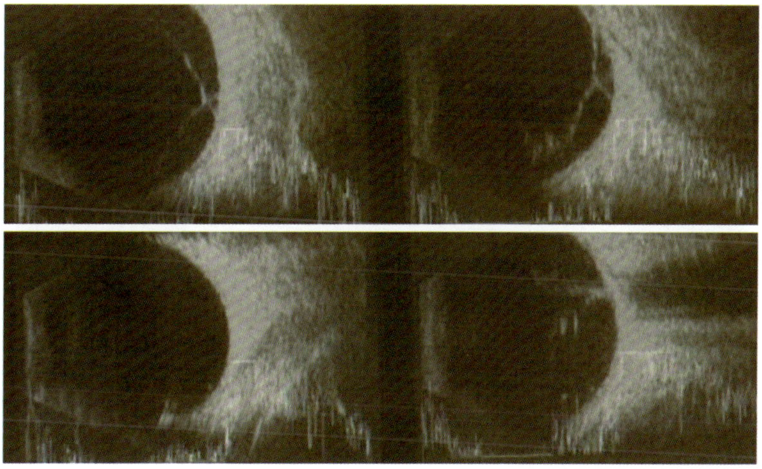

病例48图2　双眼B超右眼玻璃体腔少量点状混浊，左眼颞侧周边局部牵拉性视网膜脱离

三、诊治沉思

患者在未全面检查、明确诊断的情况下，外院仅针对晶状体混浊予以左眼白内障超声乳化吸除＋人工晶状体植入术，未仔细检查患者眼底病变，手术方式选择不佳。仅单纯解决白内障问题而不处理眼底病变，无法有效改善患者术后视功能。

（病例提供者：梁庭溢　赵培泉　上海交通大学医学院附属新华医院）

参考文献

[1] 许迅.糖尿病视网膜病变的早期防治[J].中华眼科杂志，2008，44（1）：9-11.

[2] 姚克.复杂病例白内障手术学[M].北京：北京科学技术出版社，2003：86-88.

[3] Reifler DM.Neovascular glaucoma after intracapsular and extracapsular cataract extraction in diabetic patients[J].American Journal of Ophthalmology，1985，100（5）：386-388.

[4] Patel JI，Hykin PG，Cree IA.Diabetic cataract removal：postoperative progression of maculopathy-growth factor and clinical analysis[J].BRIT J OPHTHALMOL，2006，90（6）：697-701.

[5] 黎晓新.玻璃体视网膜手术学[M].北京：人民卫生出版社，2000：243-248.

病例49　眼内填充物选择不佳

一、病历摘要

患者男性，47岁。

主诉：右眼视力下降半年。

诊断：右眼硅油眼，右眼并发性白内障，右眼玻璃体切除术后，糖尿病。

手术史：患者半年前于外院行右眼玻璃体切除＋硅油注入术。

二、诊疗经过

患者术前外院眼部检查，视力：右眼0.4；术前右眼眼底像及造影（病例49图1 A、病例49图1 B）：右眼视盘界清色红，鼻上方1：00位可见一马蹄形裂孔，周边视网膜隆起，未累及黄斑区。

我院眼部检查，视力：右眼0.5，左眼0.8。右眼前房内可见硅油乳化小滴，晶状体混浊，玻璃体腔硅油填充，右眼鼻上方视网膜裂孔区可见陈旧性激光光凝斑，视盘上方可见片状增生膜（病例49图1 C、病例49图1 D）。

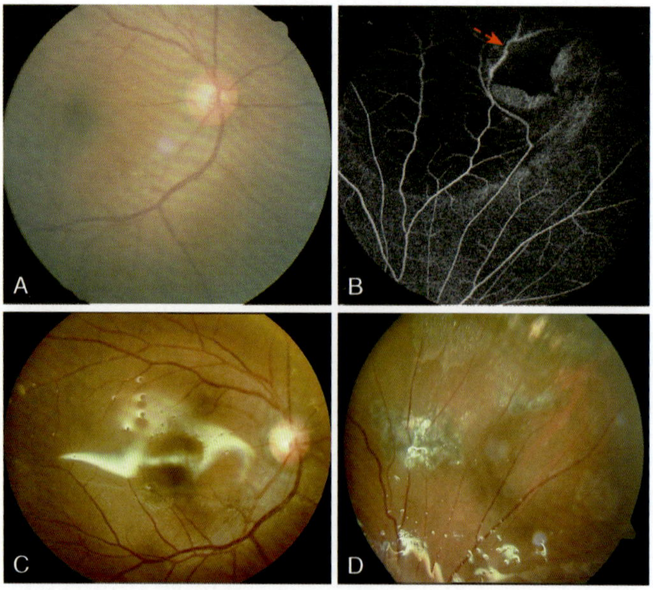

病例49图1　患者术前和术后所见

A.患者术前右眼眼底像；B.患者术前造影红箭头示为鼻上方马蹄形裂孔，周边视网膜隆起；C、D.术后半年眼底像见玻璃体腔硅油填充及陈旧性激光光凝斑。

三、诊治沉思

患者为中年男性，有糖尿病史，但术前右眼的眼底像及眼底荧光血管造影检查示无增生性玻璃体视网膜病变或糖尿病性视网膜病变，且视网膜裂孔范围局限，属于简单型孔源性视网膜脱离。在玻璃体切除术后使用硅油填充玻璃体腔不符合其适应证，反而增加患者的经济负担及硅油填充并发症的风险，此病例完全可采用首选外路术式解决。

（病例提供者：朱修宇　日内瓦大学　赵培泉　上海交通大学医学院附属新华医院）

参考文献

[1] 吕林.玻璃体手术[M]//葛坚.眼科手术学（第3版）.北京：人民卫生出版社，2013：427–482.

[2] Lv L.Vitreous surgery[M]//Ge J.Ophthalmic Surgery.3nd ed.Beijing：People’s Medical Publishing House，2013：427–482.

[3] Miller JB，Papakostas TD，Vavvas DG，et al.Complications of emulsified silicone oil after retinal detachment repair[J].Semin Ophthalmol，2014，29（5–6）：312–318.

[4] Dresp JH，Menz DH.Preparation and processing of vitreoretinal instrumentation and equipment as a risk factor for silicone oil emulsification[J].Retina，2004，24（1）：110–115.

[5] Toklu Y，Cakmak HB，Ergun SB，et al.Time course of silicone oil emulsification[J].Retina，2012，32（10）：2039–2044.

病例50　青光眼阀门管植入术后未眼球按摩

一、病历摘要

患者男性，54岁。

主诉：双眼视力下降2年余。

诊断：右眼青光眼阀门管植入术后，右眼玻璃体切除术后，双眼增生性糖尿病视网膜病变，双眼玻璃体腔注药术后，2型糖尿病。

手术史：患者2年前行右眼白内障超声乳化吸除＋玻璃体切除＋硅油注入术；半年后右眼硅油取出＋玻璃体切除＋C3F8注入术；3个月后右眼行房水引流阀植入术＋玻璃体腔抗VEGF注药术；1个月前行左眼玻璃体腔抗VEGF注药术、左眼全视网膜激光光凝术。

二、诊疗过程

眼部检查，视力：右眼手动/眼前，左眼0.25。眼压：右眼41 mmHg，左眼15 mmHg。右眼角膜轻度水肿，球结膜混合型充血，可见结膜下引流阀，其周见纤维化改变，前房深，瞳孔圆，对光反射存在，虹膜表面大量新生血管，下方虹膜根切口可见，晶状体缺如；眼底：视盘色苍白，C/D近1.0，视网膜见大量陈旧激光光凝斑；左眼视盘色泽偏淡，C/D约0.3，玻璃体腔见陈旧性出血机化条索，视网膜见激光光凝斑（病例50图1）。

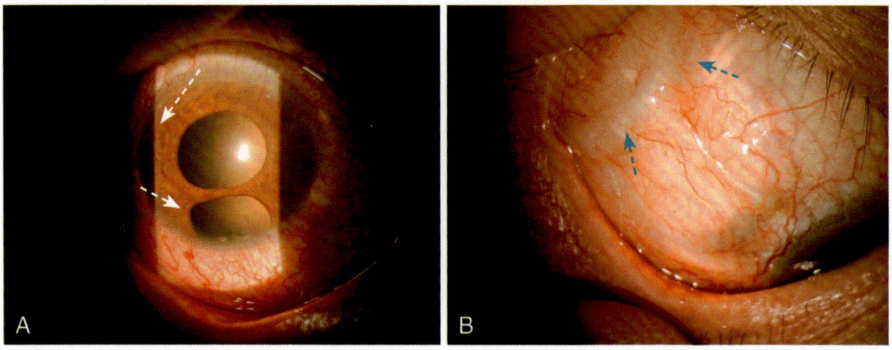

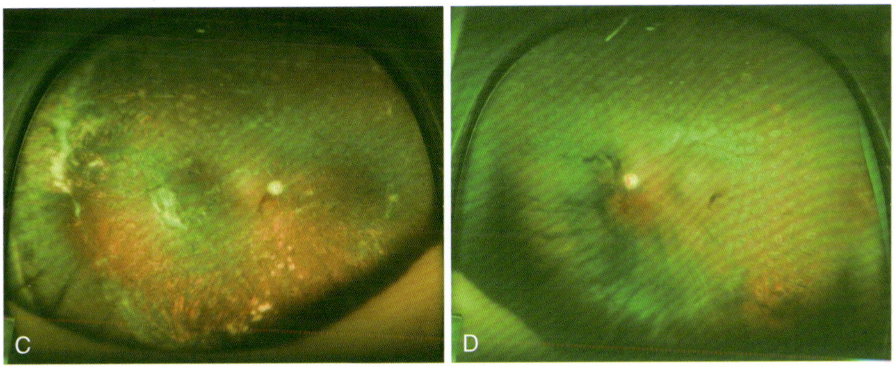

病例50图1　房水引流阀植入术后2个月复诊

A.右眼前节像示虹膜表面大量新生血管（白箭头）；B.房水引流阀盘周见纤维化改变（蓝箭头）；C.右眼欧堡眼底像示视盘色苍白，C/D近1.0，大量陈旧激光光凝斑；D.左眼欧堡眼底像示视盘色淡，玻璃体腔见陈旧性出血机化条索，激光光凝斑。

三、诊治沉思

患者2型糖尿病病史10年余，双眼视力下降2年余。在当地医院眼科就诊时，未行FFA检查了解视网膜的缺氧损害程度，导致错过最佳治疗时间，后期发展为右眼新生血管性青光眼（NVG），眼压升高，视盘苍白，视力无法挽回。该患者由于继发新生血管性青光眼行房水引流阀植入术。术后患者并未被告知要自行按摩眼球以协助房水流出，控制眼压，使患者术后眼压控制不佳，视神经受到进一步不可逆的损伤，视力下降至眼前手动。

对于继发于糖尿病的新生血管性青光眼，除术中应用丝裂霉素C及曲安奈德等抗代谢及抗炎药物以外，房水引流阀植入术后定期随访过程中监测眼压，眼压超过13～14 mmHg就可按摩，嘱患者自行按压眼球，如果阀门在上方，可以让患者向上看，把拇指放在下眼睑，向上向内按压。如果阀门在下方，可以让患者向下看，两个示指放在上眼睑，向下向内按压，力度适中，每次按压0.5分钟以上，每天至少3次。这一操作简单易懂，患者容易掌握，并且可以有效增加房水从眼内的流出量，明显降低术后盘周纤维化及纤维包裹的发生率。其机制可能是按压眼球可以提高房水的流通性，减少炎症介质的滞留，从而减低术后盘周纤维化及纤维包裹的发生率，提高引流阀的降压效果。

（病例提供者：陈春丽　首都医科大学附属北京同仁医院

赵培泉　上海交通大学医学院附属新华医院）

参考文献

[1] 陈虹，张舒心，刘磊，等.Ahmed青光眼阀植入术的中远期疗效评价[J].中华眼科杂志，2005，41（9）：796-802.

[2] Hwang JM，Kee C.The effect of surface area expansion with pericardial membrane（preclude）in Ahmed glaucoma valve implant surgery[J].J Glaucoma，2004，13（4）：335-339.

[3] Morad Y，Donaldson CE，Kim YM，et al.The ahmed drainage implant in the treatment of pediatric glaucoma[J].Am J Ophthalmol，2003，135（6）：821-829.

[4] Lai JS，Pooh AS，Chua JK，et al.Efficacy and safety of the ahmed glaucoma valve implant in chinese eyes with complicated glaucoma[J].Br J Ophthalmol，2000，84（7）：718-721.

[5] 林炎福，徐格致，王文吉，等.Ahmed青光眼阀治疗难治性青光眼的作用和现状[J].国际眼科杂志，2005，5（5）：994-998.

病例51　随诊时间间隔过长

一、病历摘要

患者男性，33岁。

主诉：左眼被刀砍伤后视物模糊10天。

诊断：左眼脉络膜脱离型视网膜脱离，左眼球破裂伤缝合术后，左眼前房出血，左眼外伤性白内障，左眼玻璃体积血。

手术史：患者10天前外院行左眼眼球清创缝合术及眼睑裂伤缝合术。

二、诊疗经过

眼部检查，视力：右眼1.0，左眼光感。眼压：右眼15 mmHg，左眼Tn。左眼球结膜混合性充血，角膜上皮大片缺损，瞳孔区见机化增生膜，玻璃体积血，眼内窥不见。B超提示左眼全视网膜脱离，脉络膜脱离，大量玻璃体积血。行左眼晶状体切除＋玻璃体切除＋激光光凝＋硅油注入术，7个月后行左眼硅油取出＋玻璃体切除＋C3F8注入术。

术后第一次随访时左眼角膜基质轻度水肿，前房深，视网膜平伏。处理措施为继续应用角膜营养剂及局部抗炎眼药水，密切随访。

2个月后随访时裂隙灯检查示角膜水肿情况较上次未见明显变化，眼底视网膜情况稳定，继续原用药方案，并嘱托患者1个月后复查。然而，患者未严格遵照医嘱，术后6个月复诊时发现左眼角膜失代偿，前房消失，眼内窥不见（病例51图1）。

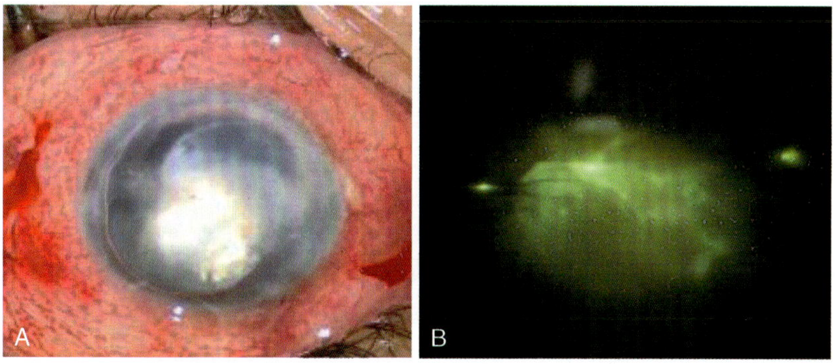

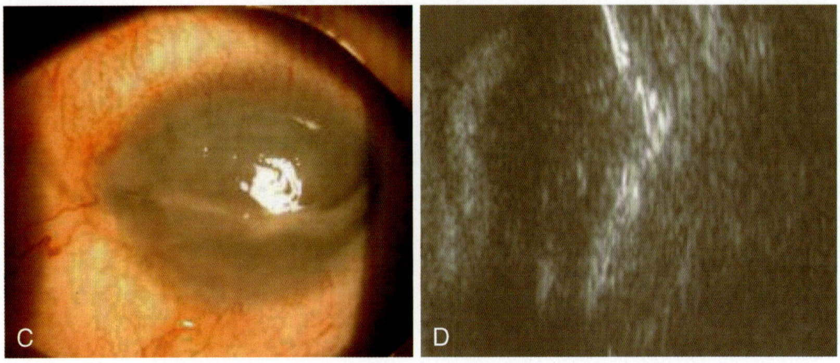

病例51图1　我院左眼第二次术中及末次随诊所见

A.第二次术中角膜水肿；B.第二次术中见眼底玻璃体混浊，视网膜脱离；C.末次随访角膜基质水肿，前房消失，眼底不见；D.B超提示视网膜脱离，眼球萎缩。

三、诊治沉思

这个案例凸显了在临床工作中细致到位的医患沟通的重要性。作为临床医生，尤其是有经验的临床医生，对疾病的发生、发展以及预后都有较为明确的认识。但是对于患者，有时并不清楚自己病情的严重性以及不严格遵照医嘱可能带来的严重后果。本例患者由于外伤造成角膜上皮大片缺损，加之多次手术造成对角膜内皮细胞的干扰，这些因素的存在均易导致后期角膜失代偿。在随访期间，由于患者未能严格遵照医嘱复诊，末次复诊时角膜失代偿，前房消失，复发性视网膜脱离，错过了最佳补救治疗时机，使医生丧失了挽救眼球的最后机会。

其实，除本案例中随访时间的问题，在与患者沟通交流过程中还有很多方面容易忽视，比如关于玻璃体切除术后的体位保持，惰性气体填充术后的海拔要求，治疗过程中药物应用的具体方法等。这些细节问题往往决定了临床治疗的成败。因此，临床医生除了做好精准的诊疗工作，同时也要做好细致到位的医患沟通，让患者清晰了解自己的病情、预后以及如何配合医生的治疗，增加患者的依从性，最大限度改善患者的预后。

（病例提供者：陈春丽　首都医科大学附属北京同仁医院
赵培泉　上海交通大学医学院附属新华医院）

参考文献

[1] Razo-blan CO，Hernández DM，Lima-Gómez V.Sources of error in the use of a system for classifying mechanical injuries of the eye[J].Cir Cir，2010，78（5）：381-386.

[2] Lieb DF, Scott IU, Flynn HW Jr, et al.Open globe injuries with positive intraocular cultures: factors infuencing final visual acuity outcomes[J].Ophtbalmology , 2003, 110（8）: 1560–1566.

[3] Xiao–Yi Liu, Lei Li, Jia–Qi Yao, et al.Osteopontin expression in vitreous and proliferative retinal membranes of patients with proliferative vitreous retinopathy[J].International Journal of Ophthalmology（English edition）, 2011, 4（4）: 406–409.

[4] G Me Gwin Jr.C Owsley Incidence of emergency department treated eye injury in the United States[J].Arch Ophthalmol, 2005, 123（5）: 662–666.

[5] Guly CM, Guly HR, Bouamra O, et al.Ocular injuries in patients with major trauma[J]. Emerg Med J, 2006, 23（12）: 915–917.

病例52　犬弓蛔虫病手术入路选择不佳

一、病历摘要

患儿男性，8岁。

主诉：左眼牵引性视网膜脱离术后半年。

诊断：左眼犬弓蛔虫病，左眼玻璃体切除术后。

手术史：患儿半年前于外院行左眼玻璃体切除＋剥膜术；3个月后行左眼晶状体切除＋玻璃体切除＋剥膜＋视网膜切开＋重水＋硅油注入术。

二、诊疗经过

眼部检查，视力：右眼0.6，左眼LP。左眼角膜中央带状变性，前房深，前房内少量硅油滴，瞳孔区机化收缩呈针尖状，余窥不见。回顾患儿于外院术前B超（病例52图1），玻璃体腔内呈树枝状回声，提示玻璃体腔机化，炎症可能，视盘颞侧牵引性视网膜脱离。

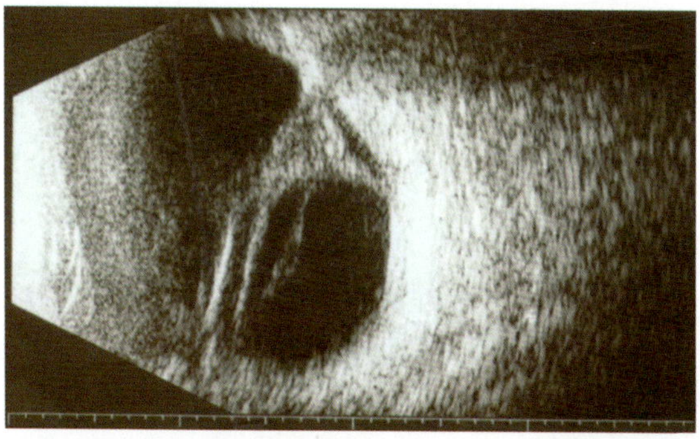

病例52图1　患儿术前左眼B超：玻璃体腔树枝状回声，视盘颞侧局限牵引性视网膜脱离

回顾病史，外院首次术中取出少量眼内机化组织送病理示：退变的纤维组织，提示慢性炎症。实验室检查结果示：抗犬弓蛔虫抗体IgG为78.94（＞11为阳性），因患儿欠合作未能抽取左眼房水。末次随访查体，视力：右眼0.8，左眼无光感。左眼角膜中央带状变性，瞳孔区针尖状，前房深，眼内不见（病例52图2）。原则上不取硅油。

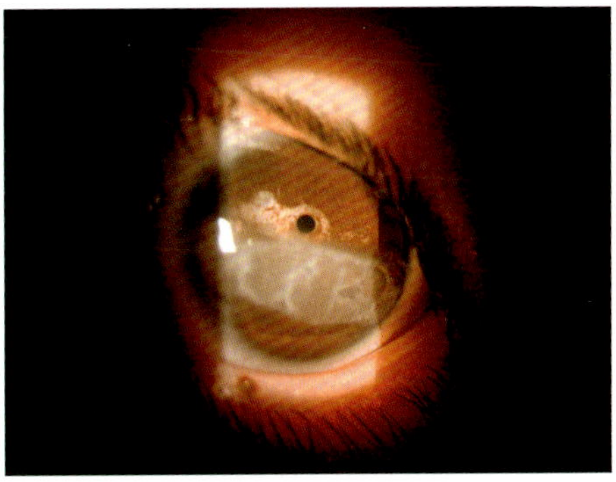

病例52图2　末次随访眼前节照相示左眼角膜中央带状变性，瞳孔区针尖状，前房深，眼内不见

三、诊治沉思

1．诊断沉思　患儿于外院首诊时，表现为左眼牵引性视网膜脱离，左眼B超示树枝状条带回声，提示玻璃体炎症机化，此类呈现为树枝状回声条带的B超形态为眼犬弓蛔虫病的典型表现（病例52图3）。结合患儿年龄、眼部临床表现，首诊医生未将犬弓蛔虫病纳入考虑范围内，未予以抽血、抽房水检测抗犬弓蛔虫抗体。

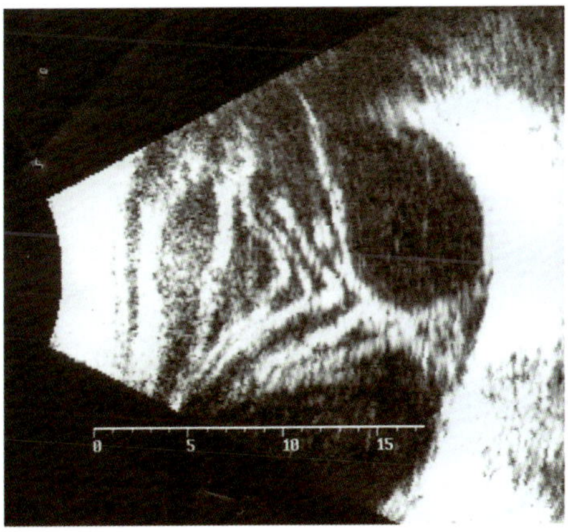

病例52图3　左眼B超示：玻璃体腔树枝状带状回声与后极部相连，局限牵拉性视网膜脱离

2．治疗沉思　眼犬弓蛔虫病需依据患者眼部炎症情况实行规范的个体化治疗。予以阿苯达唑联合局部或全身激素治疗，前节炎症反应重者需加用睫状肌麻痹剂防止瞳孔粘连。玻璃体手术后应予球内注射曲安奈德（0.02 mL）减轻炎症反应。该患儿在外院诊治过程中术前从未接受过抗炎治疗。

3．手术入路选择沉思　视网膜脱离是眼犬弓蛔虫病的严重并发症，多继发于玻璃体视网膜牵拉，常见于周边肉芽肿型。玻璃体切除术可有效清除玻璃体内机化组织，解除对视网膜的牵引。侵犯眼内组织的Ⅱ期蛔蚴形成包囊，引起肉芽肿改变，手术应小心避免刺破肉芽肿，因此手术入路的选择至关重要。患儿首次手术前，未行UBM检查周边视网膜及锯齿缘情况，术中未仔细检查周边视网膜，且做了传统的颞上、颞下、鼻上巩膜三通道。术后1个月即复发视网膜脱离，并发白内障。二次手术时，术者仍未详查锯齿缘情况即做了巩膜三通道，并采用后入路法切除晶状体，僵硬增厚的视网膜提示术前可能存在的肉芽组织，是患儿眼犬弓蛔虫病的间接证据。为求复位视网膜，术者360°切开视网膜并注入硅油，对患儿造成了无法挽回的视力损害。

根据临床表现，眼犬弓蛔虫病分为四种类型：后极部肉芽肿型、周边部肉芽肿型、慢性眼内炎型及不典型表现（病例52图4）。全视网膜脱离为眼犬弓蛔虫病的终末期，以白瞳症为典型表现（病例52图5），对视力危害极大，预后不佳，需与FEVR、PHPV、先天性白内障、Coats病、视网膜母细胞瘤等相鉴别。因此，眼犬弓蛔虫病需要积极预防、早期诊断，以及及时治疗。

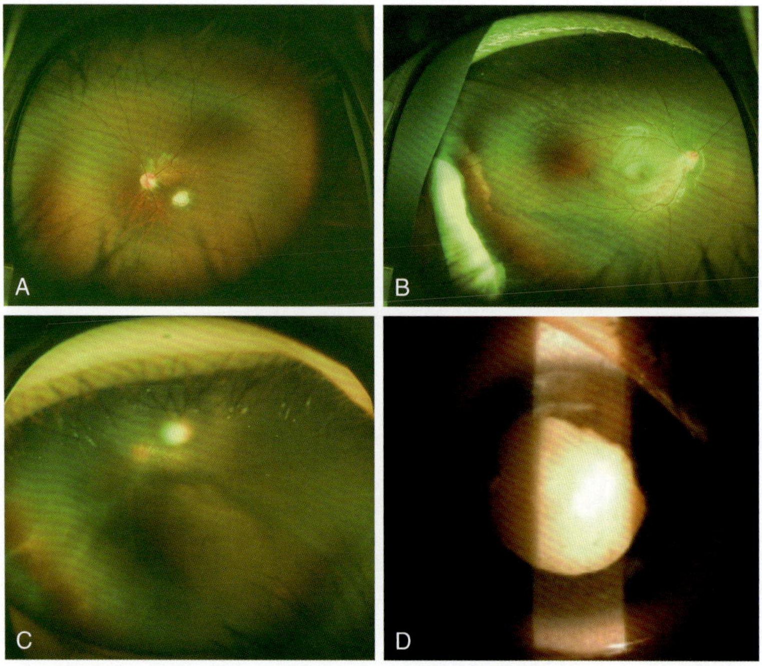

病例52图4 眼犬弓蛔虫病的临床表现分型

A.后极部肉芽肿型；B.周边部肉芽肿型；C.慢性眼内炎型；D.不典型，继发白内障及虹膜后粘连。

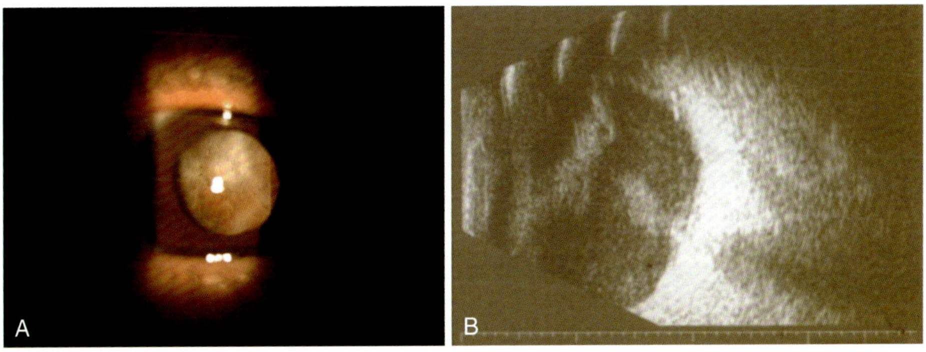

病例52图5　全视网膜脱离型眼犬弓蛔虫病

A.眼前节照相示晶状体后玻璃体机化膜，B.左眼B超示渗出性全视网膜脱离。

（病例提供者：李　鑫　赵培泉　上海交通大学医学院附属新华医院）

参考文献

[1] Hu XF，Feng J，Kang H，et al.Clinical characteristics of ocular toxocariasis in adults in north china[J].Int J Ophthalmol，2022，15（3）：401-406.

[2] Fata A，Hosseini SM，Woo SJ，et al.Frequency of toxocara antibodies in patients clinically suspected to ocular toxocariasis，northeast of Iran[J].Iran J Parasitol，2021，16（2）：305-311.

[3] Huang L，Sun L，Liu C，et al.Diagnosis of ocular toxocariasis by serum and aqueous humor IgG ELISA[J].Transl Vis Sci Technol，2021，10（8）：33.

[4] Karska-Basta I，Kubicka-Trząska A，Chrząszcz M，et al.Toxocara optic disc granuloma：deep range imaging optical coherence tomography findings[J].Case Rep Ophthalmol，2019，10（3）：339-343.

[5] Zhang T，Guo D，Xu G，et al.Ocular toxocariasis：long-term follow-up and prognosis of patients following vitrectomy[J].Ocul Immunol Inflamm，2020，28（3）：517-523.

病例53　一次术中处理不当，二次术后人工晶状体夹持

一、病历摘要

患者女性，75岁。

主诉：右眼人工晶状体复位术后眼压高20天余。

诊断：右眼人工晶状体偏位，右眼继发性青光眼。

手术史：患者20天前于外院行右眼白内障超声乳化吸除＋人工晶状体植入术；1个月后外院行右眼玻璃体切除＋人工晶状体取出＋人工晶状体悬吊＋C3F8注入术。

二、诊疗经过

眼部检查，视力：右眼LP，眼压：右眼38 mmHg。右眼球结膜轻度充血，颞下方角膜缘外见固定缝线，角膜轻度水肿，角膜后大量沉积物，前房消失，瞳孔区鼻上方见IOL夹持（病例53图1）。于我院行右眼人工晶状体复位术＋玻璃体切除＋C3F8注入＋虹膜周切术。

术后1个月复查，视力：右眼CF/1 m，眼压：右眼9 mmHg。右眼球结膜无充血，角膜透明，前房深度正常，房水清，瞳孔欠圆，鼻下方见虹膜周切孔，IOL位正（病例53图2）。

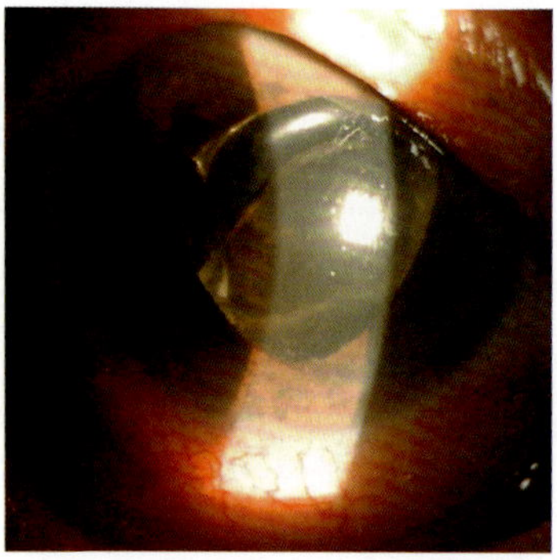

病例53图1　术前患者眼前节像

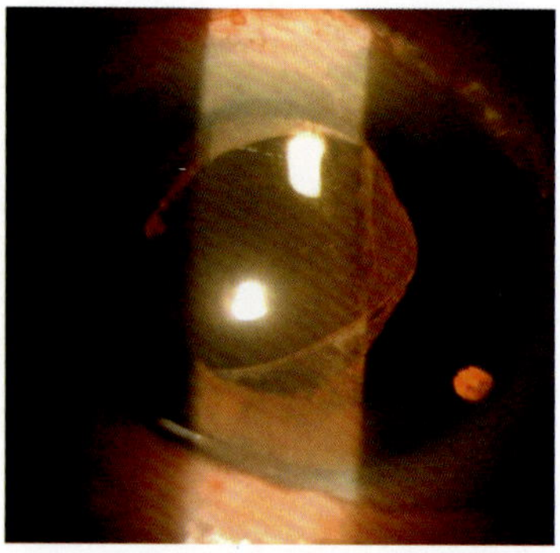

病例53图2　术后1个月患者右眼眼前节像

三、诊治沉思

1．术中未及时发现后囊膜破裂　对于破裂口较小者，可将小的破裂口转变为连续环形撕囊口，防止囊膜破裂区进一步扩大，并注入黏弹剂将玻璃体前表面向后压，减少玻璃体溢出，仍可正常植入IOL。对于破裂口较大者常伴有玻璃体脱出，应及时注入足够的黏弹剂将玻璃体压回，行玻璃体切除术清除残余玻璃体，如果前囊处理适宜，可以将IOL植入睫状沟。如果前后囊膜均不适宜放置人工晶状体，可采用IOL悬吊术。

2．人工晶状体悬吊术处理不佳　术者在术前未严格评估患者条件，仅采用单襻固定法植入IOL，术后再次出现IOL移位，形成瞳孔夹持并导致眼压急剧升高。在本病例中由于患者后囊破裂口较大，可能存在悬韧带断裂等情况，建议采用双襻固定法植入后房型IOL。

赵培泉教授采用了囊膜主动夹持的IOL复位技术，病例53图3是夹持成功后IOL的形态。具体操作是：将IOL先植入睫状沟内，然后将IOL的光学部嵌顿到前囊下平面，人为形成了IOL光学部的囊袋夹持，后期因囊膜纤维化收缩，可将IOL牢固固定。只要有足够的囊膜残留，并且残留的囊膜口径介于4～6 mm均可应用这项技术。这项技术的优点是，避免IOL悬吊术操作的复杂性以及后期较重的炎症反应，同时可使IOL的位置更加的居中，避免IOL偏移影响视力。在临床工作中遇到的各种IOL的夹持见病例53图4。

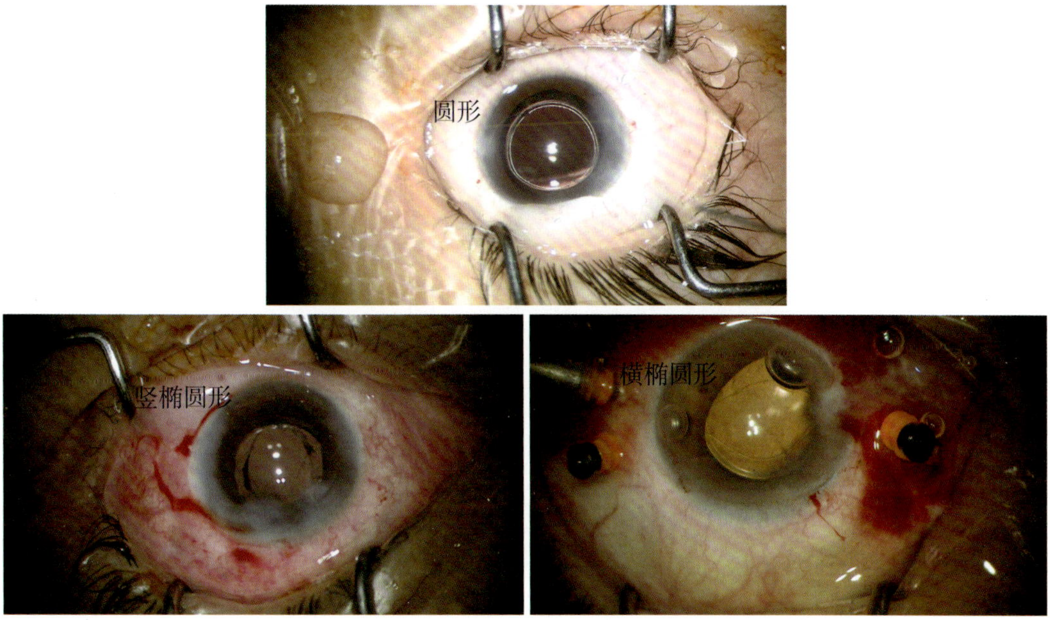

病例53图3　夹持成功后IOL人工晶状体的形态

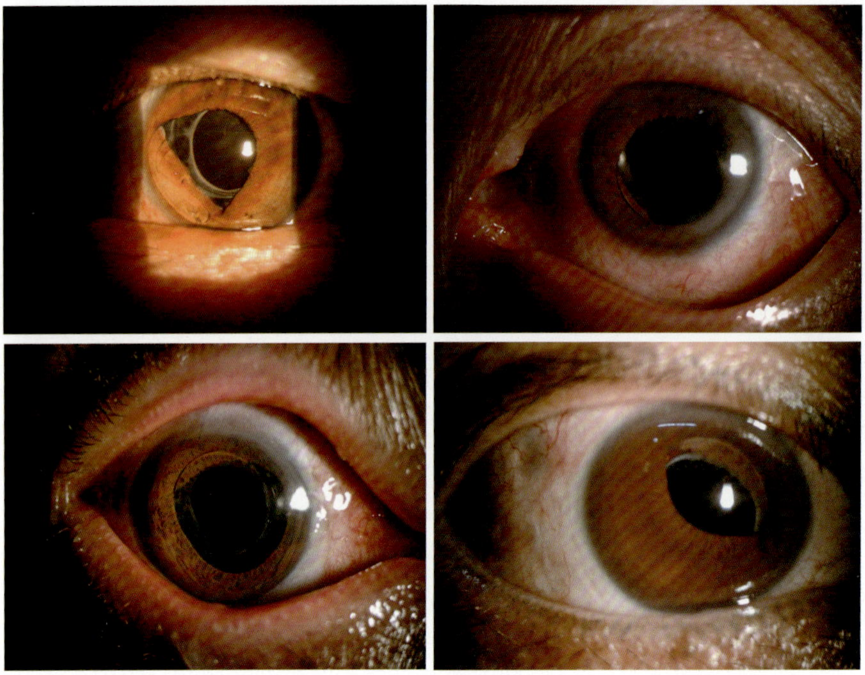

病例53图4　前后联合术后IOL夹持（特别是注入C3F8的患者）

因此，在Ⅰ期IOL植入时，如果存在后囊破裂的情况，或Ⅱ期IOL植入时，存在囊膜的机化需要处理，抑或眼外伤后存在后囊的破裂（病例53图5是各种需要行囊膜主动夹持的患者的情况），建议采用囊膜主动夹持技术，降低术后IOL夹持及偏位的发生率。

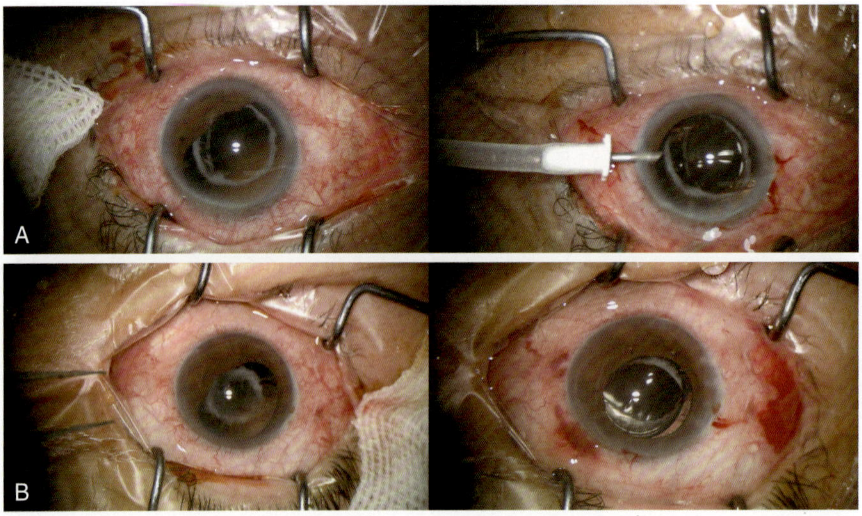

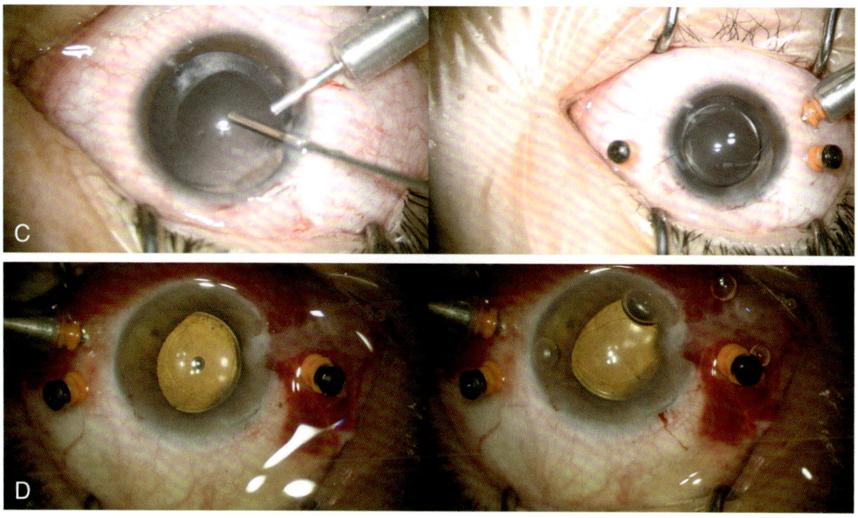

病例53图5　各种需要行囊膜主动夹持的患者的眼前节照相情况

A.前后囊机化患者行Ⅱ期IOL植入前后；B.后发性白内障患者行Ⅱ期IOL植入前后；C.外伤性白内障患者后囊破裂行Ⅱ期IOL植入前后；D.前后联合术中意外后囊破，注入C3F8后行Ⅱ期IOL植入前后。

（病例提供者：梁庭溢　赵培泉　上海交通大学医学院附属新华医院）

参考文献

[1] 章露易，徐雯，姚克，等.超声乳化白内障吸除术中晶状体后囊膜破裂风险因素分析[J].中华眼科杂志，2015，51（4）：282-287.

[2] 谢立信，王旭.白内障摘除术中晶状体后囊膜破裂的临床研究[J].中华眼科杂志，2003，39（3）：177-178.

[3] 张洪洋，郭海科，金海鹰.人工晶状体囊袋夹持固定法在后囊破裂中的应用[J].眼科新进展，2005，25（3）：260-261.

[4] Tian T，Chen C，Jin H，et al.Capture of intraocular lens optic by residual capsular opening in secondary implantation：long-term follow-up[J].BMC ophthalmology，2018，18（1）：1-7.

病例54　幼年特发性关节炎患儿人工晶状体植入

一、病历摘要

患者男性，13岁。

主诉：双眼葡萄膜炎，人工晶状体植入术后3年视力严重下降。

诊断：右眼人工晶状体夹持，左眼角膜内皮失代偿，左眼视网膜脱离，双眼玻璃体切除术后，双眼葡萄膜炎，幼年特发性关节炎。

手术史：患者3年前外院行右眼晶状体切除＋玻璃体切除＋人工晶状体植入术；3个月后左眼晶状体切除＋玻璃体切除＋人工晶状体植入术。

二、诊疗经过

眼部检查，视力：右眼FC/50 cm，左眼光感。眼压：右眼7 mmHg，左眼指测T−1。右眼角膜中央云翳，前房见色素渗出，IOL夹持于虹膜前表面，眼底窥不清；左眼角膜基质水肿，前房消失，眼底窥不清（病例54图1）。左眼B超提示左眼视网膜脱离。

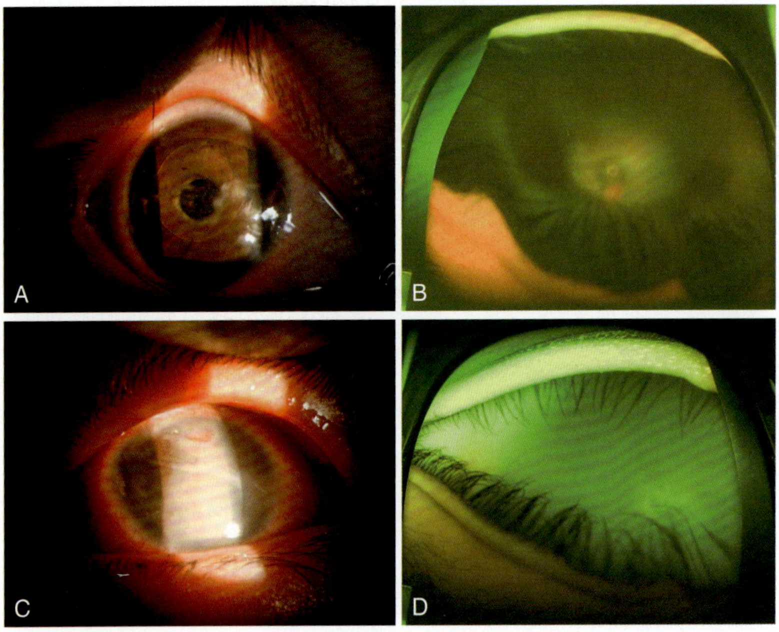

病例54图1　双眼眼前节裂隙灯照相及双眼欧堡眼底像

A、B.右眼IOL夹持于虹膜前表面，眼底隐见；C、D.左眼角膜基质水肿，前房消失，眼底窥不清。

三、诊治沉思

1．诊断沉思　该患者在外院就诊时，仅诊断双眼葡萄膜炎、白内障，但原因不明确。结合患者年龄、双眼起病、发病时前房炎症重、全身存在关节肿胀等病史信息，首诊医生应高度怀疑幼年特发性关节炎（juvenile idiopathic arthritis，JIA）伴发葡萄膜炎相关并发性白内障。JIA是儿童及青少年常见的葡萄膜炎类型，占比高达47%，并发性白内障是其致盲的主要原因，占儿童葡萄膜炎病例总数的5.5%～76.7%。与成年人葡萄膜炎相比，儿童葡萄膜炎的炎症反应会更加强烈。容易发生明显的虹膜粘连，前房渗出，白内障等并发症。

2．治疗沉思　JIA患者围术期应接受规范的抗炎治疗。术前应以局部或全身激素治疗，前节炎症反应重者需加用睫状肌麻痹剂防止瞳孔粘连，激素反应差者需加用免疫抑制剂。术前应控制炎症处于静止状态（即前房或玻璃体细胞少于一个）至少12周方能手术，炎症未完全控制者，贸然手术可致术后炎症加剧，瞳孔闭锁、青光眼等并发症出现较多。术后应积极抗炎治疗8～10周，并且定期随访。本患儿因葡萄膜炎并发性白内障在当地医院就诊，在炎症没有完全控制的情况下先后对患儿双眼行晶状体切除术联合玻璃体切除术，并Ⅰ期植入IOL，处理不佳。王文吉等提出JIA并发性白内障在有效的抗炎治疗至少3个月以上，可以Ⅰ期IOL植入且建议使用丙烯酸类IOL，术后应长期抗感染治疗并定期随访，若术后葡萄膜炎复发且无法有效控制应及时取出IOL。关于是否植入IOL的问题，目前尚无定论，有学者认为对轻度或静止期的葡萄膜炎患者可以植入IOL。手术治疗前6个月时间内最好没有相对活动的炎症，另外，在手术结束时建议球旁注射皮质激素，预防术后的炎症反应。本病例术后炎症反应加剧，提示术后抗炎治疗不当，术后炎症无法控制，角膜失代偿，IOL脱位，最终导致左眼眼球痨。笔者强烈建议：JIA眼并发白内障，最好不要植入IOL，术后无晶状体状态借助光学矫正。

（病例提供者：梁庭溢　赵培泉　上海交通大学医学院附属新华医院）

参考文献

[1] 杨培增.临床葡萄膜炎[M].北京：人民卫生出版社，2004.

[2] 毛毳，卢弘.幼年型特发性关节炎伴发葡萄膜炎并发性白内障手术进展[J].中华眼视光学与视觉科学杂志，2016，18（3）：189-192.

[3] 张扬，张美芬.少儿葡萄膜炎并发白内障手术治疗的临床分析[J].中华眼科杂志，

2014，50（10）：66.

[4] Heiligenhaus A，Szurman P，Heinz C.Current cataract surgery for uveitis in childhood[J]. Der ophthalmologe zeitschrift der Deutschen ophthalmologischen gesellschaft，2007，104（104）：572-576.

[5] 孙中萃，王文吉，卢奕.儿童双眼葡萄膜炎并发白内障的处理[J].中国眼耳鼻喉科杂志，2013，13（1）：47-49.